As bases da
FISIOLOGIA DA TERAPIA MANUAL

Dados Internacionais de Catalogação na Publicação (CIP)
(Câmara Brasileira do Livro, SP, Brasil)

Bienfait, Marcel
   As bases da fisiologia da terapia manual / Marcel Bienfait [tradução de Angela Santos] – São Paulo: Summus, 2000.

   Título original: Bases physiologiques de la thérapie manuelle et de l'ostéopathie.
   ISBN 978-85-323-0747-7

   1. Cinesiologia 2. Fisiologia humana 3. Manipulação (Terapêutica) – Aspectos fisiológicos 4. Mecanoterapia 5. Movimento 6. Osteopatia I. Título.

00-0603   CDD-612.7

Índices para catálogo sistemático:

1. Movimentos: Fisiologia: Ciências médicas 612.7
2. Fisiologia do movimento: Ciências médicas 612.7

Compre em lugar de fotocopiar.
Cada real que você dá por um livro recompensa seus autores
e os convida a produzir mais sobre o tema;
incentiva seus editores a encomendar, traduzir e publicar
outras obras sobre o assunto;
e paga aos livreiros por estocar e levar até você livros
para a sua informação e o seu entretenimento.
Cada real que você dá pela fotocópia não autorizada de um livro
financia o crime
e ajuda a matar a produção intelectual de seu país.

As bases da
FISIOLOGIA DA TERAPIA MANUAL

MARCEL BIENFAIT

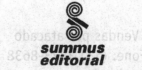

Do original em língua francesa
BASES PHYSIOLOGIQUES DE LA THERAPIE MANUÉLLE ET DE L'OSTÉOPATHIE
Copyright © 1987 by Marcel Bienfait
Direitos desta tradução adquiridos por Summus Editorial

Tradução: **Angela Santos**
Capa: **Nelson Mielnik e Sylvia Mielnik**
Editoração: **Acqua Estúdio Gráfico**

Atenção
As manobras propostas neste livro deverão ser executadas por profissionais especializados. O livro não pretende substituir o profissional, médico ou fisioterapeuta, que deve sempre ser consultado em caso de necessidade. (N. do E.)

2ª reimpressão

Summus Editorial
Departamento editorial
Rua Itapicuru, 613 – 7º andar
05006-000 – São Paulo – SP
Fone: (11) 3872-3322
http://www.summus.com.br
e-mail: summus@summus.com.br

Atendimento ao consumidor
Summus Editorial
Fone: (11) 3865-9890

Vendas por atacado
Fone: (11) 3873-8638
E-mail: vendas@gruposummus.com.br

Impresso no Brasil

À memória do dr. Jean Ducroquet,
e 45 anos de cumplicidade.

SUMÁRIO

Prefácio 11

Introdução 13

Livro I – A Fáscia

Circulação dos fluidos 21
Mobilidade da fáscia 22

Anatomia da fáscia 24

Fáscia superficialis 24
Peritônio 24
Aponeurose superficial 24
   O músculo 28
      Músculos mono e poliarticulares 29
      Músculos agonistas e antagonistas 29
      Músculos sinérgicos 30
      Músculos fásicos e músculos tônicos 30
      Propriedades musculares 31
      Excitabilidade 31
      Reflexo miotático 32
      Inervação recíproca 36
      Reflexo miotático inverso 37
      Circuito de Reinshaw 37
      Contratilidade 38
      Elasticidade 40
      Tonicidade 41
   Cadeia cérvico-tóraco-abdominopélvica 42
As membranas recíprocas 46

Livro II – Micromovimentos – Macromovimentos

Esqueleto ósseo 49

O tronco 52

A cintura pélvica 52
   O ilíaco 54
   A sínfise púbica 55
   Sacro 56
      Os macromovimentos 58
      Os micromovimentos 59

O eixo transversal	60
O eixo oblíquo	60
Coluna lombar e dorsal	64
As curvas	64
As necessidades fisiológicas	65
A unidade vertebral	66
As articulações interapofisárias	68
O movimento vertebral	70
As leis de Fryette	72
A dinâmica vertebral	72
Endireitamento lombar	74
Endireitamento dorsal	75
O tórax	75
As costelas	75
O diafragma	78
A coroa muscular	79
Mecanismo respiratório	80
Respiração corrente automática	80
Respiração voluntária	82
A cintura escapular	83
Os movimentos do tronco	81
A anteflexão	83
A póstero-flexão	84
Os sistemas cruzados	85
O sistema cruzado anterior	86
O sistema cruzado posterior	86
Coordenação motora dos sistemas cruzados	89
A coluna cervical	92
Necessidades funcionais	92
Coluna cervical superior	94
Articulação occipital-atlas	94
Articulação atlas-áxis	96
Coluna cervical inferior	99
Fisiologia das duas colunas	102
A função motora	102
Motricidade cervical	103
Motricidade da cabeça	104
O membro inferior	106
O pé	106
Dinâmica do pé	115
Tibiotársica	115
Articulações tibiofibulares	116
Dinâmica do impulso	118
Impulso sagital	118
Impulso lateral	119
Coordenação dos impulsos	121
Recepção anterior	122
Fase oscilante	123
O joelho	123
Necessidades fisiológicas	123
Sistema ligamentar	126

SUMÁRIO

Prefácio 11

Introdução 13

Livro I – A Fáscia

Circulação dos fluidos 21
Mobilidade da fáscia 22

Anatomia da fáscia 24

Fáscia superficialis 24
Peritônio 24
Aponeurose superficial 24
O músculo 28
Músculos mono e poliarticulares 29
Músculos agonistas e antagonistas 29
Músculos sinérgicos 30
Músculos fásicos e músculos tônicos 30
Propriedades musculares 31
Excitabilidade 31
Reflexo miotático 32
Inervação recíproca 36
Reflexo miotático inverso 37
Circuito de Reinshaw 37
Contratilidade 38
Elasticidade 40
Tonicidade 41
Cadeia cérvico-tóraco-abdominopélvica 42
As membranas recíprocas 46

Livro II – Micromovimentos – Macromovimentos

Esqueleto ósseo 49

O tronco 52

A cintura pélvica 52
O ilíaco 54
A sínfise púbica 55
Sacro 56
Os macromovimentos 58
Os micromovimentos 59

O eixo transversal	60
O eixo oblíquo	60
Coluna lombar e dorsal	64
As curvas	64
As necessidades fisiológicas	65
A unidade vertebral	66
As articulações interapofisárias	68
O movimento vertebral	70
As leis de Fryette	72
A dinâmica vertebral	72
Endireitamento lombar	74
Endireitamento dorsal	75
O tórax	75
As costelas	75
O diafragma	78
A coroa muscular	79
Mecanismo respiratório	80
Respiração corrente automática	80
Respiração voluntária	82
A cintura escapular	83
Os movimentos do tronco	81
A anteflexão	83
A póstero-flexão	84
Os sistemas cruzados	85
O sistema cruzado anterior	86
O sistema cruzado posterior	86
Coordenação motora dos sistemas cruzados	89
A coluna cervical	92
Necessidades funcionais	92
Coluna cervical superior	94
Articulação occipital-atlas	94
Articulação atlas-áxis	96
Coluna cervical inferior	99
Fisiologia das duas colunas	102
A função motora	102
Motricidade cervical	103
Motricidade da cabeça	104
O membro inferior	106
O pé	106
Dinâmica do pé	115
Tibiotársica	115
Articulações tibiofibulares	116
Dinâmica do impulso	118
Impulso sagital	118
Impulso lateral	119
Coordenação dos impulsos	121
Recepção anterior	122
Fase oscilante	123
O joelho	123
Necessidades fisiológicas	123
Sistema ligamentar	126

Articulação fêmoro-patelar 128
A função dinâmica 128
    Extensão 129
    Flexão 131
    Rotações 131
O quadril 132
A função dinâmica — Necessidades dinâmicas 132
A coxofemoral 134
Função muscular 136

O membro superior 143

O ombro 143
O movimento escapular 143
    Sistema clavicular 144
    Sistema escapulotorácico 145
    Musculatura escapular 148
O movimento escapuloumeral 149
Musculatura tônica 150
    Suspensão do braço 150
    Coaptação articular 151
Musculatura dinâmica 151
Os movimentos do ombro 154
O cotovelo 155
Flexão-extensão 155
    Função muscular 155
Prono-supinação 159
    Função muscular 160
O punho 161
    Função muscular 162
A mão 164
Adaptação à forma 164
    Oposição do polegar 164
    Oposição do quinto dedo 165
A pinça 165

Livro III – A Estática

Centros de gravidade 169
Os blocos estáticos 170
Equilíbrio estático ascendente 176
O pé 176
O joelho 183
Segmento fêmur-tronco 186
    Equilíbrio sagital 186
    Equilíbrio frontal 191
    Equilíbrio horizontal 194
Região dorsal 197
Adaptação estática descendente 198
    Suspensão escapular 198
    Suspensão torácica 198
    Equilíbrio cervical 199
    Equilíbrio da cabeça 200
Fisiopatologia da estática 204
As lordoses 205
A escoliose 207

PREFÁCIO

No início da década de 1980 Marcel Bienfait publicou a primeira versão de *Fisiologia da terapia manual* na França. Traduzido, foi publicado no Brasil em 1988. Aqui, assim como na França e na Itália, serviu como base para o estudo teórico em numerosos seminários de formação contínua em Terapia Manual para fisioterapeutas, ministrados pelo próprio autor.

Anos de trocas entre professor e alunos levaram-no a visualizar novos aspectos dessa teoria e aprimorar a forma de transmiti-la. Era inevitável que este texto básico fosse reescrito; e aqui está ele, atualizado e editado no mesmo formato e com a mesma qualidade dos dois outros volumes do autor, já publicados pela Summus – *Os desequilíbrios estáticos* e *Bases elementares técnicas de terapia manual e de osteopatia* – com os quais forma uma trilogia.

Neste livro Marcel Bienfait desenvolve dois aspectos fundamentais para a formação do fisioterapeuta: o estudo do micromovimento e o estudo da função da musculatura estática dissociada da função da musculatura dinâmica.

O ESTUDO DO MICROMOVIMENTO

O micromovimento é possível em todas as articulações graças à elasticidade da cápsula e ligamentos articulares. Ela permite um "jogo" entre as duas peças ósseas na articulação. Algumas articulações só têm micromovimentos. São as que precisam combinar mobilidade e estabilidade, como a maioria das articulações dos pés; ou as que também necessitam proteger órgãos nobres como as articulações da coluna vertebral.

Outras, de movimentos amplos, necessitam do micromovimento para a adaptação entre as superfícies articulares.

Além de serem condicionados pela elasticidade ligamentar e articular, os micromovimentos o são pela forma das superfícies articulares. Para entendê-los, diagnosticar possíveis bloqueios e estudar técnicas para liberá-los é necessário atento estudo da anatomia e fisiologia articulares. Este é o primeiro aspecto desenvolvido neste livro, o que desperta o fisioterapeuta para a necessidade do estudo da osteopatia. Esta é a técnica por excelência da reabilitação do micromovimento.

A FUNÇÃO DA MUSCULATURA ESTÁTICA E A FUNÇÃO DA MUSCULATURA DINÂMICA

A fisiologia descreve dois tipos de fibras musculares: a estática, de contração lenta e permanente, destinada ao controle postural, e a dinâmica, de contração rápida e intermitente, destinada ao movimento propriamente dito.

Para os anatomistas, que em princípio se preocupam com a forma, a função dos músculos é sempre a do movimento.

Assim, apesar de encontrarmos em todos os livros de fisiologia muscular o clássico exemplo do tríceps sural dividido em sóleo, de fibras lentas, estáticas, e gastrocnêmio, de fibras rápidas, dinâmicas, nenhum livro de anatomia atribui a eles funções diferentes. Para todos são os três flexores plantares do pé.

Os grandes compêndios de anatomia para a área médica são, em geral, escritos por médicos. Essa diferenciação é importante para o fisioterapeuta. Por isso creio que a ele caberá generalizar para toda a musculatura a pesquisa que a fisiologia realiza com o tríceps sural há décadas, mapeando o corpo humano e propondo a partir daí uma nova cinesiologia, na qual dinâmico é responsável pelo movimento, estático impede o movimento ou o controle sempre que impedir não for possível.

O estudo da função estática e dinâmica diferenciada proposto neste livro por Marcel Bienfait é de sua própria responsabilidade. Foi realizado mediante a observação da forma do músculo, a experiência com reabilitação de pacientes portadores de seqüelas de poliomielite e o bom senso. Por exemplo: no caso do tríceps, se ao sóleo cabe papel estático, este só pode ser de controle da perna na posição ortostática, impedindo-a de cair para a frente. Ao gastrocnêmio, de fibras surais longas e menos tônicas, cabe a flexão plantar intermitente para o impulso da marcha.

Esse tipo de raciocínio Marcel Bienfait propõe para os principais grupos musculares de cada região do corpo, observando a forma de suas fibras, seu posicionamento e, a partir daí, atribuindo a cada músculo, ou porção muscular, função dinâmica ou estática.

É possível que muitas de suas hipóteses não sejam exatas, mas juntas formam um painel rico em sugestões para pesquisa. É um maravilhoso legado para as novas gerações de fisioterapeutas pesquisadores em fisiologia que, quem sabe, daqui poderão reescrever muitos capítulos da cinesiologia clássica.

Angela Santos

Fisioterapeuta co-participante na formação em terapia manual no Brasil e responsável pela formação contínua de fisioterapeutas – Projeto Convergência

INTRODUÇÃO

Por que este novo livro de fisiologia? Eu estaria inclinado a responder: porque ele não existia.

É certo que existem numerosos livros de fisiologia do movimento. No entanto, basta ler o livro de Duchenne de Boulogne reeditado há alguns anos para percebermos que praticamente todos os outros recorreram aos mesmos temas. No que diz respeito ao conhecimento da mecânica humana, parece que nada evoluiu ou se aprofundou.

É evidente que o corpo humano não mudou, e sua fisiologia permanece a mesma há centenas de anos. Se a fisiologia não mudou, os meios de investigação transformaram-se. O conhecimento da fisiologia neuromuscular fez progressos consideráveis, mas todas essas descobertas não parecem ter sido percebidas pelos terapeutas. A experiência da reeducação e, por que não dizer, o empirismo da prática cotidiana forneceram outra visão do movimento, o que não intrigou os pesquisadores.

Todos os livros que conhecemos procuraram sobretudo "tornar científico" aquilo que já existia. Ângulos precisos foram calculados. Raciocínios teóricos baseados em sábios princípios mecânicos vieram complicar as coisas simples. Na maioria das vezes, não levaram a algo prático. Foram apenas constatações mecânicas.

Desde o início da minha carreira profissional, tenho certeza de que a fisiologia do movimento é a única base da fisioterapia. Sempre fui um apaixonado pelo assunto. Somos mecânicos e, como tal, devemos conhecer perfeitamente a "mecânica humana" que pretendemos "consertar". Todos os nossos livros de estudo nos ensinam uma mecânica geral, mas somos "mecânicos de precisão" da máquina humana. É essa mecânica de precisão que devemos conhecer. Isso é o que tento examinar neste livro. Este não pretende ser um livro científico, mas um livro prático no qual o terapeuta descobrirá por que deve tratar seu paciente, como deve tratá-lo, e quais objetivos deve procurar ao tratá-lo.

Tendo sempre sido um apaixonado pela fisiologia e pelas reflexões que ela me suscita, e muito cedo adquirido a vocação para o ensino, constatei rapidamente que a compreensão dessa fisiologia passava antes de mais nada pela compreensão das necessidades funcionais da mecânica humana. Essas necessidades não são a base da patologia que nos concerne? Não são os objetivos de nossa terapêutica? Nesse trabalho, esforço-me para partir das necessidades funcionais e chegar a descobrir como a natureza as resolveu.

A – Desde que estudei educação física, isto é, há mais de 48 anos, a questão da "dualidade muscular" se faz presente. Nessa época distante, as noções de tonicidade eram vagas. Galvani e Volta, cada um de seu lado, haviam diferenciado eletronicamente as fibras musculares de acordo com as suas reações rápidas ou lentas. Ranvier foi o primeiro a classificar essas fibras em fásicas e tônicas. A partir desses dados mais do que elementares, parecia-me pouco lógico "praticar ginástica" da mesma forma, com os mesmos exercícios, com músculos de reações tão diferentes. Pouco a pouco, a fisiologia muscular tornou-se mais clara. O reflexo miotático, todos os reflexos que dele derivam e o sistema gama confirmaram-me a necessidade de um raciocínio diferente para cada tipo de musculatura. Essa necessidade torna-se aguda diante dos problemas de reabilitação da poliomielite e dos transplantes musculares. Que músculos eram fásicos, que músculos eram tônicos?

Os trabalhos mais recentes a respeito da contração muscular nos fizeram abandonar a noção de discos sombreados contráteis e discos claros elásticos. Eles diferenciaram os motoneurônios alfa e gama em motoneurônios tônicos e motoneurônios fásicos. Precisaram a fisiologia tônica dos reflexos labirínticos, vestibulares e oculomotores, o papel da formação reticular e dos interneurônios. Trouxeram-nos a certeza de que havia dois tipos de musculatura totalmente diferentes, destinadas a funções fisiológicas totalmente diferentes. Trouxeram-me a convicção de que havia músculos de função dinâmica e músculos de função tônica, que era necessário tentar classificar. Esse é um dos objetivos deste trabalho.

Meus critérios de reflexão são simples. A reabilitação da poliomielite e das diferentes intervenções reparadoras foram para mim um imenso campo de observação. Quando um músculo falta, é fácil se ter uma idéia de qual era a sua função. Ao longo deste trabalho, com freqüência farei referência à minha experiência em poliomielite. Partindo-se dessas bases da fisiologia funcional já era fácil estabelecer um quadro geral da fisiologia estática e da fisiologia dinâmica. Outros já o haviam feito antes de mim. Era suficiente juntar aí algumas noções ditadas pela lógica funcional para chegar a uma classificação que acredito ser bastante precisa.

É fácil entender que as unidades motoras dinâmicas destinadas aos grandes movimentos articulares só podem ser constituídas por fibras longas; quanto maior a amplitude do movimento, mais longa a fibra. É também fácil entender que as unidades motoras tônicas destinadas a impedir o deslocamento de um segmento móvel só podem ser constituídas por fibras curtas que não se deixam alongar.

Para os músculos realmente curtos, a dedução é fácil. Com freqüência são tônicos. Convém simplesmente apreciar seu comprimento em razão do sistema articular ao qual pertencem. Para os músculos longos, as coisas são um pouco menos evidentes. Quando constituído de fibras longas entre duas inserções, o músculo é seguramente dinâmico. Quando constituído de fibras de comprimento médio seguidas de um longo tendão, com mais freqüência é dinâmico; o tendão transmite sua ação a distância. Quando constituído de fibras cada vez mais curtas (músculos peniformes) implantando-se sobre um longo tendão, com mais freqüência é tônico. Quando constituído por duas lâminas aponeuróticas opostas reunidas por curtas fibras musculares, ele é forçosamente tônico.

Para esta primeira classificação, era necessário julgar o tamanho das fibras musculares, o comprimento dos tendões, a importância dos septos intermusculares e das aponeuroses, a extensão de suas inserções, a direção das fibras, e assim por diante. Foi então que descobri um livro de anatomia que possuo há quarenta anos. Tudo está lá. Tudo está no Rouvière.

Para a função muscular, a orientação das fibras tem mais importância do que a linha geral do músculo entre suas inserções. Um músculo com dois tendões terminais é raro. Em geral, mesmo aqueles que parecem os mais longos têm pelo menos uma inserção ampla. Alguns, como é o caso do grande glúteo, possuem apenas inserções dispersas. Praticamente todos os músculos são constituídos por fibras de orientação diversas. Para um mesmo músculo, não se deve raciocinar sobre uma única função, mas estar consciente de que cada orientação diferente leva a um movimento diferente. A ginástica e a reabilitação não podem pretender desenvolver um tal músculo mediante um mesmo movimento.

Em nossa anatomia não há músculo inútil, sobretudo não há músculo em excesso. Aí, uma vez mais, deriva uma certa lógica. Se não falarmos sobre corpo direito e corpo esquerdo, não existe órgão em dobro. Por que haveria dois músculos para uma mesma amplitude como muitos dos nossos livros de fisiologia nos fazem acreditar? Se dois músculos parecem ter a mesma função, um é dinâmico, o outro é tônico; um sempre tem um segundo parâmetro diferente do outro. Cada músculo tem uma função precisa e é o único a exercê-la.

A noção de sinergia muscular ocupa um papel importante em nosso trabalho. Há muito tempo sabemos que nenhum músculo de nossa anatomia realiza uma tração única sobre o segmento que ele desloca. Todos os nossos gestos são sinergias, um músculo controla o parâmetro do outro. É o que permite toda a harmonia dos movimentos no espaço.

Enfim, a patologia que justifica a terapia manual muito contribuiu para a classificação dos músculos. A patologia dos músculos tônicos não é fraqueza, mas um encurtamento retrátil. Este é o assunto de nossa prática cotidiana. O músculo tônico encontra-se em tensão 24 horas por dia. Basta um leve tensionamento para sentirmos a diferença deste e de um músculo fásico que não oferece nenhuma resistência.

B – Estudando osteopatia com um enfoque cartesiano, descobri uma fisiologia completamente negligenciada pelos especialistas e guardada cuidadosamente pelos osteopatas: a dos micromovimentos articulares. O que muitos denominam frouxidão são apenas micromovimentos indispensáveis para a função do sistema ligamentar. Todo o valor da osteopatia encontra-se na fisiologia desses micromovimentos. Trata-se de uma terapia mal-entendida. É a fisioterapia dos micromovimentos, cuja fisiologia é ignorada pelos terapeutas, até mesmo às vezes pelos próprios osteopatas. Ela é também uma das razões deste livro. Os estudos de osteopatia apóiam-se sobre afirmações dos velhos professores da especialidade, sem que com freqüência o aluno receba a explicação de tais afirmações.

C – Os trabalhos de T. E. Hall, Kabat, Bobath etc., desculpo-me por não citá-los todos, trouxeram, por intermédio de meus amigos mézièristas, a noção da globalidade. Tenho certeza de que ela é fundamental em nossa terapêutica. Não é mais possível encará-la de forma segmentar. Todos os nossos gestos resultam de uma função global e acarretam a participação do conjunto de nosso corpo. Nossa estática é uma função global, cada segmento é responsável pelo bom ou pelo mau equilíbrio do segmento superior e do inferior. Essa globalidade é a razão de ser da primeira parte deste livro, consagrada à fáscia, e da última parte, consagrada à estática.

–Neste trabalho, evitei o máximo possível os dados clássicos sobre os quais não tenho nada a dizer, pois são fácil e claramente descritos em numerosos livros. Procurei, sobretudo, abordar a microfisiologia articular e a dupla função muscular, a globalidade dos gestos e dos problemas estáticos. Tudo isso abala idéias bem-estabelecidas e confortáveis para o terapeuta. Para mim também este trabalho foi resultado de dúvidas de minha prática cotidiana. Não é agradável, depois de quarenta anos de trabalho, perceber que estávamos errados. Fico de qualquer forma muito feliz por haver percebido; trata-se de uma experiência que nos torna modestos.

Em um primeiro tempo, este livro suscitará mais críticas do que aprovações. É o espírito do mundo médico. Seguro de estar no caminho certo, minha esperança é de que, uma vez passadas as críticas, o tempo de reflexão chegue e ele seja lido, então, com a vontade de se ver a nossa profissão evoluir.

Como em meus livros precedentes, muitos vão me reprovar pela ausência de bibliografia. Pessoalmente não vejo interesse algum em uma bibliografia que não representa sempre a verdade no que diz respeito às leituras que o autor realizou. Para os pontos de alguma importância, tenho sempre o cuidado de citar minhas fontes no próprio texto. Por outro lado, muitas coisas fazem parte da fisiologia clássica e são encontradas em todos os livros suficientemente completos que todo mundo já deve ter lido. De duas, uma: ou o livro é apenas uma compilação e, se destinado a especialistas, apenas a bibliografia é importante, ou o autor traz nele o fruto de sua experiência, de suas reflexões, de seus pontos de vista pessoais. A última hipótese é o caso deste trabalho. Mesmo uma longa bibliografia não poderia dar uma idéia exata de minhas leituras, de todas as conferências que ouvi, de todas as conversas que mantive, de todos os trabalhos coletivos e as mesas-redondas dos quais participei, todos os relatórios e artigos que até mim chegaram etc. Freqüentemente são as pequenas coisas, aquelas originadas da experiência prática de um colega, da observação de um aluno, que nos levam o mais longe possível. Não podendo citá-los todos, prefiro não citar nenhum.

LIVRO I

A FÁSCIA

As fáscias estão na moda. Citadas como base para numerosas técnicas, para muitos elas não são uma visão precisa. Tendo longamente trabalhado a questão, daremos aqui nossa opinião.

Anatomicamente, a palavra fáscia designa uma membrana de tecido conjuntivo fibroso de proteção: um órgão (fáscia periesofagiana, fáscia peri e intra-faringiana) ou de um conjunto orgânico (fáscia endocárdica, fáscia parietalis). Designa também tecidos conjuntivos de nutrição (fáscia superficialis, fáscia própria). Não é nesse espírito que nossas técnicas modernas a utilizam.

A palavra "fáscia" que nos ocupa foi inventada pelos osteopatas que, até onde sabemos, foram os primeiros a ter noção de globalidade. Não se trata de fáscias como se diz com muita freqüência, mas da "fáscia". A palavra fáscia no singular não representa uma entidade fisiológica, mas um conjunto membranoso muito extenso no qual tudo se encontra ligado, tudo se encontra em continuidade. Este conjunto tissular de uma única peça trouxe a noção de "globalidade" sobre a qual apóiam-se todas as técnicas modernas de terapia manual; e tem como corolário principal, base de todas essas técnicas, que a menor tensão, seja ela ativa ou passiva, repercute sobre todo um conjunto. Todas as peças anatômicas podem assim ser consideradas como mecanicamente solidárias umas às outras, em todos os campos da fisiologia.

A fáscia é um conjunto de tecido conjuntivo, que representa praticamente 70% dos tecidos humanos. Seja qual for o nome que leve, ele sempre possui a mesma estrutura de base. Entre um osso e uma aponeurose, por exemplo, não há diferença fundamental. Apenas os diferenciam a repartição dos elementos de constituição e as substâncias fixadas pelas mucinas de ligação.

O tecido conjuntivo nos parece bastante desconhecido por nossa profissão. No entanto, ele ocupa um lugar considerável e vital em nossa fisiologia geral, lugar muito distante do papel puramente mecânico para o qual ele é, em geral, relegado. Para um melhor entendimento, devemos fazer uma breve recapitulação anatomofisiológica. Ela nos permitirá ver as conseqüências patológicas sobre as quais se apóiam nossa ação terapêutica.

Como já dissemos, a constituição de base do tecido conjuntivo é sempre a mesma. Ela esclarece o nosso propósito (Fig. 1).

1. Como todos os tecidos, o conjuntivo é formado por células conjuntivas: os blastos. São osteoblastos no osso, controblastos na cartilagem, fibroblastos nos tecidos fibrosos etc. Essas células em forma de estrela comunicam-se todas por prolongamentos proctoplásmicos. Não há nenhuma atividade metabólica. *Sua fisiologia é unicamente a de secretar duas proteínas de constituição: o **colágeno** e a **elastina**.*

a) Como todas as proteínas, estas duas se renovam, mas a elastina, proteína de longa duração, é uma formação estável, enquanto o colágeno, proteína de curta duração, modifica-se por toda a sua vida. *Acreditamos que aqui se situa a maior parte da patologia do conjuntivo.*

b) No interior do tecido, as duas proteínas constituem fibras.

As fibras colaginosas agrupam-se em feixes: os feixes conjuntivos. Elas são "cimentadas" entre si por uma substância mucóide de ligação. Essa mucina hidrófila tem a propriedade de fixar substâncias retiradas do meio interno. Essas substâncias fazem a especialidade dos diferentes tecidos conjuntivos.

As fibras de elastina instalam-se formando uma rede de malhas mais ou menos largas ao longo do tecido.

c) Até onde sabemos, não se conhece ainda o que leva à secreção da elastina. Porém, o que leva à

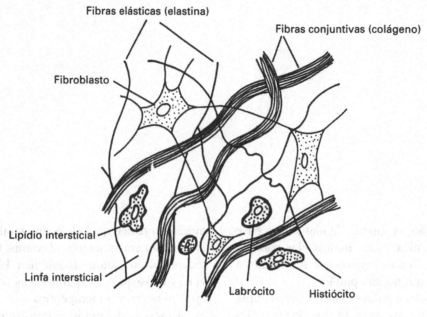

FIGURA 1

secreção do colágeno é conhecido há muito tempo. *Trata-se da tensão do tecido.* No entanto, isso é importante para entender a patologia; *de acordo com a forma da tensão, a secreção é diferente.*

– Se a tensão suportada pelo tecido é contínua e prolongada, as moléculas colaginosas instalam-se em série. As fibras colaginosas e os feixes conjuntivos alongam-se.
– Se o tecido suporta tensões curtas mas recorrentes, as moléculas colaginosas instalam-se em paralelo. As fibras colaginosas e os feixes conjuntivos multiplicam-se.

No primeiro caso, estamos diante do fenômeno do crescimento; *o elemento conjuntivo alonga-se.* No segundo, há uma densificação do tecido; *este se torna mais compacto, mais resistente, mas progressivamente perde a sua elasticidade.*

2. O espaço deixado livre entre as células conjuntivas (Fig. 1) é ocupado pelo que a anatomia denomina "substância fundamental". Esta é constituída de três elementos: os feixes conjuntivos colaginosos, a rede de elastina e o líquido lacunar.

a) Acabamos de ver os feixes conjuntivos colaginosos, que constituem o elemento sólido do tecido: sua trama protéica. Eles são quase nada extensíveis. Apenas suas sinuosidades permitem uma pequena elasticidade. A rede elástica de elastina é praticamente estável. É fácil entender que quanto mais o tecido contém fibras colaginosas, menos ele é elástico, e vice-versa. Infelizmente, já assinalamos, o sistema colaginoso não é estável. Durante toda a sua vida, sob influência das tensões que o tecido suporta, ele pode modificar-se:

• pode alongar-se; é o caso, por exemplo, das convexidades escolióticas. É claro que, com exceção dos alongamentos fisiológicos do crescimento, um alongamento anormal é fonte de desequilíbrio e sobretudo de evolução desse desequilíbrio; e
• pode densificar-se. É uma defesa do tecido. Se ele se torna mais sólido, perde elasticidade e não preenche mais com perfeição sua função mecânica. Trata-se de um círculo vicioso. Quanto mais um tecido perde elasticidade, mais suporta solicitações de tensão, mais densifica-se, mais perde elasticidade. *O envelhecimento do homem é uma densificação progressiva de seu conjuntivo.* Essa densificação conduz com freqüência a uma ossificação. São os fenômenos de artrose. Por outro lado, o que talvez seja mais importante, por meio da produção de novas fibras colaginosas, a densificação reduz o volume dos espaços lacunares

e a circulação dos fluidos, circulação vital que vamos examinar.

b) A rede de elastina é, logicamente, o elemento elástico. Ele é duplamente elástico: a elastina é elástica em sua própria estrutura. E sobretudo, como todas as redes, suas malhas deformam-se sob efeito do tensionamento. É, como já vimos, uma rede estável.

Podemos afirmar, sem dúvida, que a elasticidade do tecido conjuntivo depende unicamente de sua maior ou menor densificação.

c) O terceiro elemento da substância fundamental é o líquido lacunar (Fig. 1). Ele ocupa, evidentemente, todos os espaços deixados livres entre as células conjuntivas, os feixes colaginosos e a rede de elastina. Aqui, uma vez mais, o volume desses espaços é função da maior ou menor densificação do tecido.

Esse líquido é a "linfa intersticial", assim denominada porque de seu meio os capilares linfáticos retiram os elementos que se transformarão em linfa. Na realidade, trata-se do plasma sanguíneo, que é um líquido vital. Se dissemos que as células conjuntivas não tinham nenhuma atividade metabólica, a linfa intersticial, ao contrário, é sede de uma imensa atividade desse gênero. Ela encerra um grande número de células nutritivas e um número ainda maior de células macrófagas, o que lhe confere um lugar de primeiro plano na função de nutrição celular e eliminação.

Devemos aqui relembrar a verdadeira circulação vital, aquela que a fisiologia denomina "circulação dos fluidos".

CIRCULAÇÃO DOS FLUIDOS

A fisiologia divide arbitrariamente os líquidos do meio interior: sangue, linfa, líquido cefalorraquidiano, líquido intersticial, plasma, soro etc. Esta é uma visão de certa forma equivocada na qual o sangue assume uma importância fisiológica que ele realmente não tem. Devemos ver a circulação humana num sentido mais amplo. *Trata-se sempre do mesmo líquido de base que, de acordo com a permeabilidade das membranas, das circunstâncias funcionais, "veicula" pelo corpo os elementos vitais para sua nutrição e traz de volta os elementos nocivos dos quais ele se libera em um caldeirão central cardiopulmonar onde se regenera antes de recomeçar um novo ciclo.*

O sangue arterial circula nos vasos cada vez mais finos. Trata-se da circulação canalizada. Na região dos últimos capilares ditos "fenestrados", o plasma transborda para nutrir os tecidos e ocupa esse imenso lago constituído pelos espaços lacunares, particularmente os do tecido conjuntivo onde começa a eliminação. Trata-se da circulação lacunar. Da linfa intersticial, os capilares linfáticos retiram os primeiros elementos da linfa que é concentrada nos gânglios. A linfa definitiva retorna para o circuito venoso que... E toda essa imensa circulação ultrapassa em muito a simples circulação sanguínea.

O líquido cefalorraquidiano faz parte dessa grande circulação de fluidos. Independentemente de sua função de colchão aquoso que protege o cérebro, *ele é ao mesmo tempo plasma e linfa no sistema nervoso.* Não podemos aqui entrar em detalhes a respeito do papel fisiológico do LCR. No entanto, não se trata de um líquido especial. Originário do sangue ele retorna para o sangue.

A circulação do LCR foi estudada por diversos métodos de injeção de substâncias coloridas no saco da duramáter. O mais antigo utilizava nanquin, os mais recentes, até onde conhecemos, os radiossensíveis (soro albumina iodado 131, indium 111). Essa circulação é, agora, bastante conhecida, e exclui completamente a idéia dos primeiros osteopatas de uma difusão do LCR por todo o corpo por meio de finos tubos que percorriam as fibras colaginosas.

Certos osteopatas modernos retomaram essa idéia de uma circulação especial para o LCR. Apóiam-se em experiências americanas que utilizam soluções de ferro com partículas infinitamente pequenas. Aqui há uma confusão. Tal experimentação foi realizada com sucesso nos Estados Unidos, mas não dizia respeito à difusão do LCR, apenas à sua reabsorção na região dos grânulos aracnoidais. Durante muito tempo pensamos que a passagem para os seios venosos era direta por tubos espiralados de pequeno diâmetro. As experiências citadas anteriormente parecem confirmar tal coisa. Atualmente o microscópio eletrônico abalou essa teoria; o endotélio dos seios recobre completamente as pregas aracnoideanas.

Na realidade, os recentes trabalhos com o colágeno demonstraram que os primeiros osteopatas não estavam muito longe da verdade. Nosso corpo é constituído por 70 a 75% de água que circula através dos nossos tecidos de duas formas. Acabamos de ver a primeira, aquela da "água associada" para utilizar um termo da fisiologia. É a base de todos os líquidos lacunares. Serve de solvente ou de apoio para os elementos metabólicos. Grande parte da nutrição se dá por osmose através das membranas celulares. Os elementos nutritivos vão do meio interno às células, os detritos das células para a linfa intersticial, sempre da solução mais concentrada para a solução menos concentrada. Isso supõe uma modificação contínua da concentração do líquido lacunar, modificação que não pode ocorrer a não ser mediante uma circulação de "água associada". Ao lado da "água associada" dos tecidos, uma "água livre" circula nas bainhas de feixes conjuntivos. Ela transporta o oxigênio dos nutrientes, sais e eletrólitos. Trata-se de uma imensa circulação de energia.

Quando temos uma clara visão a respeito do tecido conjuntivo, da continuidade da fáscia, de sua globalidade, entendemos quanto a menor anomalia do esqueleto, a menor perturbação articular, pode repercutir sobre essa circulação dos fluidos. E aqui nada de bomba cardíaca, nada de válvula vascular; o movimento rítmico da fáscia é o agente mecânico da circulação dos fluidos.

MOBILIDADE DA FÁSCIA

Dissemos que a continuidade da fáscia une mecanicamente o conjunto dos elementos da locomoção. É fácil admitir que todo movimento rítmico de qualquer um desses elementos acarreta o movimento rítmico de todos os outros. Esse movimento existe, é o *movimento respiratório primário dos osteopatas*, cujo motor é a sístole e a diástole dos hemisférios cerebrais. Esse é o mecanismo central, perceptível desde o quinto mês de vida fetal, que se prolonga até quatro horas após a morte.

O tecido nervoso é constituído de 10 a 12 milhões de células ativas. O encontro do campo magnético de cada uma acarretaria "curtos-circuitos" (epilepsia); elas devem, portanto, ser isoladas umas das outras. Por outro lado, são incapazes de se nutrir diretamente do sangue, pois lhes é necessário um filtro. Essa dupla função de filtro metabólico de proteção é preenchida por um magma celular intersticial: a *neuróglia* constituída por mais de 100 bilhões de células especiais: os *astrócitos*, que formam a neuróglia protoplásmica que envolve as células e os *oligodendrócitos* que formam a neuróglia fibrosa de proteção dos axônios que origina a mielina.

O conjunto dessa neuróglia se contrai em um ritmo de oito a doze contrações por minuto, de acordo com os indivíduos ou sua posição no espaço. O órgão que manifesta essa contração rítmica é a membrana celular.

Visualizemos no encéfalo a contração simultânea de 100 bilhões de células gliais. Os hemisférios cerebrais tornam-se mais compactos. Conseqüentemente, os ventrículos que se encontram no centro dilatam-se. Na periferia, os espaços aracnoideanos alargam-se. Essas contrações rítmicas são, assim, o agente mecânico da flutuação do LCR por todas as cavidades cérebro-espinhais.

Essa concepção da motilidade craniana é atualmente muito discutida. Nós a devemos a Sutherland. A contração das células gliais parece insuficiente para acarretar sozinha o movimento craniano. O mecanismo seria decorrente das variações de pressão do LCR nas cavidades. Na realidade, o LCR é reabsorvido duas vezes menos rapidamente na região dos corpúsculos do que é produzido na região dos plexos coróides. A pressão e a dilatação dos ventrículos aumentam dessa forma até um limiar superior, que corta a secreção dos plexos, desse até um limiar inferior que a reativa. Seja qual for a origem do movimento craniano, para nós ele permanece o mesmo.

Visualizemos também as modificações de forma que provocam as contrações no interior da caixa craniana.

O crânio é constituído por um conjunto de peças ósseas articuladas entre si. As junções membranosas sinfisárias são feitas de superfícies em bisel que, de acordo com a orientação de suas faces, permitem o afastamento para fora ou para dentro. Todos os ossos cranianos são solidários; o movimento de um leva ao dos outros de acordo com a disposição das superfícies de contato. O movimento rítmico do mecanismo respiratório primário e a mudança de volume dos hemisférios a cada contração exigem uma adaptação também rítmica da caixa craniana.

Diremos uma palavra a respeito da cadeia fascial das membranas recíprocas. As membranas são tensionadas a partir de suas inserções ósseas no interior do sistema cérebro-espinhal. Elas levam todos os ossos do crânio para um sistema articular etnoesfenooccipital que se prolonga até o sacro (Fig. 2). Como a aponeurose superficial, mãe de todas as aponeuroses, possui inserções sobre a base do occipital, do sacro e em todo o comprimento da coluna, podemos entender que todos os ossos, toda a fáscia, são levados para o mesmo movimento rítmico do mecanismo respiratório primário.

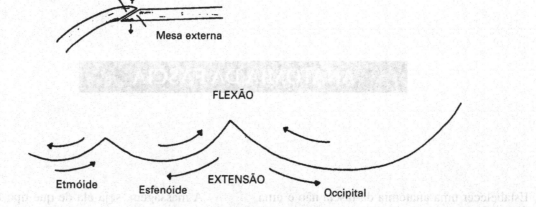

FIGURA 2

ANATOMIA DA FÁSCIA

Estabelecer uma anatomia da fáscia não é uma tarefa impossível. Basta tomar o livro de anatomia e dele retirar todas as formações conjuntivas e suas relações com os tecidos vizinhos. Tudo está no Rouvière. Este seria um trabalho longo, fastidioso e, acreditamos, sem um grande interesse prático. Abordamos isso tudo de forma mais simples e, sobretudo, de forma mais prática, dividindo a fáscia em segmentos correspondentes a um sistema fisiológico diferente. Fica claro, no entanto, que todas essas porções se encontram ligadas entre si pela continuidade conjuntiva. Nesse espírito, separamos o conjunto fascial em cinco partes: a fáscia superficialis, o peritônio, o sistema aponeurótico muscular, a cadeia cérvico-tóraco-abdominopélvica, as membranas recíprocas.

FÁSCIA SUPERFICIALIS

A fáscia superficialis é um exemplo de fáscia nutridora. Trata-se de um imenso tecido conjuntivo frouxo que forra a pele praticamente ao longo de toda a sua superfície, e desaparece em certas regiões: na base do crânio e região da nuca, na região esternocostal, na região sacra e glútea, nas rótulas, nos cotovelos. Em cada membro, interrompe-se na região do ligamento anular, o que faz com que as extremidades, mãos e pés não sejam recobertos por ela.

Uma das primeiras funções da fáscia superficialis é a de nutrir o epitélio cutâneo. Isso explica por que todas as regiões que acabamos de ver desprovidas desse conjuntivo são regiões de maior incidência de escaras.

Ao lado dessa função de nutrição, a fáscia superficialis é o ponto de partida para a maioria dos capilares linfáticos, e também é importante para o processo de sudação. É bastante conhecido o fato de que uma queimadura extensa, mesmo leve, que destrua a fáscia superficialis, provoca a morte por falta de eliminação (uremia).

A massagem, seja ela de que tipo for, torna-se eficaz pela fáscia superficialis.

PERITÔNIO

Citamos o peritônio e o conjunto da fáscia abdominopélvica apenas para relembrar.

O peritônio tem uma dupla função conjuntiva. Trata-se de um tecido de sustentação e proteção bem como de um tecido de nutrição e eliminação. É constituído por uma grande membrana fibroerosa que une todas as vísceras e permite que estas escorreguem umas em relação às outras mantendo-as intimamente reunidas. É um saco hermético no qual as vísceras desenvolveram-se; o folheto visceral recobre-as à medida que vai formando novas dobras.

Como todas as membranas de envelope seroso, um *peritônio parietal* atapeta a parede interna das cavidades abdominal e pélvica. Este é forrado por uma fáscia frouxa: a *fáscia própria*, fáscia laboratório comparável à fáscia superficialis. O *peritônio visceral* é a membrana serosa que recobre os órgãos. Suas dobras formam pontes de união e assumem nomes diferentes de acordo com a sua situação anatômica.

- Os mesos unem os segmentos do tubo digestivo à parede.
- Os ligamentos unem os órgãos à parede.
- As pregas omentais unem as vísceras entre si.

APONEUROSE SUPERFICIAL

A compreensão daquilo que a fisiologia denomina "aponeurose superficial" é muito importante para nós. Ela é a base da globalidade, a partida da noção de cadeias musculares das quais muito se abusa, cada um "fabricando" as cadeias musculares de acordo com sua fantasia, para justificar sua própria técnica. O conhecimento dos dois sistemas cruzados permite dizer que, na realidade, *não há cadeia separada*; o que há é continuidade funcional, mas todo o sistema musculoaponeurótico participa do menor gesto. Isto é, antes de mais nada, a **Globalidade**. O sistema aponeurótico é o agente mecânico da coordenação motora.

Nossos estudos de anatomia do aparelho locomotor são sempre realizados em três capítulos: os ossos, as articulações e os músculos. Trata-se de uma fórmula ancorada nos ensinos médicos, responsável pela grande ignorância dos terapeutas nessa matéria e que, como tudo aquilo que se aprende de cor de forma abstrata, é rapidamente esquecida. Independentemente disso, essa forma de estudar dá uma falsa idéia da fisiologia do movimento tal qual a concebemos em terapia manual.

Fisiologicamente, devemos considerar dois esqueletos:

- um esqueleto ósseo, elemento passivo da locomoção que tem as articulações à sua disposição; e
- um esqueleto fibroso, elemento ativo que engloba os músculos.

A aponeurose superficial é o esqueleto fibroso. Não há melhor forma de visualizá-lo do que pela imagem de um esfolado vivo que ilustra nossos estudos de anatomia. Tensionada sobre o esqueleto ósseo, ela dá ao corpo sua morfologia; a pele é apenas um envelope flexível que a recobre (Fig. 3).

A aponeurose superficial é muito mais do que acabamos de dizer. *De superficial tem apenas o nome; ela é todas as aponeuroses*. De espessura variável, desdobra-se várias vezes para "fracionar" o sistema muscular. Os livros de anatomia dão uma falsa visão dizendo: a aponeurose do deltóide que continua pela aponeurose do supra-espinhal... Na verdade, uma expansão da aponeurose superficial envolve o deltóide, uma outra, o supra-espinhal etc.

Como todas as aponeuroses, e mais do que todas as outras, uma vez que ela é a origem do conjunto, a aponeurose superficial pode ser considerada constituída por camadas de tecido conjuntivo fibroso superpostas. Todas as aponeuroses apresentam feixes colaginosos dispostos em várias orientações; essa é a própria definição de aponeurose. Assim ela tem a possibilidade de desdobrar-se um certo número de vezes. *Seus desdobramentos "repartem" o sistema contrátil por uma divisão funcional do conjunto*. Aqui situa-se a globalidade do sistema musculoaponeurótico.

As primeiras dobras são os *septos intermusculares*, os quais dividem o conjunto contrátil em regiões funcionais. Na coxa, por exemplo (Fig. 4), um septo intermuscular externo e um interno separam a região anterior de músculos extensores da região posterior de músculos flexores. No interior dessas regiões, as segundas dobras, sejam da aponeurose superficial, sejam dos septos intermusculares, dividem o elemento contrátil em músculos. No interior do músculo, novos desdobramentos separam as unidades motoras, cada uma delas é destinada a um motoneurônio alfa preciso: fásico ou tônico. Poderíamos ir mais longe nessa subdivisão conjuntiva citando o perimísio, o endomísio etc.

Descrito como o fizemos, o que qualquer um pode facilmente verificar em seu próprio livro de anatomia no capítulo sobre aponeuroses, o sistema musculoaponeurótico dá a visão de um conjunto funcional coerente, de um todo no qual cada porção se encontra influenciada pela tensão das outras. Ele permite entender que uma grande porção da coordenação motora é constituída por tensionamentos e reflexos miotáticos. *Não há ação muscular isolada. Não pode haver deficiência isolada*. A reeducação funcional analítica, *quando utilizada sozinha*, é um contra-senso fisiológico.

As aponeuroses são o agente mecânico da coordenação motora. Adquirimos essa convicção realizando nosso pequeno trabalho sobre a fáscia.* Desde

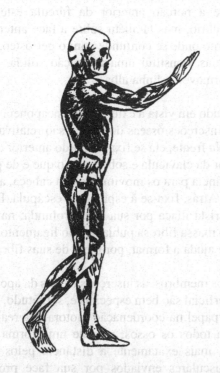

FIGURA 3

---

* *Fáscias e pompages*, São Paulo, Summus, 1999.

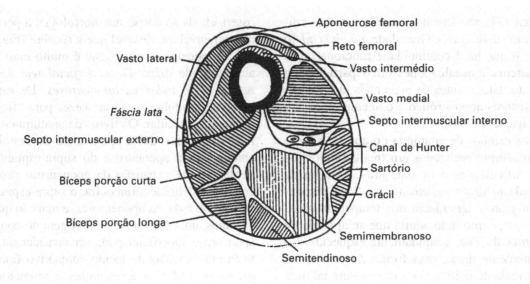

FIGURA 4
Baseado em Rouvière

remotas épocas, quando realizávamos nosso estudos, sempre fomos reticentes sobre a teoria do esquema corporal que rege todos os movimentos. A fisiologia moderna felizmente trouxe esse centro para um giro cortical de reagrupamento das informações sensitivas táteis, da visão, da audição. Ele está situado no cruzamento da extremidade posterior da fossa lateral do cérebro e do primeiro sulco temporal. *É o giro da personalidade.*

As últimas descobertas referentes aos movimentos automáticos e localização da região da medula de centros rítmicos automáticos confirmaram nossas idéias. O órgão central envia à periferia um mínimo de ordens precisas para alguns músculos *starters* do movimento. Todas as outras contrações musculares nada devem ao córtex. São reflexas. São as aponeuroses que transmitem aos músculos as tensões que desencadeiam suas contrações. Na coordenação dos movimentos, o esqueleto aponeurótico é a rede de comando a distância dos impulsos motores. A contração de um músculo leva à de outro, e assim por diante.

Essa concepção da coordenação motora musculoaponeurótica explica perfeitamente que as aponeuroses são constituídas por camadas fibrilares superpostas e cruzadas. Uma mesma aponeurose pode fazer parte de várias cadeias. Em cada nível, as fibras conjuntivas orientam-se no sentido das solicitações da cadeia à qual pertencem. Entendemos, também, que uma mesma aponeurose, por meio de seus desdobramentos sucessivos, pode envolver toda uma séria de músculos associados, mas de funções diferentes.

Vista dessa forma, a aponeurose superficial assume uma considerável dimensão. *Torna-se a principal peça do sistema locomotor.*

– Origina-se superiormente da periferia do crânio. Acreditamos que parta também da coluna onde se insere sobre todas as espinhosas (ligamento supra-espinhal). Essa inserção ao longo de toda a coluna nos dá, pessoalmente, a imagem não de uma, mas de duas aponeuroses superficiais gêmeas. Essa imagem é ainda reforçada pela junção anterior. Superiormente, fixa-se solidamente sobre a porção anterior da fúrcula esternal e manúbrio, mas também sobre a face anterior do esterno onde se confunde com o periósteo. Entre as duas, constitui uma formação sólida, porém deformável: a linha alba.

Tendo em vista a extensão dessa aponeurose, as outras inserções ósseas do tronco são relativamente raras. Na frente, ela se fixa ao bordo anterior da face superior da clavícula e sobretudo, o que é de grande importância para os movimentos da cabeça, ao osso hióide. Atrás, fixa-se à espinha da escápula. Embaixo, à crista ilíaca por sua face profunda; na frente adere à massa fibrosa pubiana e ao ligamento inguinal que ajuda a formar, por meio de suas fibras profundas.

Nos membros, as inserções ósseas da aponeurose superficial são bem especiais e, sobretudo, típicas de seu papel na coordenação motora. Na realidade, adere a todos os ossos, mas de uma forma muito frouxa, mais exatamente a distância pelos septos intermusculares enviados por sua face profunda. Esse sistema de "rédeas" de comandos a distância permite uma grande flexibilidade nas ações de tracionamento.

- No membro superior, após ter-se fixado aos dois ossos diretores dos movimentos do braço, clavícula e escápula, apresenta apenas uma inserção direta sobre o bordo posterior da ulna e no contorno dos ligamentos anulares do punho. O membro é muito móvel no espaço. A ação a distância se faz sobretudo pelas expansões que ligam praticamente toda a musculatura. Todos os músculos do antebraço possuem largas inserções diretas sobre a face profunda das aponeuroses. A inserção sobre o bordo posterior da ulna, o osso menos móvel do antebraço, é apenas um ponto de apoio que permite a orientação das trações (Fig. 5).
- No membro inferior, tudo ocorre de forma diversa. A rotação global do membro origina-se no quadril. A aponeurose deve assumir inserções mais importantes na região da perna que, por sua vez, não possui rotação ativa independente. Estas ocorrem sobre os dois ossos. Sobre a tíbia, a aponeurose confunde-se com o periósteo da face ântero-interna. Sobre a fíbula, emite dois tabiques intermusculares que permitem grande flexibilidade às trações. Ao mesmo tempo, as inserções sobre as porções laterais da rótula, de seu sistema tendinoso. E sobre as tuberosidades tibiais, controlam o sistema flexo-extensor (Fig. 6).

Quando olhamos mais de perto, podemos dizer que a aponeurose superficial encontra-se estendida sobre o esqueleto ósseo como uma lona de barraca sobre seus mastros. Alguns ossos são fixos: coluna, esterno, púbis; outros são móveis e diretores de movimentos: clavícula, tíbia e fíbula; outros, ainda, são ossos sesamóides: rótula, escápula e sacro. Desse ponto de vista é fácil admitir que, nesse sistema, tudo se encontra ligado, que o menor movimento, o menor deslocamento de uma peça, repercute sobre os outros.

Ao lado da noção de globalidade mecânica que o sistema aponeurótico fornece, uma outra fisiologia torna também necessária a globalidade do tratamento. Todo tecido conjuntivo, sobretudo o tecido conjuntivo fibroso, é um imenso receptor sensitivo. Ele encerra milhares de tensorreceptores que reagem à menor tensão. Ele constitui um dos elementos dessa função sensitiva que é a propriceptividade. Como todos os receptores sensitivos, uma atividade permanente, aqui uma tensão prolongada, torna-os rapidamente dolorosos. Noventa por cento de nossas dores são dores de tensão. Como sempre, o organismo defende-se contra a tensão. Uma segunda tensão rapidamente neutraliza a tensão inicial (lei das compensações). Esta segunda tensão compensa-se por uma terceira etc. Apenas a última tensão que não pode ser compensada torna-se dolorosa. Ela pode situar-se muito longe da tensão primária. Essa fisiologia da "cadeia antálgica" foi denominada "reflexo antálgico a priori" por Françoise Mézières. É simples entender que apenas o desaparecimento da tensão inicial levará à cura. O tratamento deverá progredir de dor em dor, de lesão em lesão, de deformidade em deformidade, na realidade de tensão em tensão, até a tensão primária. *Não existe problema isolado.*

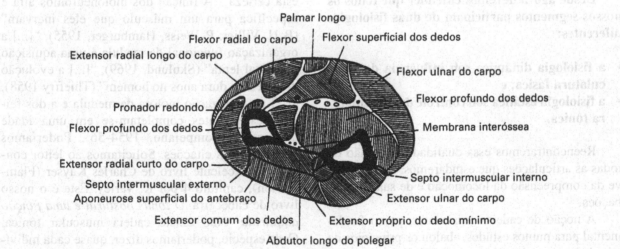

FIGURA 5
Baseado em Rouvière

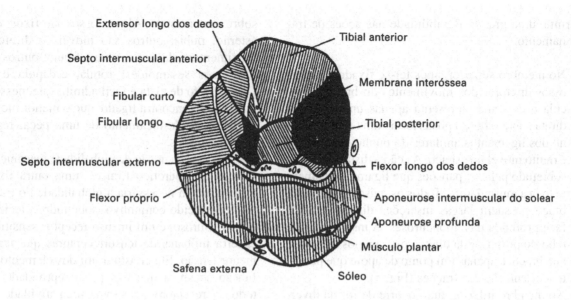

FIGURA 6
Baseado em Rouvière

O MÚSCULO

Já dissemos, e voltaremos a dizer, que o que denominamos músculo é constituído na realidade por dois elementos: o sistema aponeurótico, que reúne os segmentos e os elementos contráteis que permitem a esse sistema fibro-elástico exercer tensão sobre tais segmentos, para movê-los ou controlar seus movimentos.

Ao longo deste livro, tentaremos demonstrar a "dualidade muscular". Apenas ela permite entender as fisiologias com freqüência paradoxais de certos segmentos. A coluna é o melhor exemplo.

Desde agora devemos entender que todos os nossos segmentos participam de duas fisiologias diferentes:

- **a fisiologia dinâmica sob influência da musculatura fásica; e**
- **a fisiologia estática sob controle da musculatura tônica.**

Reencontraremos essa dualidade na região de todas as articulações que estudaremos. Ela é a chave da compreensão da locomoção e de suas perturbações.

A noção de cadeias musculares, ponto fundamental para muitos estudos, abalou os princípios da atividade muscular. Em nosso trabalho sobre fáscias, externamos a idéia de que as aponeuroses são o agente mecânico da coordenação motora, suas tensões desencadeando reflexos sucessivos. Essa idéia não é nova. Phillipson, em 1905, abordava as cadeias reflexas, fisiologia retomada por Gray em 1939, no que diz respeito às afecções espasmódicas. Como a secção das raízes posteriores não destroem a coordenação motora, devemos relativizar essa idéia. A tensão aponeurótica intervém na coordenação motora, mas não é a única em causa.

Seria tentador explicar a estática por meio de cadeias musculares tônicas. Devemos também abandonar essa idéia. *O tônus postural é uma organização segmentar ascendente. É praticamente inexistente no nascimento e instala-se de forma progressiva de acordo com as necessidades da estática.* Trabalhos em fisiologia nos trouxeram esta certeza. "A função dos motoneurônios alfa é específica para um músculo que eles inervam" (B.H. Villier, P. Weiss, Hamburger, 1955), "[...] a organização funcional da medula é uma aquisição pós-natal lenta" (Skolund, 1969), "[...] a evolução do cerebelo dura anos no homem" (Thieffry 1958), "[...] a organização motora da medula e a dos feixes descendentes completam-se em uma idade avançada" (Pompeiano, 1954-56). Poderíamos multiplicar as citações. Solicitamos ao leitor consultar o excelente livro de Charles Kayser (Flammarion), capítulo 4 por R. Verley. Este é o nosso livro de cabeceira. *O tônus postural é uma função adquirida.* Não existe cadeia muscular tônica. Cada espécie, poderíamos dizer, quase cada indivíduo, tem sua organização. De acordo com as necessidades da estática, cada segmento equilibra-se sobre o segmento inferior.

Torna-se também difícil abordar as cadeias dinâmicas estritamente. A globalidade dos gestos está longe de ser tão simples. Por outro lado é curioso observar que a organização dos movimentos dinâmicos havia sido percebida por Winslow em 1732. Ele havia dividido a musculatura em:

- músculos motores que realizam diretamente o ato final do objetivo a ser atingido;
- músculos moderadores (a sinergia) que freiam e controlam o movimento; e
- músculos diretores que organizam os segmentos.

O estudo dos sistemas cruzados que preside a todos os nossos gestos vai nos dar o melhor exemplo disso tudo.

Músculos mono e poliarticulares

De acordo com o fato de cruzar entre suas inserções superior e inferior uma ou várias articulações, o músculo é dito mono ou poliarticular.

Os músculos monoarticulares cruzam apenas uma articulação. Uma inserção fixa e uma inserção móvel constituem os extensores, os flexores, os adutores, os abdutores ou os rotadores de acordo com o sentido para o qual o segmento móvel é levado.

Os músculos poliarticulares cruzam várias articulações. Os livros deduzem que eles têm uma ação sobre todas as articulações que cruzam. *É uma visão teórica.* A situação poliarticular desses músculos tem duas razões mecânicas: são músculos da dinâmica encarregados de movimentos de grandes amplitudes. Tanto para o encurtamento contrátil quanto para o alongamento elástico é indispensável que sejam constituídos de fibras longas. Essa necessidade de um comprimento correspondendo a uma amplitude de movimento faz com que, freqüentemente mais longos do que a diáfise, sua inserção superior deva ser distante. A segunda razão é o fato de que essa inserção distanciada, em geral sobre um osso volumoso ou um osso saliente, dê às fibras um ângulo de ação que uma inserção sobre a diáfise não permitiria. Estas são as únicas causas para a situação poliarticular.

Uma segunda organização muscular persegue o mesmo objetivo: *a dos vastos.* A amplitude articular muito grande para o comprimento das fibras é garantida por dois músculos paralelos que se sucedem. O vasto externo começa o movimento, o interno o termina.

Na região dos músculos tônicos, a necessidade poliarticular é outra. São músculos de freio, de manutenção estática. Não é seu poder contrátil que domina, mas sua elasticidade. Tal qual um retoante-

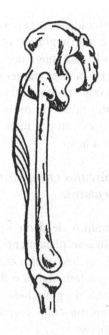

FIGURA 7

rior (Fig. 7), são constituídos por longas aponeuroses, entre as quais se intercalam curtas fibras musculares. Devem poder alongar-se passivamente nos movimentos dinâmicos (inervação recíproca).

Músculos agonistas e antagonistas

Dois músculos são ditos *agonistas* quando concorrem para uma mesma função. São ditos antagonistas quando são de funções opostas.

Isso poderia fazer a função muscular parecer simples ou elementar. Se a contração do flexor fizesse a flexão, a do extensor a extensão etc., esses movimentos seriam sempre realizados em suas amplitudes máximas e em um único plano. Seriam assim praticamente inúteis na vida diária. Seríamos autômatos. Os gestos funcionais são feitos por sutilezas articulares: x graus de flexão aliam-se à x graus de abdução etc. Ao lado do sistema puramente motor, encontra-se um sistema regulador que freia, limita, orienta, controla, em uma palavra, ou seja, harmoniza o movimento. *Esse sistema é a sinergia muscular.*

Na região de cada eixo articular, dois movimentos são possíveis em direções diametralmente opostas: a flexão ou a extensão, a abdução ou adução, a rotação interna ou a externa. Existem, assim, face a face, dois grupos musculares em oposição aparente. É um equívoco ver nesses músculos uma oposição. É desse antagonismo que se origina a regulação do movimento. Um grupo realiza o movimento, o antagonista o controla: seja para frear sua violência, seja para limitar a velocidade, seja para regular a amplitude, seja para conferir grande precisão. Por outro lado, esse controle está longe de se limitar ao sistema antagonista, ou mais exatamente, o sistema antagonista é muito mais do que músculos opostos. Ele intervém por intermédio de músculos laterais para dirigir o movimento, ou por músculos multifuncionais para limitar a ação.

Não existem músculos antagonistas, existem músculos complementares.

O que acabamos de dizer sobre os músculos antagonistas aplica-se plenamente aos músculos da dinâmica. O mesmo não ocorre com os músculos da estática, os quais lutam contra o desequilíbrio. Eles já são antagonistas da gravidade. Não têm antagonistas diretos, mas músculos corretores de sua ação, músculos sinérgicos.

Músculos sinérgicos

"Dois músculos são sinérgicos quando, inicialmente de funções diferentes, aliam-se para um objetivo comum."

O músculo sinérgico de um outro músculo raramente é seu agonista. Não existe músculo de função única. Todos apresentam em seu vetor de tração uma obliqüidade que faz com que um seja flexor e rotador interno, e outro flexor e rotador externo etc. O tríceps sural, em sua função de extensor da tibiotársica, puxa o pé em adução (varo). Para que o movimento de extensão torne-se puro, uma contração associada do fibular longo, abdutor do pé (valgo), controlará o varo. Este permitirá extensões tibiotársicas em todas as posições do pé. Este mesmo fibular longo tem sua função própria no impulso lateral da marcha. Poderá ser também sinérgico do tibial anterior durante a elevação do pé. Poderíamos citar sinergias comparáveis no sistema tônico.

"Na fisiologia muscular, não existe ação muscular isolada, existem apenas sinergias."

Músculos fásicos e músculos tônicos

Devemos ser muito atentos em nossas reflexões sobre fisiologia, particularmente se elas levam a um tratamento de reabilitação. Todos os livros de anatomia e fisiologia citam vários músculos para uma mesma função. Esta, por assim dizer, concordância de função dá uma falsa idéia fisiológica. Em nossa fisiologia não existe músculo duplo, não existe músculo inútil. Cada músculo tem uma função própria diferente de seu aparente agonista e é única. O braquial é tônico e suspende o antebraço em leve flexão nas posições de "braço solto". O bíceps é supinador e flexor do antebraço. Não existe agonismo entre esses dois músculos. Um entra em contração reflexa por estiramento quando a articulação se abre, e o outro por estímulo direto para fechá-la. A função desses dois músculos é totalmente diferente.

Não entendemos por que essa divisão causa tão pouco interesse nos profissionais do movimento. No entanto, a diferença é enorme, tanto no plano fisiológico quanto no patológico.

A fisiologia muscular utiliza dois tipos de unidades motoras totalmente diversas. Vamos marcar essa diferença ao longo de todo este trabalho. As unidades fásicas ou dinâmicas são constituídas por fibras longas. São inervadas por axônios de condução rápida originados de motoneurônios alfa-fásicos. Também veremos que seu sistema intrafusal é servido por motoneurônios gama-dinâmicos. As unidades motoras tônicas são constituídas por fibras curtas. São inervadas por axônios de condução lenta originados de motoneurônios alfa-tônicos menores. Seu sistema intrafusal é servido por motoneurônios gama-estáticos.

Ranvier foi o primeiro a classificar as fibras musculares em fásicas rosas ou pálidas e em fibras tônicas vermelhas ou escuras. Os trabalhos de Burke (1973) desfizeram todas as dúvidas a respeito. Diferenciaram três tipos de fibras musculares:

- as fibras FF (*Fast Fatigable*) são fibras pálidas de contração rápida, de tensão tetânica de valor elevado, de velocidade de condução axonial rápida, de alta atividade AT fásica e um sistema glicolítico desenvolvido, que contém poucas mitocôndrias. São de pequena resistência à fadiga; e

- as fibras S (*Slow*) são fibras vermelhas de contração lenta, de tensão tetânica de baixo valor, de velocidade de condução axonial lenta, de baixa atividade ATP fásica, de sistema glicolítico pouco desenvolvido, mas contendo muitas mitocôndrias. Apresentam uma grande resistência à fadiga.

A esses dois tipos extremos correspondem, logicamente, as fibras fásicas (FF) e as fibras tônicas (S).

- Um terceiro tipo FR (*Fast Resistent*) muito mais rara, é um tipo intermediário. Suas fibras são

mais rápidas que as fibras S, mais resistentes do
• que as fibras FF.

Na anatomia de numerosos quadrúpedes, a
musculatura é constituída por músculos perfeitamente distintos: totalmente fásicos ou totalmente
tônicos. É o caso do coelho, por exemplo. Para o
homem, em proporções variáveis, todos os músculos são mistos, e a repartição de suas unidades
motoras depende de sua função.

Para entender a fisiologia muscular, é indispensável separar bem as coisas. Existe uma função
dinâmica, a das unidades motoras fásicas, e existe
uma função estática, a das unidades motoras tônicas. **Cada músculo tem uma função dominante;
essa função dominante é a que deve ser considerada em uma abordagem fisiológica.** É isso que
vamos fazer ao longo deste trabalho. Para a patologia que nos interessa, para a terapia que é nossa função, isso é extremamente importante. Para o bom
entendimento, podemos separar os músculos em
três categorias funcionais:

- certos músculos podem ser considerados inteiramente dinâmicos. São os grandes músculos do
movimento, em geral os dos membros. São constituídos por fibras musculares de comprimento
proporcional à amplitude do movimento. As poucas unidades tônicas que encerram, pelo seu tensionamento permanente, preparam o músculo
para uma contração rápida. Neste trabalho nós os
classificamos na musculatura dinâmica;
- outros músculos são praticamente tônicos por
completo. São os músculos antigravitários que
lutam contra a gravidade, seja equilibrando as
articulações de carga, seja suspendendo segmentos pendulares. São músculos de fibras musculares curtas. As poucas unidades fáscias que
contêm destinam-se a uma intervenção rápida
nos desequilíbrios bruscos ou nas quedas súbitas.
Nós os classificamos na musculatura tônica; e,
- enfim, uma terceira categoria é de definição mais
sutil. São os músculos da dinâmica, mas suas
unidades tônicas submetidas às aferências centrais têm uma atividade postural direcional que
prepara o músculo para o movimento preciso
orientado para um objetivo preciso. Acreditamos
que sejam sobretudo os músculos do tronco e da
cintura. Essas unidades motoras permitem assim
a passagem do reflexo inconsciente do gesto
voluntário, o que Pavlov chamava de "reflexo de
orientação". Em nosso estudo, deixamos esses
músculos no grupo de músculos dinâmicos, isto
é, em sua função principal.

Propriedades musculares

É freqüente que os alunos se confundam quando
tratamos das propriedades musculares. Muitos vêem
o músculo e seu poder contrátil. A culpa seria dos
livros de fisiologia que descrevem quatro propriedades musculares: excitabilidade, contratilidade, elasticidade, tonicidade. É uma falsa visão fisiológica que
confunde os espíritos. Não há quatro propriedades,
mas quatro fisiologias diferentes de elementos anatômicos diferentes levando ao movimento.

**"A excitabilidade é nervosa, a contratilidade é
muscular, a elasticidade é conjuntiva, a tonicidade é um conjunto fisiológico independente."**

A fibra muscular não é nada em si. Em fisiologia, não se deve raciocinar unicamente sobre as
fibras, mas sobre as unidades motoras. Uma unidade motora é composta por um motoneurônioalfa
situado no corno anterior da medula, pelo seu axônio e pelas fibras inervadas por este axônio. Quanto
maior o número de fibras inervadas, mais grossei-
ra é a função do músculo. O bíceps braquial, por
exemplo, é composto por unidades motoras de 750
fibras musculares, enquanto o reto externo do olho
por unidades de treze fibras. Essa divisão em unidades motoras nos parece ainda insuficiente, ou, mais
exatamente, deve-se ampliar a noção de unidade
motora e incluir nela todo o sistema regulador: fusimotricidade gama, circuito de Renshaw, inervação
recíproca, órgãos de Golgi etc.

Excitabilidade

É a porção nervosa da fisiologia da unidade
motora; a fibra muscular se contrai sob a influência
do influxo nervoso originário de seu motoneurônioalfa.

Para agir sobre uma determinada unidade motora, uma excitação deve responder a normas precisas
de velocidade, intensidade, repetição dos estímulos.
Essas normas são diferentes para cada músculo. Essa
primeira noção esclarece um ponto. Um mesmo influxo, uma mesma fibra nervosa pode ativar uma
unidade motora sem influenciar as outras.

Relembremos que duas medidas são definidas
para a excitabilidade: a reobase, intensidade mínima
para se obter uma contração; e a cronaxia, tempo de
passagem do influxo para chegar ao limiar de contração com uma intensidade duas vezes maior que a
reobase. Essas medidas são simples. Uma é medida
de intensidade que permite definir a segunda que é
uma medida de tempo.

A cronaxia é a medida mais demonstrativa. Traduz a velocidade de reação de um músculo. Quanto mais curta, mais a contração do músculo é rápida e vice-versa. Assim, a cronaxia de um músculo dinâmico (gastrocnêmios) é mais curta do que a de um músculo tônico (solear). Ela é em geral constante para um mesmo sistema muscular. No entanto, experiências modernas, sobretudo devidas à medicina esportiva, demonstraram que podia modificar-se tanto por fatores físicos quanto por fatores psíquicos ou metabólicos. Temos uma experiência pessoal com respeito a essa modificação. Trabalhando em reabilitação, vimos várias centenas de transposições do tendão inferior do bíceps crural sobre a rótula nas paralisias do quadríceps. Logo após a retirada da imobilização, não apenas o grupo flexor tornava-se extensor, mas os flexores que restavam conservavam sua função. Exames realizados antes e após a transposição mostravam que a cronaxia de base do bíceps transplantado havia-se modificado na nova função.

Devemos entender a cronaxia, o que nem sempre se consegue. Não se trata de uma medida fixa. Estudos foram feitos classificando os músculos por sua cronaxia, e resultaram numa classificação em extensores e flexores. Para nós ela não tem valor funcional e é inútil. Fisiologicamente não é a cronaxia de repouso que nos interessa, mas a cronaxia do músculo em função. Como estudaremos mais adiante, a intensidade de emissão de um motoneurônioalfa é a soma algébrica de todas as influências facilitadoras (+) ou inibidoras (-) que ele recebe durante a sua função. Como a cronaxia depende da intensidade, deve ser medida em presença de todas essas influências, para que a função de um músculo seja adequadamente julgada. Pouco nos importa saber se os extensores têm uma cronaxia mais rápida do que a dos flexores. O que nos interessa é saber, durante a função, qual extensor tem uma cronaxia rápida, qual tem uma cronaxia lenta, a cronaxia de base modificada por todas as influências recebidas tornando um músculo fásico ou tônico. Trata-se de um estudo que ainda deve ser realizado.

Em princípio a cronaxia de um músculo é igual à de seu nervo motor. Aqui, igualmente, a medicina esportiva mostrou que muitos fatores físicos (fadiga), mas sobretudo metabólicos (íons metálicos) poderiam fazer variar esse paralelismo. Essas duas medidas são elementos importantes para o exame da condição do atleta.

Uma última condição geral deve ser lembrada neste capítulo. Aquilo que em ginástica de reabilitação denominamos "contração muscular" é, na realidade, o que a fisiologia denomina "tétano fisio-

lógico". Estimulado pelo influxo nervoso, a fibra muscular responde por uma contração curta denominada "abalo". Após um curto período de latência, a contração desenvolve-se até um máximo, trata-se do período de contração que ocupa um terço do abalo, depois, a fibra relaxa (dois terços) até a tensão de repouso (Fig. 8).

A duração do período de contração depende do tipo de fibra muscular considerada. As fibras pálidas FF que vimos têm abalos rápidos. As fibras intermediárias FR têm também tempos de contração de duração relativamente curta. As fibras vermelhas S possuem abalos lentos. O período de relaxamento permite a um novo influxo reestimular a fibra muscular antes do desaparecimento do primeiro abalo, e assim por diante. A unidade motora chega assim a um estado de contração estável prolongado útil para o movimento: "o tétano fisiológico". É fácil entender que haja um "somatório" desses tétanos se a freqüência das excitações for suficiente. É menos fácil entender que quanto mais rápido o abalo, maior deve ser o número dos estímulos e vice-versa. As unidades motoras fásicas necessitam de mais estímulos do que as unidades motoras tônicas. Isso explica em parte por que umas são tão fatigáveis e outras não.

Dissemos que o influxo nervoso era fornecido à fibra muscular por um motoneurônio alfa-situado no corno anterior da medula. Um neurônio, seja ele qual for, recebe influência de diferentes sistemas cujos axônios se encontram em contato com seus prolongamentos protoplasmáticos: os dendritos (Fig. 9). Esses influxos são ativadores (+) ou inibidores (-), sendo que um mesmo axônio só pode fornecer um tipo de influxo. Em sua resposta, o neurônio realiza a soma algébrica de todos esses influxos positivos ou negativos. Se a ativação ganha, seu influxo será ativador, mas será relativizado por todas as influências inibidoras. Para entender bem isso devemos examinar as fontes de todas essas influências.

Reflexo miotático

– O circuito neuromuscular mais simples é o clássico arco-reflexo: um receptor sensitivo, um nervossensitivo, uma célula sensitiva, um motoneurônioalfa, um nervo motor, uma unidade motora (Fig. 10). Durante muito tempo essa noção constituiu para nós as antigas bases de nossos conhecimentos nesta área. Assim descrito, trata-se de um reflexo monossináptico, uma única sinapse intercala-se entre um receptor sensitivo e um músculo. Quanto mais extenso o

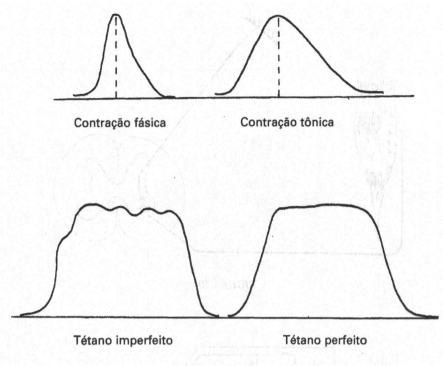

FIGURA 8

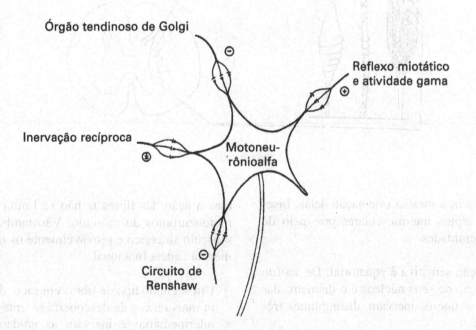

FIGURA 9

influxo sensitivo, mais ele sobe no sistema cérebro-espinhal, mais o influxo motor desencadeado é analisado, filtrado, afinado, elaborado. Trata-se do conjunto da função motora.

O arco-reflexo mais importante para a função foi descrito por Sherrington sob o nome de "*Stretch Reflex*". Este é um **reflexo miotático**; encontra-se na base da coordenação motora, mas sobretudo na base do tônus muscular. Tem para nós uma importância capital e deve ser bem entendido (Fig. 11).

Os receptores sensitivos responsáveis por esse reflexo são também musculares e estão situados em paralelo com as fibras extrafusais. São os fusos neuromusculares. Esses órgãos se encontram no interior do músculo completamente isolados das fibras mus-

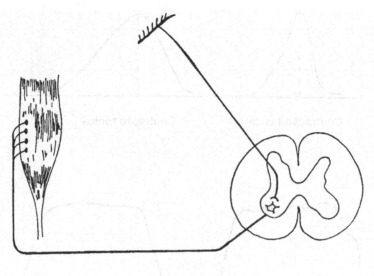

FIGURA 10

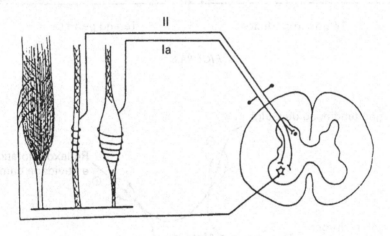

FIGURA 11

culares e possuem a mesma orientação delas. Inserem-se sobre septos intermusculares por meio de suas duas extremidades.

I – A porção sensitiva é equatorial. De acordo com a disposição de seus núcleos e o diâmetro das fibras sensitivas que os inervam, distinguimos três tipos de fusos:

As fibras em saco são inervadas por fibras sensitivas de grande calibre de tipo Ia de condução rápida (104 m/s). Reagem a estiramentos importantes e de curta duração. Trata-se de receptores dinâmicos, correspondem às unidades motoras fásicas. Suas fibras nervosas originárias da célula em T são ditas terminações primárias. Ativam diretamente os motoneurôniosalfa do mesmo andar da medula que inervam as unidades motoras fásicas correspondentes. Trata-se aqui de um reflexo monossináptico, mas a ação das fibras Ia não se limita apenas aos motoneurônios do músculo. Vão também ativar o músculo sinérgico e provavelmente os músculos da mesma cadeia funcional.

– Um segundo tipo de fibras em saco, ditas II, muito mais raras e de descoberta recente (1973), são intermediárias e inervam as unidades motoras FR. que já vimos. Consideramo-nas não necessárias para o tônus direcional.
– As fibras em cadeia são invervadas por fibras sensitivas muito mais finas do tipo II de condução mais lenta (35 m/s) ditas fibras secundárias. Têm um limiar de sensibilidade muito mais alto do que as precedentes. Reagem a estiramentos muito fracos, mas sobretudo a alongamentos constantes e de longa duração. Reagem também quando, por causa de um estiramento constante, a intensidade de contração varia. As fibras nervosas ativam os

motoneurôniosalfa tônicos destinados às unidades motoras tônicas. Têm igualmente uma conexão com os neurônios da coluna de Clarke (via espinocerebelar) na região do corno posterior. Isto é, se elas se encontram na origem do reflexo miotático tônico, informam também os centros superiores a respeito do estado de tensão do músculo. Pertencem, logicamente, à musculatura tônica.

II – Os elementos contráteis são o órgão regulador do reflexo miotático. São constituídos por fibras musculares finas situadas nos pólos dos fusos. O mecanismo regulador é simples. Acabamos de ver que a porção sensitiva do fuso neuromuscular reagia aos estiramentos. Ela reagirá da mesma forma à tensão de sua porção contrátil, tensão que poderá aumentar com a contração de seus elementos, ou diminuir com seu relaxamento, sem que a tensão externa própria à unidade motora seja modificada. Esses elementos contráteis, as fibras musculares intrafusais, se encontram sob a dependência do sistema gama.

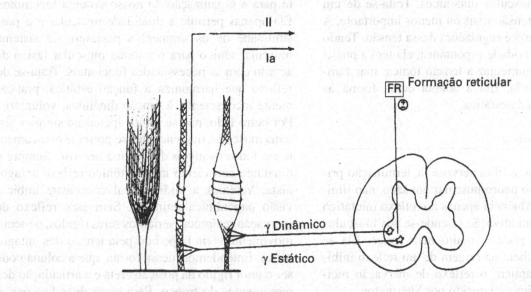

FIGURA 12

A fusimotricidade ou atividade gama é o elemento central do sistema regulador. É sobretudo desenvolvida pela função tônica, mas não está ausente da atividade fásica. Não é um fenômeno reflexo. Ela age por meio dos neurônios especiais do corno anterior da medula: os neurônios fusimotores ou motoneurôniosgama. Ativadas diretamente pelos centros superiores, encontram-se em atividade 24 horas por dia. Inervam as fibras musculares intrafusais e podem ter sobre elas efeito ativador ou inibidor (Fig. 12). Não são influenciadas por nenhum reflexo. Trata-se de um sistema central completamente independente que vamos estudar com a fisiologia estática.

Os motoneurôniosgama emitem dois tipos de fibras motoras muito finas. As fibras dinâmicas mais grossas, portanto, mais rápidas, ativam as fibras intrafusais dos fusos neuromusculares em saco. As fibras gama II estáticas mais finas, portanto, mais lentas, ativam as fibras intrafusais dos fusos em cadeia. Correspondem, respectivamente, a motoneurôniosgama dinâmicos e a motoneurôniosgama estáticos.

Os motoneurôniosgama nunca estão silenciosos. É o que a fisiologia denomina "atividade espontânea". Ativam sem cessar os elementos contráteis dos fusos neuromusculares, as porções sensitivas são assim solicitadas ao mesmo tempo por estiramentos passivos do músculo e por esta atividade espontânea. O músculo encontra-se, dessa forma, em um equilíbrio que o libera de sua relação tensão-comprimento. Esse sistema é o sistema gama. Essa atividade espontânea é freqüentemente denominada, acreditamos que erroneamente, tônus de fundo, apesar de ser perceptível sobre os músculos fásicos.

A fisiologia do sistema gama não é sempre bem entendida. Nossos alunos perguntam por que ele existe. Devemos entender que a atividade espontânea do músculo fásico não é comparável àquela do músculo tônico.

- No músculo fásico ela é pouco perceptível. Lembremos que os fusos neuromusculares em saco reagem apenas a estiramentos relativamente importantes e breves.
- Ela é desenvolvida sobretudo na região da musculatura tônica onde constitui o órgão principal de nossa adaptação estática. Os fusos neuromusculares em cadeia reagem a estiramentos fracos e prolongados. O músculo tônico encontra-se assim em atividade 24 horas por dia. **A atividade espontânea é aqui o verdadeiro tônus postural de base.** Aquilo que a fisiologia denomina "uma contração tônica" não é comparável à contração fásica dos músculos dinâmicos. Trata-se de um aumento de tensão mais ou menos importante. A atividade gama é reguladora dessa tensão. Tendo em vista a atividade espontânea, ela tem a possibilidade de aumentar a tensão tônica, mas também diminuí-la. Ela a adapta dessa forma às necessidades da estática.

Inervação recíproca

- Dissemos que a fibra nervosa Ia, terminação primária do fuso neuromuscular em saco, não limitava a sua influência apenas ao reflexo miotático dinâmico. Sua ativação estende-se aos músculos sinérgicos e pode ir muito mais longe. Ela se encontra também na origem de um reflexo inibidor polissináptico: o reflexo de inervação recíproca, também esclarecido por Sherington.

A fibra Ia originada da fibra em saco, isto é, do elemento fásico do fuso, ativa um interneurônio inibidor da medula que inerva os motoneurônios dos músculos antagonistas, assim, o mesmo fluxo ativa o músculo estirado (reflexo miotático) e inibe os antagonistas (inervação recíproca). Freqüentemente essa inibição é bastante disseminada. Não apenas diz respeito ao antagonismo dinâmico, mas sobretudo aos antagonistas tônicos cujo limiar de excitação é muito mais baixo. Diz respeito também a certos músculos diretores.

A porção tônica do fuso, a fibra em cadeia inervada por uma fibra nervosa secundária de tipo II, não é influenciada pela inervação recíproca. As unidades motoras tônicas são inibidas pela atividade dinâmica, mas não têm influência sobre ela (Fig. 13).

A inervação recíproca é um reflexo determinante para a organização do nosso sistema locomotor. Ela apenas permite a dualidade muscular e a possibilidade de os segmentos passarem do sistema muscular tônico para o sistema muscular fásico de acordo com as necessidades funcionais. Trata-se do reflexo que harmoniza a função estática, praticamente inconsciente, à função dinâmica, voluntária. Por outro lado, não se limita apenas ao simples sistema muscular, mas encontra-se presente praticamente em todos os níveis do sistema nervoso. Sempre o dinâmico consciente inibe o tônico reflexo antagonista. Veremos a visão foveal consciente inibir a visão panorâmica retiniana. Sem esse reflexo de inervação recíproca, seríamos seres rígidos, o menor movimento seria impedido pela tensão dos antagonistas. Entendemos, dessa forma, que a coluna pode ser o tutor rígido da posição ereta e a articulação dos movimentos do tronco. Para essas duas funções, o reflexo não é controlado pela mesma musculatura.

No entanto devemos entender bem os limites desse reflexo de inervação recíproca. O espasmo, por exemplo, não desaparece com um trabalho ativo de seu antagonista como certos livros de reabilita-

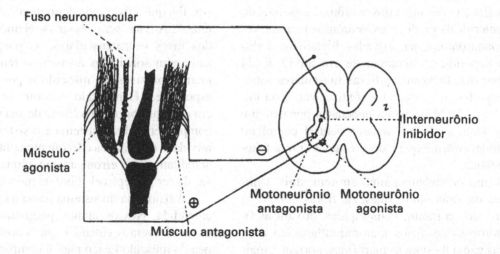

FIGURA 13

ção ensinam. O mesmo ocorre com relação à luta contra as retrações musculares. Relembremos o que acabamos de ver. O motoneurônioalfa realiza a soma algébrica dos influxos que recebe. A inibição da inervação recíproca é apenas um parâmetro dessa soma. Na região do motoneurônio do músculo antagonista, a ativação pode nitidamente dominar, sobretudo em afecções centrais. Por outro lado, a inibição não atinge o sistema gama.

Reflexo miotático inverso

– O último reflexo pré-sináptico foi descrito por Sherington: o reflexo miotático inverso. É devido aos órgãos tendinosos de Golgi constituídos por feixes de fibras colaginosas entrelaçadas com filetes sensitivos que pertencem a uma fibra sensitiva de tipo Ib. Ao contrário do que seu nome pode fazer crer, não se encontram situadas nos tendões, mas na extremidade das fibras musculares, nas aponeuroses peri e intramusculares. Quer dizer que podem ser ativadas pela tensão dos músculos aos quais pertencem, mas também por uma tensão fascial. As fibras musculares têm comprimentos variáveis e parecem se dispor em série e não é duvidoso que reajam sucessivamente aos alongamentos dessas fibras (Fig. 14).

Os órgãos de Golgi são sensibilizados pela tensão do músculo, seja ela causada por um alongamento mecânico ou pela própria contração do músculo. A fibra Ib vai ativar: por um lado os motoneurônios dos músculos antagonistas aos quais levam uma influência ativadora; por outro, age sobre os motoneurônios do músculo tensionado por intermédio de um interneurônio inibidor.

Durante muito tempo pensamos que esse reflexo miotático inverso era destinado à proteção do músculo contra uma tensão excessiva. Os órgãos de Golgi pareciam reagir apenas a tensões muito grandes. Os fisiologistas modernos parecem menos convencidos disso. Suas pesquisas demonstraram que se o estímulo por alongamento mecânico respondia apenas a tensões importantes, o estímulo acarretado pela contração do músculo tinha um limiar de excitação muito baixo, inferior ao grama. Por outro lado, a ação das fibras Ib parece bastante disseminada. Conhecemos sua conexão com as células da via espino-cerebelar, mas, até onde sabemos, sua fisiologia completa permanece ainda relativamente misteriosa.

Circuito de Reinshaw

O circuito de Reinshaw é classicamente descrito para um reflexo pós-sináptico inibidor do motoneurônio ativo, isto é, fisiologicamente exato, porém incompleto. O circuito de Reinshaw é um regulador de motoneurôniosalfa, particularmente dos motoneuroniosalfa-tônicos na região da qual ele é especialmente desenvolvido. Essa regulação é modulada.

Desde sua origem, o axônio do motoneurônio emite um colateral que vai ativar um interneurônio inibidor do corno anterior (Fig. 15). Esse interneurônio de Reinshaw se articula com um motoneurônioalfa da origem e evita seu excesso de atividade. Em segundo lugar, a inibição é exercida sobre os motoneurônios limítrofes. A ativação encontra-se, assim, localizada no único motoneurônio que comanda a unidade motora. Cada grupo ativo de motoneurônios encontra-se, dessa forma, envolvido por motoneurônios silenciosos potentemente inibidos. Os interneurônios de Reinshaw permitem a precisão

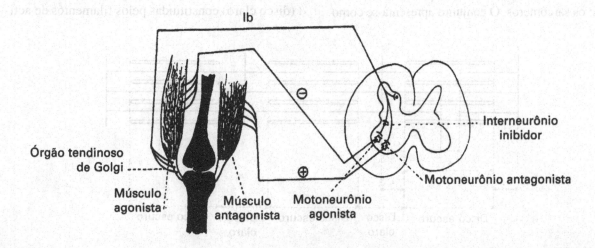

FIGURA 14

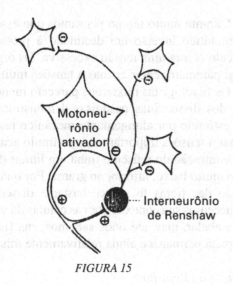

FIGURA 15

das excitações. Sua deficiência levaria às contraturas tetânicas (Eccles).

Contratilidade

Esta é a função da fibra muscular. Como todos os tecidos, o músculo é formado por células, aqui as fibras musculares. São células muito alongadas e separadas por um tecido conjuntivo no qual circula uma rede de capilares muito importante. A membrana celular contém o sarcoplasma e encerra três elementos:

- As mitocôndrias dispersas entre as miofibrilas. Numerosas nas fibras vermelhas tônicas, participam da regeneração da célula (oxigenação).
- As miofibrilas são o elemento contrátil. Atualmente a sua fisiologia é bem conhecida (Huxley, 1952).

As miofribilas são formadas por unidades contráteis: os sarcômeros. O conjunto apresenta-se como uma alternância de faixas sombrias e claras (músculo estriado). Cada sarcômero encontra-se contido entre duas linhas extremas: as linhas z, que dividem em duas porções iguais a faixa clara: as duas faixas I. A faixa sombria, ou faixa A, apresenta em seu centro uma zona mais clara: a zona H (Fig. 16).

O sarcômero é constituído por rede dupla de miofilamentos.

A faixa A representa o conjunto dos filamentos primários dispostos ao longo de todo o seu comprimento. São constituídos por uma proteína em forma de bastão de hockey (Fig. 17) cujo cabo seria o filamento, e a extremidade seria uma saliência externa: a miosina. Outros filamentos mais finos ditos secundários unem-se à linha Z. Atravessando de um lado e de outro as faixas I, insinuam-se entre os filamentos de miosina. Entre as duas extremidades centrais desses filamentos situa-se a zona H. São formadas por uma outra proteína: a actina.

Não entraremos aqui em longos detalhes que nada acrescentariam ao nosso objetivo e que podem ser facilmente encontrados em um livro de fisiologia. Relembremos rapidamente que: as saliências dos filamentos de miosina, as pontes, têm uma intensa afinidade com as moléculas de actina que constituem os filamentos secundários e que estas, por sua vez, têm uma forte afinidade com as moléculas de miosina. A contração dos sarcômeros resulta do escorregamento para o centro dos filamentos de actina entre os filamentos de miosina. As cabeças das pontes de miosina ligam-se às moléculas de actina, depois, por uma rotação, as atraem para o centro (Fig. 18). As cabeças soltam-se por inibição, reúnem-se mais além etc.

Durante as contrações, as duas linha Z aproximam-se uma da outra. A faixa A constituída por filamentos espessos permanece inalterada, o encurtamento do sarcômero ocorre graças às duas faixas I (disco claro) constituídas pelos filamentos de acti-

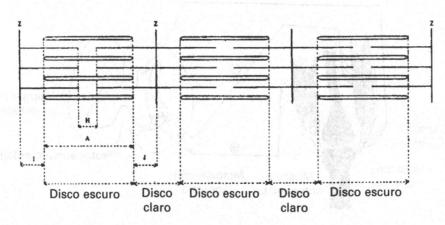

FIGURA 16

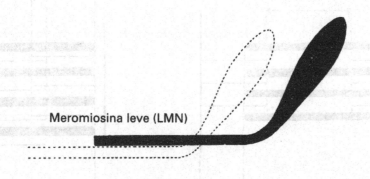

FIGURA 17

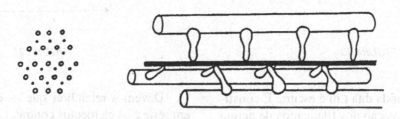

Inspirado em M. Worcel e B. Swynghe Dauw

FIGURA 18

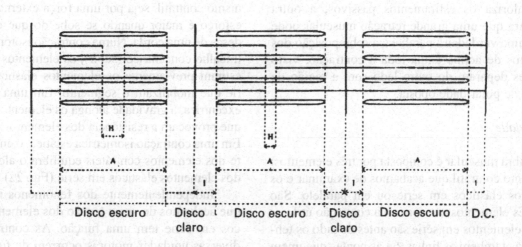

FIGURA 19

na e pela faixa H formada pelos filamentos de miosina. A tensão máxima ocorre quando os filamentos de actina unem-se no centro. A faixa H desaparece completamente (Fig. 19).

Exames ao microscópio eletrônico permitiram constatar que:

– Durante os estiramentos, verifica-se um alargamento das duas semifaixas I e da zona H, a faixa A permanece inalterada (Fig. 20). Isso mostra que durante o repouso, os filamentos de actina já se insinuaram entre os filamentos de miosina, o que forma a banda H. Isso mostra também que o estiramento passivo pode liberá-los mais ou menos; e

– Durante os encurtamentos extremos, vemos aparecer duas faixas suplementares: as faixas de contração. A primeira Cz aparece na região da linha Z quando os filamentos de miosina batem

39

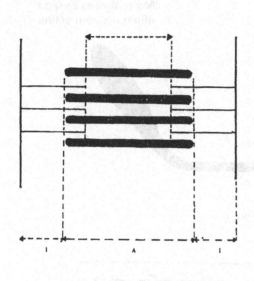

FIGURA 20

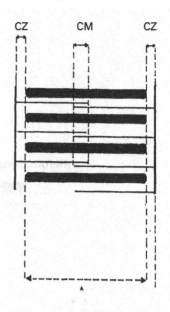

FIGURA 21

contra ela. A segunda dita Cm é escura. É constituída pela sobreposição dos filamentos de actina que ultrapassaram a linha média (Fig. 21).

Essas duas constatações são muito importantes na nossa luta contra as retrações em terapia manual. Uma valoriza os estiramentos passivos, a outra demonstra que uma grande retração muscular pode levar a uma verdadeira paralisia, a sobreposição dos filamentos de actina anula toda a contração, visto que estes deparam do outro lado com a região de miosina de polaridade oposta.

Elasticidade

A fibra muscular é composta por três elementos: o elemento contrátil que acabamos de examinar e os elementos elásticos em série ou em paralelo. São esses três elementos que tornam a contração útil.

Os elementos em série são antes de tudo os tendões, mas também as linhas Z e as pontes que unem os miofilamentos. Esses elementos do sarcômero alongam-se 3% durante a contração. Devemos aqui acrescentar as cadeias musculofasciais. Devem-se considerar como elementos elásticos de um músculo todos os elementos, aí incluindo-se a cadeia ao qual ele pertence, inclusive a elasticidade dos outros músculos em repouso.

Os elementos em paralelo são as aponeuroses externas (epimísio), de contenção interna (perimísio) ou de separação entre as fibras (endomísio). Todos esses elementos entram em ação apenas nos alongamentos importantes 20-30% do comprimento de repouso.

Devemos relembrar que os elementos elásticos em série e os elementos contráteis fazem parte de um conjunto. A força contrátil das unidades motoras resulta de seu equilíbrio. A força de um músculo apenas manifesta-se externamente quando os elementos elásticos em série foram alongados, seja pelo mecanismo contrátil, seja por uma força externa. Assim o esforço é maior quando se sobe do que quando se desce de uma corda. Numa contração isotônica de um trabalho concêntrico (subir), os elementos contráteis estiram previamente os elementos elásticos em série que mobilizam o segmento. Em uma contração excêntrica, a gravidade alonga os elementos elásticos que provocam a resistência dos elementos contráteis. Em uma contração isométrica estática, o encurtamento dos elementos contráteis equilibra o alongamento dos elementos elásticos em série (Fig. 22).

Independentemente dos fenômenos mecânicos que acabamos de ver, a tensão dos elementos elásticos em série tem uma função. As contrações das diversas unidades motoras ocorrem de forma anárquica. Umas ativam-se enquanto outras relaxam-se, outras ainda se encontram em diferentes graus de contração. A coordenação dessa anarquia é feita pelos elementos elásticos em série que absorvem as diversas tensões para restituí-las mecanicamente. Esses elementos elásticos têm ainda o papel de amortecer as bruscas variações de tensão e proteger assim as inserções sobre os ossos.

Devemos examinar uma segunda fisiologia elástica, apesar de ela não ter praticamente papel na função dos músculos esqueléticos.

O elemento contrátil é extensível por escorregamento dos filamentos de actina para fora; isto

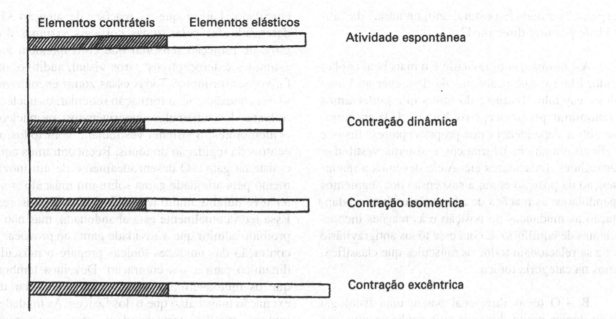

FIGURA 22

ocorrerá mais facilmente quando o músculo encontrar-se em repouso e as pontes de miosina não ativadas. Essa propriedade participa daquilo que a fisiologia denomina viscoelasticidade do músculo. No estado de repouso, o músculo encontra-se sempre numa tensão de 10-20% de seu comprimento. Se o alongarmos a variação de comprimento ocorre em dois tempos: um alongamento instantâneo, depois um alongamento lento, tardio. Trata-se da "fluagem" do músculo. No primeiro tempo, os elementos elásticos em série alongam-se, no segundo, a viscoplasticidade dos elementos contráteis faz com que eles se deixem estirar. Quando o alongamento cessa, um fenômeno inverso se produz, o segundo tempo volta lentamente para permitir o comprimento inicial. Quando se exerce uma tensão brusca sobre o músculo, as coisas "sucedem-se" igualmente. O tensionamento é inicialmente muito grande, depois relaxa desde a entrada em jogo da viscoplasticidade. Trata-se do relaxamento de solicitação do músculo.

Toda essa fisiologia que acabamos de resumir é muito importante. Esclarece o problema das retrações que se encontra no primeiro plano de nossas preocupações terapêuticas. É evidente que essas retrações ocorrem nas duas porções que acabamos de examinar. Com o tecido conjuntivo, vimos o aspecto do elemento elástico. Dissemos que ele se modificava sob influência das solicitações de tensão; é fácil entender que essas modificações repercutem sobre o elemento contrátil. Nos dois casos, este reage encurtando-se. Se o elemento elástico em série é alongado, para ser eficiente o elemento contrátil deve encurtar-se e partir de uma "engrenagem" maior de miofilamentos. Isso limita sua força e suas possibilidades de amplitude. Se o elemento elástico densifica-se e perde suas propriedades elásticas, a reação do elemento contrátil será a mesma. Para responder rapidamente às solicitações de tensão, não podemos mais contar com a elasticidade do tecido conjuntivo, ele se encurta para utilizar sua viscoplasticidade.

O que descrevemos acima nos leva a uma reflexão a respeito da patologia do músculo. Os músculos fásicos da dinâmica de intervenções relativamente curtas e intermitentes têm pouca chance de ser hipersolicitados pela tensão. Por outro lado, essa hipersolicitação é constante para os músculos tônicos da estática. A patologia dos músculos fásicos é a deficiência: fraqueza, atrofia, paresia, paralisia... que conhecemos bem em reeducação. A patologia do músculo é a retração contra a qual lutamos sem cessar em terapia manual.

Tonicidade

Seria inútil repetir aqui o que acabamos de dizer com respeito aos músculos tônicos. Toda a sua fisiologia é inconsciente e escapa a qualquer comando voluntário. No entanto, devemos distinguir várias formas de tônus. Negligenciaremos o tônus de sustentação que corresponde apenas à atividade permanente do sistema vestibular que examinaremos mais adiante. Na função muscular tônica, devemos separar "a atividade postural antigravitária" da "atividade postural direcional".

A – O tônus antigravitário é o mais bem conhecido. Ele é o que acabamos de descrever ao longo deste capítulo. **Trata-se do tônus que poderíamos denominar proprioceptivo.** Na realidade encontra-se sob a dependência dos proprioceptores: fusos e reflexo miotático, labirínticos e sistema vestibular, articulares, musculares etc. A ele devemos a manutenção da posição ereta; a suspensão dos segmentos pendulares; as reações de adaptação estática e adaptação às mudanças de posição e às reações inconscientes de equilíbrio. É com esse tônus antigravitário que se relacionam todos os músculos que classificamos na categoria tônica.

B – O tônus direcional possui uma fisiologia neurológica muito diferente cujo conhecimento está longe de ser satisfatório. Todas as ações de posicionamento direcional que precedem nossos gestos se constroem sobre o conjunto das reações antigravitárias que elas modificam de acordo com a situação criada pela necessidade do movimento. Na realidade, trata-se de uma função tônica global que poderíamos denominar tônus exteroceptivo porque ela se origina de um estímulo exteroceptivo. Antes do gesto específico que demanda esse estímulo, a função tônica passa por três estágios: imobilização atenta, orientação da cabeça depois do corpo, posicionamento dos órgãos sensoriais e segmentos móveis.

Não podemos examinar aqui essa segunda fisiologia tônica particular. Não seríamos capazes de fazê-lo e, além disso, o assunto está longe de ser elucidado. Parece que as reações de atenção são desencadeadas pelas zonas corticais vizinhas dos giros de projeção sensorial que correspondem aos estímulos exteroceptivos: giros visual, auditivo, olfativo, sensorimotor. Todas essas zonas encontram-se em conexão com a formação reticular, os núcleos reflexos dos tubérculos quadrigêmeos, os núcleos oculomotores, o sistema vestibular... com todos os centros da regulação do tônus. Reencontramos aqui o sistema gama. O desencadeamento de um movimento pela atividade gama sobre um músculo *starter* teve durante muito tempo ferrenhos defensores. Essa teoria atualmente está abandonada, mas não é proibido admitir que a atividade gama ao provocar a contração das unidades tônicas prepare o músculo dinâmico para a sua contração. Devemos lembrar que os motoneurônios tônicos têm um limiar de excitação mais baixo que o dos fásicos. As unidades motoras que lhes correspondem entram em contração antes das demais.

CADEIA CÉRVICO-TÓRACO-ABDOMINOPÉLVICA

Com essa cadeia abordamos toda a fisiologia dos métodos modernos de terapia manual. Ela é bem particular.

– No pescoço (Fig. 23), ela começa pela aponeurose profunda ou pré-vertebral, as aponeuroses intra e perifaringianas que se tornam mais abaixo as bainhas vasculares e visceral, a aponeurose média. Todas essas formações se ligam à base do crânio.

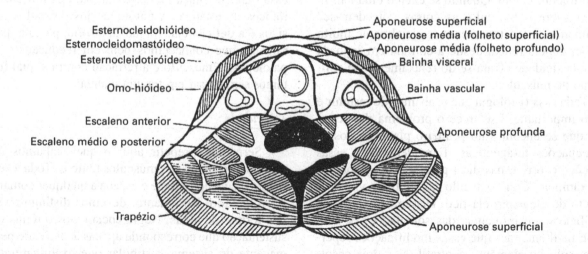

FIGURA 23

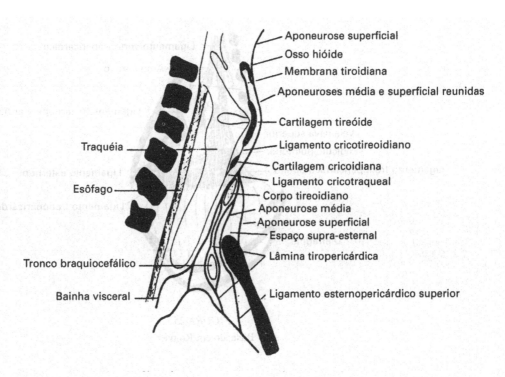

FIGURA 24

Na caixa torácica (Fig. 24), a aponeurose pré-vertebral prolonga-se pelo reforço posterior da fáscia endocárdica. A bainha visceral transforma-se em bainha periesofagiana que se prolonga até o diafragma, recolhendo lateralmente os ligamentos do pulmão. As bainhas vasculares reforçam-se pelas expansões do pericárdio que envolvem os grandes vasos. O folheto profundo da aponeurose média e uma expansão da bainha visceral tornam-se ligamento cérvico-pericárdico. O folheto superficial prolonga-se pelo ligamento esterno pericárdico superior.

– O saco fibroso pericárdico (Fig. 25) sucede à maioria dessas formações fibrosas. Os ligamentos vértebro-pericárdicos solidarizam-se à lâmina fibrosa posterior da fáscia endocárdica. Os ligamentos esterno-pericárdicos superior e inferior originam-se da aponeurose cervical média. Os grandes ligamentos frenopericárdicos realizam a união de toda a cadeia superior com o centro tendíneo.

Esse conjunto fibroso supradiafragmático foi denominado ligamento mediastinal anterior.

Por meio de todo esse conjunto aponeurótico, fascial e ligamentar, o diafragma encontra-se de certa forma suspenso à base do crânio e à coluna cervicodorsal até D4. Devemos lembrar aqui que a aponeurose pré-vertebral, que se torna um espessamento posterior da fáscia endocárdica, encontra-se unida à coluna anterior (grande ligamento vertebral comum anterior) até D4. Mais abaixo, ela se separa da coluna e liga-se às vértebras apenas por finos tratos fibrosos. Da mesma forma, a bainha visceral transforma-se em fáscia periesofagiana e tem a mesma direção. Colada à coluna anterior até D4, separa-se dela em seguida. Sobre o diafragma e solidária a ele, a cadeia fibrosa se prolonga (Fig. 26). Os pilares do diafragma têm uma porção fibrosa volumosa que os fixa à coluna lombar. Suas inserções sobre as vértebras, as do psoas, a da aponeurose posterior do transverso, da fáscia transversalis e dos reforços posteriores: ligamento costolombares, ligamentos de Hewlé e todas as arcadas ligamentares fornecem uma sólida implantação às fáscias ilíacas que descem até os membros inferiores. Nessa região não temos mais apenas uma cadeia fascial anterior, mas duas cadeias laterais que se prolongam até os pés.

Os autores comparam o corpo humano a uma marionete cuja fáscia são os fios que a fazem mover-se. Nada representa melhor essa imagem do que a cadeia cérvico-tóraco-abdominopélvica (Fig. 27). Ela seria a coluna central de suspensão na qual se ligam os quatro membros. Teremos ocasião de rever essa cadeia fundamental do sistema fascial. Ela modifica profundamente a visão da fisiologia mecânica do diafragma e da patologia das deformações estáticas.

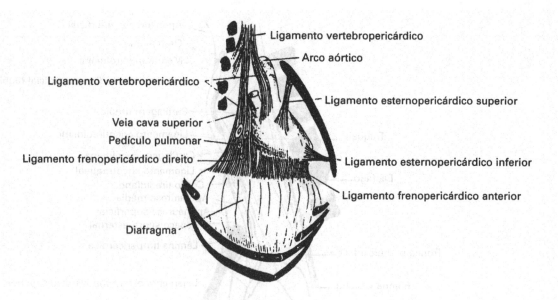

FIGURA 25
Baseado em Rouvière

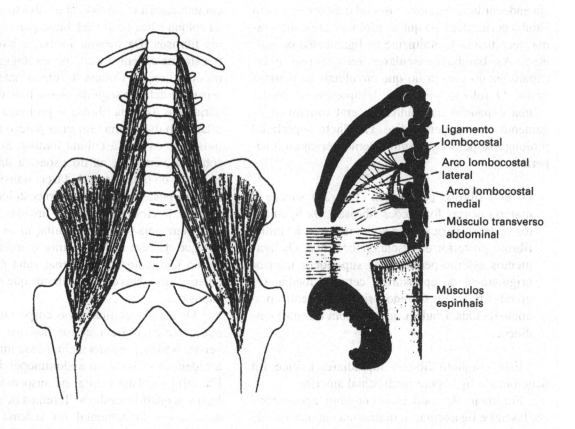

FIGURA 26

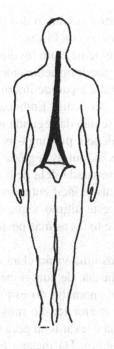

FIGURA 27

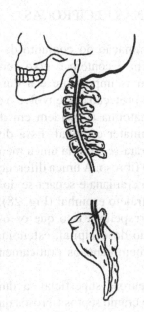

FIGURA 28

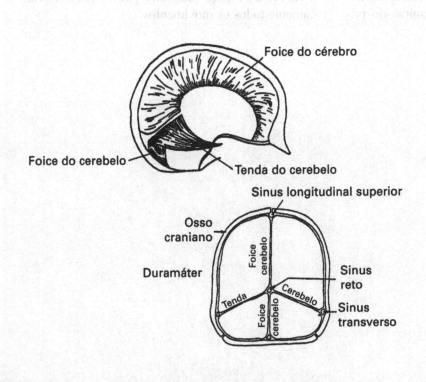

Foice do cérebro
Foice do cerebelo
Tenda do cerebelo
Sinus longitudinal superior
Osso craniano
Foice cerebelo
Duramáter
Tenda
Cerebelo
Sinus reto
Foice cerebelo
Sinus transverso

FIGURA 29

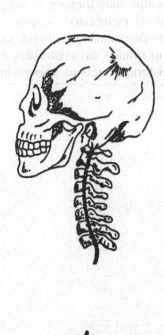

FIGURA 30

AS MEMBRANAS RECÍPROCAS

Esta é a denominação do conjunto das membranas que protegem e contêm o eixo cerebroespinhal. Sua peça mais importante é a duramáter, envelope fibroso de proteção que envolve o conjunto. Os livros de anatomia a dividem em duramáter craniana e duramáter espinhal. Essa divisão é arbitrária e falsa. Trata-se de uma única membrana, um verdadeiro saco fibroso. A única diferença é que ela se adere à caixa craniana e separa-se do periósteo interno no seu trajeto espinhal (Fig. 28). Devemos lembrar com respeito a isso que os ossos do crânio, com exceção do occipital, esfenóide e etimóide, são ossos membranosos praticamente sem periósteo.

Como a aponeurose superficial, a duramáter emite no interior do crânio septos fibrosos que separam as diferentes partes do encéfalo (Fig. 29). Dois são sagitais: a foice do cérebro e a foice do cerebelo. Uma é horizontal: a tenda do cerebelo. Duas outras pequenas membranas: as tendas da hipófise e do bulbo olfativo são secundárias e recobrem esses órgãos. Todas essas membranas implantam-se em pontos precisos da caixa craniana, mas reúnem-se no centro onde formam os sinus retovenoso, daí o nome de membranas recíprocas. Constituídas por tecido fibroso não extensível, são levadas no movimento rítmico das contrações e descontrações dos hemisférios cerebrais (mecanismo respiratório primário). São o centro mecânico dos movimentos do crânio e do movimento da fáscia.

A porção raquidiana é um invólucro fibroso em torno da medula. Superiormente, adere ao contorno do forame occipital e à parede interna das duas primeiras vértebras cervicais. Embaixo, termina em fundo de saco na região da segunda vértebra sacra à qual é aderente, depois prolonga-se pelo *filum terminale*. Em todas as outras regiões ela é independente da coluna, separada dela pelo canal epidural. Aqui, uma vez mais, é fácil entender que, ao reunir occipital e sacro, este último segue todos os movimentos do crânio e todas as más posições do occipital (Fig. 30).

Quando temos uma visão clara com respeito à continuidade da fáscia, de sua globalidade, admitimos que a menor anomalia do esqueleto, a menor lesão articular, a menor tensão muscular, pode repercutir a distância e levar uma peça óssea para fora de sua posição neutra. Da mesma forma, a menor posição inadequada estática pode causar desequilíbrio articular. Toda a razão de ser da terapia manual encontra-se aqui.

Relembramos que nesta fisiologia os esternocleido-occipito-mastóideos cruzam as fibras das suas porções esternais na frente, o que corresponde às necessidades dos dois sistemas cruzados.

Os esternocleido-occipito-mastóideos orientam a cabeça no espaço. Sozinhos podem realizar praticamente todos os movimentos.

LIVRO II

MICROMOVIMENTOS – MACROMOVIMENTOS

LIVRO II

MICROMOVIMENTOS -
MACROMOVIMENTOS

No capítulo sobre a aponeurose superficial, dissemos que nos planos anatômico e fisiológico era necessário considerar nosso sistema locomotor constituído por dois esqueletos. Com a fáscia, acabamos de ver o esqueleto aponeurótico-muscular. Vamos examinar agora o esqueleto ósseo e articular. Como não se pode falar em movimento sem falar em músculo, estudaremos também a musculatura em função da "dualidade muscular". Diferenciaremos a musculatura tônica da musculatura dinâmica. Logicamente trata-se de nossa própria hipótese, porém solidamente estabelecida. Já discorremos sobre as razões em nossa Introdução. Até onde sabemos, tal classificação nunca foi feita.

ESQUELETO ÓSSEO

Nesse trabalho pouco temos a dizer sobre as generalidades do esqueleto ósseo. Os micromovimentos serão objeto de um estudo detalhado. O esqueleto ósseo é objeto de estudos bastante completos em numerosos livros.

A – Os segmentos ósseos deslocam-se em torno de eixos articulares nas três dimensões do espaço. *O plano de deslocamento é sempre perpendicular ao eixo articular.* Quando se analisa um movimento, o conhecimento dos planos de deslocamento determinam os eixos articulares. Em síntese, a escolha dos eixos condiciona os planos dos exercícios. Para falar a mesma linguagem durante o nosso estudo, vamos relembrar esses planos e os movimentos que a eles correspondem.

– O *plano sagital* corresponde a um indivíduo visto de perfil. Nesse plano, os movimentos realizam-se em torno de um eixo frontal. São as flexões e as extensões. Ele permite determinar a direita e a esquerda, avaliar a abdução e a adução, o externo e o interno (Fig. 31 A).

– O *plano frontal* corresponde a um indivíduo visto de frente. Os movimentos realizam-se em torno de um eixo sagital. São as abduções e as aduções. Ele permite determinar o que é anterior e o que é posterior e avaliar a flexão e a extensão (Fig. 31 B).
– O *plano horizontal* corresponde a um indivíduo visto de cima ou de baixo. Os movimentos realizam-se em torno de um eixo vertical. São as rotações. Ele permite situar o superior e o inferior, o cefálico e o caudal (Fig. 31 C).

É evidente que esses planos devem ser interpretados. Ao considerá-los, devemos recolocar a articulação em sua posição neutra, especialmente na região das articulações de múltiplos eixos. Deve-se, também, considerar a posição geral do indivíduo no

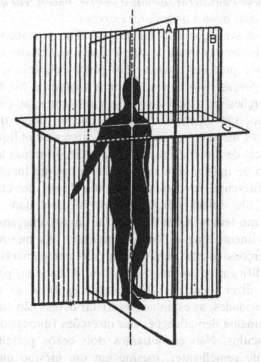

FIGURA 31
Inspirado em Kapandji

espaço. Os planos de base correspondem a um homem na posição em pé. Para lidar com esses eixos e planos precisamos de um certo treino mental.

Os segmentos ósseos são as alavancas dos movimentos, as articulações, os pontos de apoio, os músculos, a potência. Quantas análises falsas são decorrentes da aplicação servil desse princípio da física. Nem a resistência nem a potência são forças constantes. Elas variam em cada fase do movimento.

Relembremos que os ossos são classificados em: longos, nos quais o comprimento predomina; curtos, nos quais a largura e a espessura são mais ou menos comparáveis; planos longos e largos, porém finos. Funcionalmente, os ossos longos são os de movimento, os curtos, de carga, os chatos, de proteção. No entanto, isso é teórico e existem numerosas exceções.

Acabamos de dizer que os ossos servem de alavanca para os deslocamentos segmentares. Isso é aparentemente simples.

Todos os ossos de mesmo tipo não têm a mesma forma. Todas as alavancas não são mecanicamente comparáveis. Alguns, como a maioria dos ossos longos, constituem apenas uma alavanca. Outros apenas uma porção, um eixo, uma saliência, uma apófise que pertence à alavanca de um dado movimento; as outras porções participam de outras alavancas. Muitos ossos longos não são retilíneos. Apresentam curvas, mudam de direção, o que transforma o vetor de sua aplicação. *Em todas as alavancas humanas, não se deve considerar apenas a diáfise, mas a reta que une dois pontos articulares extremos.*

A avaliação da potência é geralmente realizada em razão das inserções musculares localizadas em pontos precisos considerados pontos de aplicação das forças. Isto é simplificar a anatomia. Muitas inserções musculares não são pontiformes; ao contrário, são extensas. Segue-se que as fibras que nessas inserções se inserem, de diferentes obliqüidades, de direções inversas, não têm o mesmo ângulo de tração, nem sempre têm a mesma função. A diferença de comprimento das fibras faz com que não sejam solicitadas nem se contraiam ao mesmo tempo. Com freqüência, umas começam o movimento que as outras finalizam. As mesmas inserções ósseas nem sempre são comparáveis e modificam-se ao longo dos anos. A maioria, para não dizer todas as saliências, as apófises, as tuberosidades, as espinhas, as cristas ósseas são simplesmente densificações das inserções fibrosas dos músculos. Não encontramos dois ossos perfeitamente semelhantes, mesmo em um mesmo indivíduo. As solicitações mecânicas determinam a anatomia óssea. Em praticamente todos os músculos, grande parte das inserções ocorre na face profunda da aponeurose, ou sobre os septos intermusculares. Outras ocorrem por meio de expansões fibrosas distantes da inserção em que termina.

Querer raciocinar sobre a fisiologia do movimento com alavancas é uma utopia. Isto leva a numerosos erros, especialmente no que diz respeito ao equilíbrio da bacia.

Deve-se ter consciência de que um osso vivo é muito diferente do osso morto que temos em mãos para estudar. Uma vez mais é uma noção que esquecemos de transmitir ao aluno. O osso vivo é tecido conjuntivo. É plástico, maleável e deformável, o que faz com que seja sólido. Nem sempre constitui uma alavanca rígida. A maioria dos ossos longos absorve as solicitações de torção que com freqüência, como no úmero e fêmur, levam à formação de goteiras permanentes. Os ossos curtos deformam-se por intermédio das solicitações de peso. Os ossos chatos deformam-se pelas tensões musculares que sofrem durante os esforços da vida diária.

B – Funcionalmente, as articulações classificam-se em:

– Sinartroses ou articulações imóveis, o que na região dos ossos do crânio e na região da sínfese púbica, por exemplo, é muito discutível.
– Anfiartroses ou articulações semimóveis. Na realidade são aquelas limitadas por um ligamento interósseo. São sempre articulações de carga, o ligamento interósseo permite micromovimentos de adaptação das superfícies. Podemos estender essa classificação a todas as articulações de micromovimentos como as articulações sacroilíacas por exemplo.
– Diartroses ou articulações móveis. São as articulações de movimentos. Segundo sua forma, subdividem-se em: enartroses, cujas superfícies articulares côncavas ou convexas são esféricas; condilianas, cujas superfícies articulares côncavas ou convexas são elípticas; trocleanas, cujas superfícies são em forma de polia; trocóides, cujas superfícies côncavas ou convexas são em forma de cilindro; e artróides, cujas superfícies são planas.

A classificação articular que precede é a de Rouvière (1954, 7. ed.). Ela foi estabelecida há várias dezenas de anos. Mostra que os anatomistas antigos já estavam perfeitamente conscientes do que vamos dizer em seguida. Durante este trabalho, teremos as provas da lucidez fisiológica dos primeiros pesquisadores. Sem os meios de investigação dos quais hoje dispomos, haviam percebido os micromovimentos e os haviam analisado. Negados em seguida, a telerradiografia nos fez reencontrá-los. Infelizmente, com ex-ceção dos osteopatas, os fisiologistas modernos nem sempre entenderam a sua função. O melhor exemplo é o das sacroilíacas.

Todas as articulações não são de movimento. Todas as amplitudes articulares não são destinadas ao movimento.

As sinartroses não são articulações imóveis. As peças ósseas são reunidas por elementos elásticos e deformáveis: uma membrana nas articulações cranianas, por exemplo, uma lâmina cartilaginosa na articulação esfeno-basilar, um pacote fibroso na sínfese púbica. A fisiologia é de deformar-se para "suportar" as solicitações opostas que são exercidas sobre esses ligamentos. São articulações de amortecimento.

As anfiartroses são articulações de micromovimentos. Sua fisiologia é permitida a tensão progressiva no sistema ligamentar. Como as sinartroses, elas podem ser destinadas a "absorver" as solicitações opostas, mas seus micromovimentos podem ter como objetivo permitir, por meio de pequenos escorregamentos, a adaptação das superfícies articulares nos apoios. São articulações de proteção articular.

As diartroses são as únicas articulações de movimentos: **de macromovimentos.** No entanto, com exceção das enartroses de superfícies esféricas, todas elas apresentam micromovimentos no sentido da tensão de seu sistema ligamentar. Permitem a adaptação das superfícies, mas também com mais freqüência a modificação dos eixos de movimentos. As rotações de joelho, por exemplo, compensam a não-simetria dos côndilos femorais em relação aos apoios, as rotações axiais da ulna autorizam uma prono-supinação em torno de cada dedo.

Neste trabalho, vamos nos interessar sobretudo pelos micromovimentos. Os macromovimentos, em seu conjunto, são muito conhecidos para que nos detenhamos em estudá-los mais longamente. Esses micromovimentos, de fisiologia tão ignorada, de patologia tão controversa, têm uma capital importância. Permitem a harmonia dos gestos. São indispensáveis para a boa coaptação articular e para a maioria das sinergias. Permitem a fisiologia ligamentar e protegem assim as articulações e os segmentos. Entram na coordenação motora. Muitos dos reflexos miotáticos são solicitados por eles etc.

A frouxidão articular e fisiológica. Os ligamentos não são coaptadores articulares, mas limitadores dos micromovimentos. Toda a osteopatia depende da compreensão desta fisiologia.

Pessoalmente, acreditamos que a fisiologia do ligamento seja mal-entendida pela maioria dos terapeutas e por muitos fisiologistas. Quase todos fazem do ligamento um elemento de fixação articular destinado à manutenção do contato entre as superfícies. É uma forma simplista de ver as coisas. Levou nestes últimos anos a ligamentoplastias muito tensionadas, o que se torna fonte de dor e artroses secundárias. Os ligamentos não são destinados à coaptação articular, que é uma função da tonicidade muscular. A paralisia do ombro, tão freqüente na poliomielite, leva a uma verdadeira luxação da cabeça umeral. Esta afecção paralítica não é um caso único. Ela mostra que o sistema ligamentar não intervém na manutenção articular e a frouxidão é fisiológica. Os ligamentos freiam, é a razão de sua elasticidade, depois limitam os micromovimentos articulares. Trata-se de uma evidência mecânica: uma fixação elástica é sempre mais resistente que uma amarração rígida. Reencontraremos a aplicação deste princípio em todas as nossas articulações.

O TRONCO

Começamos nosso estudo fisiológico pelo tronco. Ele é a coluna central da estática; é também o ponto de partida de todos os nossos gestos. Desde a descoberta do tônus direcional, sabemos que ele parte das cinturas, dos movimentos do tronco. Não se trata de movimentos conduzidos, são movimentos lançados. O passo anterior na marcha não é uma flexão coxofemoral, é um movimento pendular para frente do membro inferior em decorrência da rotação horizontal pélvica. A antepulsão do braço começa por uma rotação do tronco etc.

A noção de globalidade que temos em mente nos faz dizer que não existe movimento segmentar útil isolado. Isto será confirmado com o estudo dos movimentos cruzados, base de partida de todos os nossos gestos. No entanto, em um primeiro tempo, para uma boa compreensão das coisas, devemos examinar cada segmento em detalhe. Dividimos assim este capítulo em duas partes: o estudo da cintura pélvica e o da coluna lombar e dorsal.

A CINTURA PÉLVICA

A fisiologia da cintura pélvica é com certeza a mais mal-entendida. Para muitos, a bacia é uma peça rígida, uma alavanca óssea que participa ao mesmo tempo dos movimentos dos membros inferiores e do tronco. Essa visão de muitos livros clássicos é simplista. A cintura pélvica não é uma peça óssea, é um segmento articulado. É o ponto de encontro dos membros inferiores e do tronco, de uma força ascendente que vem dos apoios no chão, de uma força descendente provocada pela gravidade e movimentos dos segmentos superiores (Fig. 32). A cintura pélvica não é uma entidade anatômica: os ilíacos pertencem aos membros inferiores, o sacro, à coluna.

A – Mecanicamente não é possível separar os movimentos coxofemorais dos movimentos da bacia e coluna lombar. Denominamos esta sinergia

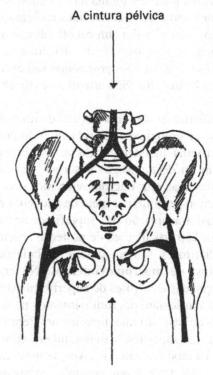

FIGURA 32

funcional "segmento fêmur-tronco", sem saber quem nos sugeriu esta denominação. A flexão coxofemoral é acompanhada de uma retroversão em razão da tensão dos músculos posteriores extensores, que por sua vez acompanha-se de uma extensão lombar (atitude cifótica). A extensão coxofemoral, por meio da tensão dos músculos anteriores flexores, leva a uma anteversão pélvica e a uma flexão lombar (atitude lordótica). Os três movimentos são sinérgicos e indissociáveis. A rigidez lombar (espondilo-artrite-anquilosante) limita os movimentos coxofemorais em uma amplitude situada entre flexão de 20° a 60°. O bloqueio coxofemoral impede praticamente todos os movimentos lombares.

A flexão do membro inferior coloca sob tensão os extensores que levam a cintura pélvica para uma retroversão. A extensão, ao contrário, tensiona os flexores que antevertem a bacia. É a visão mais clássica, mas nos gestos da vida diária os movimentos destes dois membros inferiores raramente são simétricos. Na marcha, ainda mais na corrida ou na subida de uma escada, o membro anterior receptor vai para uma flexão, o posterior realiza uma propulsão em extensão. Cada uma exerce assim sobre o seu ilíaco uma força inversa. Sem cessar, a cada passo, a cada arranque, a cada degrau, a cintura pélvica é submetida a duas torções opostas. Se a bacia fosse uma peça rígida ela não resistiria a todas essas torções inversas repetidas. É a razão de ser dos três ossos que constituem a bacia. É sobretudo a razão de ser das três articulações que os reúnem.

A fisiologia das articulações sacroilíacas é a de "absorver" essas torções opostas por intermédio de seu sistema ligamentar.

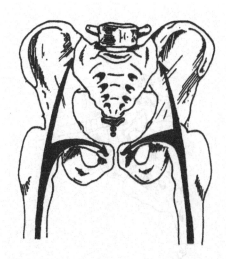

FIGURA 33

Os movimentos de flexão e extensão coxofemorais acarretam, por tensionamento, os micromovimentos de rotações posterior e anterior dos ilíacos em relação ao sacro.

B – Acabamos de ver os movimentos dos membros inferiores nos gestos de deambulação e seus apoios sobre o chão acarretar movimentos nos ilíacos. Essa força ascendente, a resistência do chão, transmite-se para a porção superior do acetábulo (Fig. 33). Nesta região, ela divide-se em duas forças desiguais: a menor dirige-se à articulação sacroilíaca, a maior, ao ramo iliopubiano e encontra, na região da sínfise pubiana, a força ascendente do lado oposto. Quando os apoios no chão são perfeitamente si- métricos, as duas forças anulam-se. Elas praticamente nunca são simétricas e variam uma em relação à outra de acordo com as fases da locomoção.

A fisiologia da sínfise púbica é a de absorver a assimetria das forças ascendentes nos apoios do chão.

C – A cintura pélvica participa de todos os movimentos do tronco. Vamos ver isso detalhadamente mais adiante. A anteflexão ou a póstero-flexão levam-na para frente ou para trás; mais exatamente, o sacro leva os ilíacos para uma ante ou uma retroversão. Na anteflexão, a báscula para a frente dos ilíacos é freada pela tensão dos músculos posteriores extensores, da mesma forma que sua báscula para trás é freada pela tensão dos músculos anteriores flexores numa póstero-flexão. Para cada movimento, o sacro deve vencer essas tensões e a inércia dos segmentos para levar os ílíacos. Isso ocorre por meio do sistema ligamentar sacroilíaco.

Os movimentos de flexão e extensão do sacro entre os dois ilíacos permitem que a inércia destes seja vencida pelo sistema elástico ligamentar.

Os movimentos do tronco e da coluna não se restringem à ântero e à póstero-flexão. Os mais comuns são os movimentos de rotação e lateroflexão. Com o estudo das colunas dorsal e lombar, veremos que as duas amplitudes estão sempre associadas. Com mais freqüência, este é o caso de quase todos os nossos gestos (sistemas cruzados), as rotações são opostas entre a bacia e a coluna.

As torções direita e esquerda do sacro entre os dois ilíacos amortecem as lateroflexões-rotações da coluna.

D – O último sistema amortecedor deve fisiologicamente ser integrado à cintura pélvica. É constituído pelos discos intervertebrais L4-L5, L5-S1 e pelos ligamentos iliolombares. Durante a deambulação, seja ela marcha, corrida ou salto, é a bacia impulsionada pelos membros inferiores que leva o tronco para a frente. A inércia dos segmentos superiores é aqui absorvida pelo sistema ligamentar das duas últimas vértebras lombares. No que diz respeito à estática ou à dinâmica vamos considerar L-4 e sobretudo L-5 como parte do sistema pélvico (Fig. 34).

Essa fisiologia da cintura pélvica, que ilustra perfeitamente o que dissemos sobre micromovimentos, nos leva a várias afirmações fundamentais.

1. *Os movimentos das articulações sacroilíacas são uma evidência*, apesar de terem sido negados durante muito tempo e de ainda o serem por alguns.

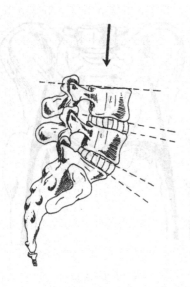

FIGURA 34

2. *As articulações sacroilíacas não são articulações de apoio.* Trata-se de articulações de suspensão ligamentar. Não existe coaptação das superfícies articulares; elas se encontram absolutamente livres. O sacro é suspenso entre os ilíacos por um sistema ligamentar, certamente o mais potente de nossa anatomia. *É ele que recebe a força de gravidade.*

3. Os ilíacos são levados pelos movimentos dos membros inferiores; o sacro, pelos movimentos da coluna: uma força ascendente e uma força descendente. *As articulações sacroilíacas, responsáveis por diferentes funções de acordo com as circunstâncias fisiológicas, são movimentadas não por músculos mas por simples tensões, e não podem ser sede de um movimento único. A nutação e contranutação são uma falsa fisiologia.* Acabamos de ver:

Existem movimentos iliossacros de um ilíaco em relação ao sacro. São movimentos de rotações anterior e posterior do ilíaco.

Existem movimentos sacroilíacos do sacro entre os dois ilíacos. São movimentos de flexão, extensão e torções do sacro.

Vamos examinar essa fisiologia com cuidado.

O ILÍACO

As articulações sacroilíacas são constituídas por duas superfícies em forma de orelha praticamente idênticas de onde o seu nome: *superfícies auriculares.* Elas se encontram frente a frente. A superfície sacra com freqüência apresenta uma garganta em baixo-relevo, à qual se opõe sobre a superfície ilíaca um trilho em alto-relevo. Ao contrário do que poderíamos pensar, essa garganta e esse trilho não são guias articulares. Por um lado eles são inconstantes (40%), por outro, com freqüência, são atípicos, apresentando-se ambos em alto ou baixo-relevos. *As superfícies articulares sacroilíacas são artródias (superfícies planas). Seus escorregamentos são orientados e limitados pela tensão ligamentar.*

As superfícies auriculares têm a forma de uma lua-crescente com a concavidade póstero-superior (Fig. 35). Aí distinguem-se um pequeno ramo quase vertical levemente inclinado para trás: o braço menor, e um ramo quase horizontal levemente inclinado para baixo: o braço maior. De forma evidente, existe um braço menor ilíaco e um braço menor sacro, um braço menor ilíaco e um braço maior sacro. Escorregando um sobre o outro, os dois ossos deslocam-se um em relação ao outro.

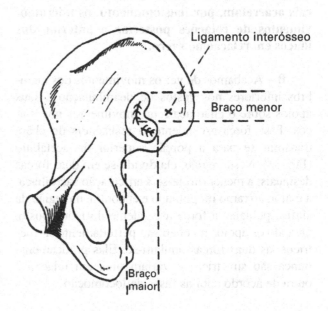

FIGURA 35

É simples entender os movimentos iliossacros. *Trata-se de rotações cujo centro situa-se na região de inserção do ligamento interósseo sobre o ilíaco.* Existem aí duas possibilidades:

– O braço menor ilíaco avança e desce, o braço maior sobe e recua. *O ilíaco girou como um volante em uma rotação anterior.* Tendo em vista que as superfícies auriculares não se encontram perfeitamente em um plano sagital, mas oblíquas para trás e para dentro, o ilíaco gira como uma roda torta: *as asas ilíacas abrem-se na frente e fecham-se atrás.* Além disso, *tudo o que se encontra à frente do ligamento interósseo*: espinha ilíaca ântero-superior, acetábulo, ramo pubiano, *desce; tudo o que se encontra atrás*: espinha ilíaca póstero-anterior, espinha ilíaca póstero-inferior, tuberosidade isquiática, *sobe* (Fig. 36). Como em qualquer volante, tudo o que se situa acima do centro de rotação avança, e tudo o que se situa abaixo recua.

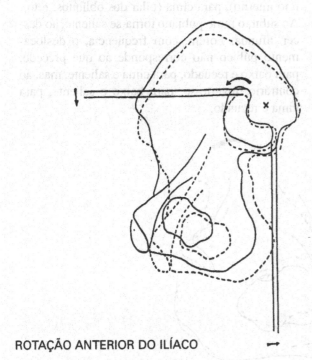

ROTAÇÃO ANTERIOR DO ILÍACO

FIGURA 36

– O braço menor sobe e recua, o braço maior desce e avança. *O ilíaco é levado em uma rotação posterior.* Ele se fecha na frente e se abre atrás. Tudo o que se encontra na frente da articulação sobe, tudo o que se encontra atrás desce (Fig. 37). Tudo o que se encontra acima recua, tudo o que se encontra abaixo avança.

No início deste capítulo falamos sobre nossa admiração pelos antigos anatomistas. Aqui, temos um exemplo de sua lucidez em fisiologia. O centro das rotações do ilíaco é, como acabamos de ver, a inserção do ligamento interósseo. Ele também é denominado "ligamento axil da sacroilíaca" ou "ligamento Vagus". Ele vai da tuberosidade ilíaca até as duas primeiras fossas sacrais posteriores. Rouvière afirma que ele tem esse nome por tratar-se de um eixo. É, portanto, evidente que os anatomistas que o batizaram haviam percebido os movimentos iliossacros, o que os modernos negaram durante muitos anos.

Rotações anteriores e rotações posteriores são movimentos do ilíaco em relação ao sacro. Não se deve confundi-las com as básculas anteriores e posteriores da bacia (ante e retroversão) que levam ao mesmo tempo os dois ilíacos e o sacro em torno das articulações coxofemorais. Em um caso trata-se de micromovimentos, no outro macromovimentos. Um ilíaco pode ser levado para uma rotação anterior em uma bacia em retroversão ou em rotação posterior em uma bacia em anteversão.

A SÍNFISE PÚBICA

A sínfise púbica não é uma articulação propriamente dita. As superfícies elípticas das lâminas quadriláteras pubianas encontram-se muito afastadas uma da outra. Trata-se, sobretudo, de um conjunto fibroso relativamente elástico. Seu ligamento interósseo constituído por fibras entrecruzadas é bastante comparável ao anel fibroso do disco intervertebral e funciona mecanicamente da mesma forma (ver rotação das vértebras lombares). Os movimentos da sínfise são, na realidade, deformações desse conjunto fibroso. Podem assumir duas características diferentes.

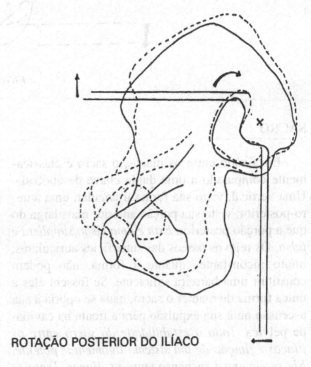

ROTAÇÃO POSTERIOR DO ILÍACO

FIGURA 37

1. Nas rotações do ilíaco, o ramo pubiano e o tubérculo situados à frente são levados pelo conjunto: para baixo em uma rotação anterior, para cima em uma rotação posterior. Como também se encontram na região inferior do centro

55

de rotação, ao descer (RA) eles recuam, ao subir (RP) avançam (Fig. 38).

Quando ocorre uma rotação do ilíaco não ocorre necessariamente uma deformação da sínfise. Já dissemos que o osso vivo é um tecido conjuntivo maleável e pode mudar de forma. Por outro lado, a sínfise não é uma articulação flexível (é uma sínfise). Na maioria das vezes, durante as ínfimas rotações do ilíaco ela não é envolvida. São os ramos iliopubianos e isquiopubianos que se deformam pelo impulso do ilíaco.

2. A sínfise púbica pode deformar-se sem que haja movimento ilíaco. Vimos que ela amortece a simetria dos apoios. Por outro lado, os ramos pubianos suportam grandes tensões musculares praticamente sempre assimétricas, por meio do ligamento anterior do conjunto fibroso: para baixo (adutores, reto interno), para cima (pilar dos oblíquos, reto). Ao subir, o ramo pubiano torna-se saliente, ao descer, afunda. Porém, com freqüência, o deslocamento púbico não corresponde ao que precede: para baixo e recuado, para cima e saliente, mas, ao contrário, inverte-se: para baixo e saliente, para cima e recuado.

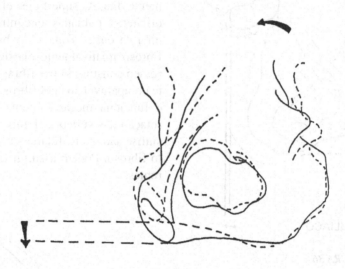

FIGURA 38

SACRO

Encaixado entre os ilíacos, o sacro é classicamente comparado a uma dupla chave de abóbada. Uma vertical, visto sua forma triangular, uma antero-posterior, visto sua porção anterior mais larga do que a porção posterior. *Esta é uma visão simplista e falsa*. Os relevos ósseos das superfícies auriculares, muito inconstantes quanto à forma, não podem constituir uma barreira suficiente. Se fossem eles a única forma de manter o sacro, nada se oporia à sua ascensão ou à sua expulsão para a frente na cavidade pélvica. *Toda a estabilidade do sacro entre os ilíacos é função de um sistema ligamentar potente. Ele se encontra suspenso entre os ilíacos. Trata-se de um sesamóide gigante entre os músculos piriformes* (Fig. 39).

Também é falso dizer que o sacro recebe o peso do corpo e desce como uma cunha entre os dois ilíacos. Essa fisiologia errônea nega todo o movimento das articulações sacroilíacas. Atualmente, ela ainda é a responsável pelo fato de a fisiologia clássica limitar os movimentos desse osso à nutação e à contranutação.

É necessário entender-se bem a fisiologia lombopélvica. Ela é fundamental para a patologia dessa região. *No que diz respeito à gravidade, a primeira vértebra móvel é L3*. Seus dois platôs são estritamente horizontais. Seu corpo, situado no centro do tronco, é o centro de gravidade do homem no espaço. Transmite a gravidade do tronco, da cabeça e dos membros superiores ao maciço estático formado por L4, L5 e sacro. *Este maciço encontra-se suspenso entre os ilíacos em um berço ligamentar potente, um dos mais importantes da anatomia. É ele e apenas ele que o liga à cintura pélvica*. É suficiente observar o desenho desse sistema ligamentar para entender o mecanismo amortecedor (Fig. 40). Os dois ligamentos iliolombares, os ligamentos superficiais, os ligamentos sacroilíaco-dorsais, o ligamento sacrotuberal e o sacroespinhal e os ligamentos sacroilíacos anteriores são orientados para receber as solicitações descendentes da gravidade. Apenas os ligamentos sacrotuberal e sacrociático torcidos sobre

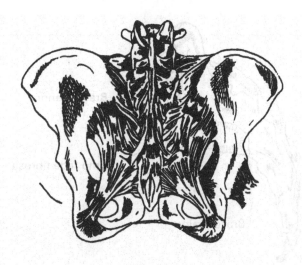

FIGURA 39

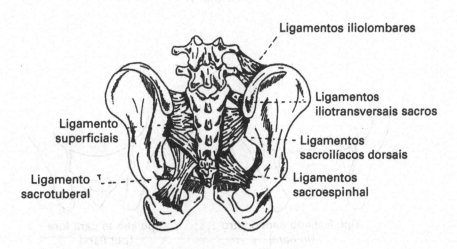

FIGURA 40

si mesmos são destinados a absorver as solicitações de torção.

Visto sob esse ângulo, é fácil entender os movimentos do sacro. Nessa rede de tensões ligamentares, é ele quem equilibra os deslocamentos de L5 e da coluna lombar.

Em um indivíduo em pé, como a superfície auricular ilíaca, a superfície auricular sacra tem a forma geral de uma lua-crescente com a concavidade póstero-superior. Aí distinguimos três porções: uma vertical (95°), *o braço menor sacro;* uma superfície horizontal (185°), *o braço maior sacro;* e uma porção intermediária de junção, *o istmo* (Fig. 41). No sentido anteroposterior, as superfícies superiores (braço menor) e as superfícies inferiores (braço maior) não se situam no mesmo plano. O diedro entre os dois planos pode encontrar-se aberto para fora (*out flare*) ou para dentro (*in flare*) (Fig. 42).

Durante muito tempo, os movimentos do sacro foram negados. Muitos ainda os negam porque estes atrapalham suas abordagens terapêuticas, mas na atualidade tais movimentos são universalmente admitidos pelos fisiologistas. Infelizmente estes os limitam à nutação e à contranutação. Esse é um raciocínio fisiológico ruim. *As articulações sacroilíacas são artródias cujas superfícies podem escorregar em todos os sentidos, limitadas pelas solicitações de tensão.* Não recebendo gravidade alguma, não tendo nenhum músculo motor, seus movimentos aparentes são apenas deslocamentos de uma ou outra peça no espaço, um acompanhando os movimentos do quadril, o outro, os da coluna lombar. É fácil entender que não podem ser os mesmos.

Como dissemos em relação aos ilíacos, não existe uma articulação na região de cada sacroilíaca, mas duas: uma superior dos braços menores, uma inferior dos braços maiores. As superfícies em presença são recobertas por cartilagem e unidas por uma cápsula e uma sinovial própria a cada articulação. Na região do istmo, as superfícies ilíaca e sacra

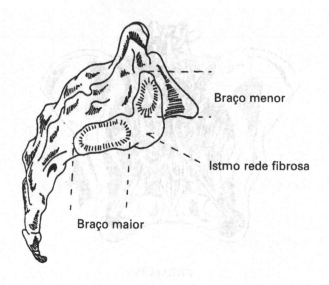

FIGURA 41

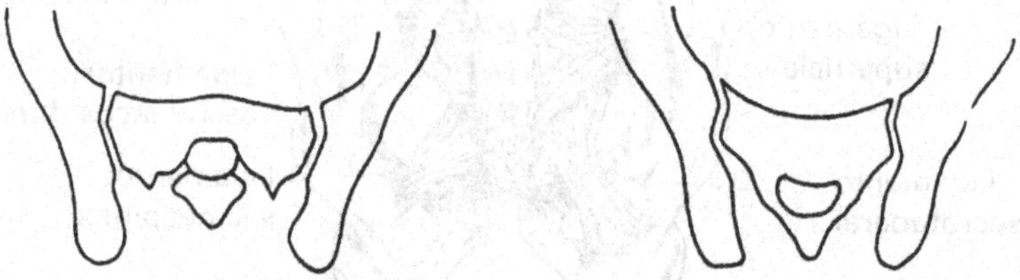

FIGURA 42

são reunidas por uma *rede fibrosa* cujo papel fisiológico é servir de pivô para a passagem das pressões de um braço para o outro. Essa função é confirmada porque existe, por meio desse conjunto fibroso, um caminho filiforme que faz a cavidade articular superior comunicar-se com a cavidade inferior. É evidente que se trata de um sistema hidráulico, destinado à passagem do líquido sinovial de uma cavidade para a outra no momento de mudanças de pressão. Quando a pressão é exercida sobre os braços menores, a sinóvia é empurrada para a cavidade dos braços maiores e vice-versa. A cavidade auricular assim "ressecada" encontra-se imobilizada enquanto a outra permanece muito móvel.

Os macromovimentos

Antes de abordarmos a microfisiologia do sacro, devemos evitar uma confusão freqüente para não dizer inevitável no início. Na fisiologia do sacro devemos distinguir, como já o fizemos para os ilíacos, dois tipos de movimentos. Vamos estudar os micromovimentos. *Estes ocorrem nas articulações sacroilíacas.* No entanto, em conjunto com a cintura pélvica, o sacro participa da anteversão e da retroversão da bacia que ocorrem em torno das articulações coxofemorais. Para esses macromovimentos, os mínimos deslocamentos da sacroilíaca são desprezíveis.

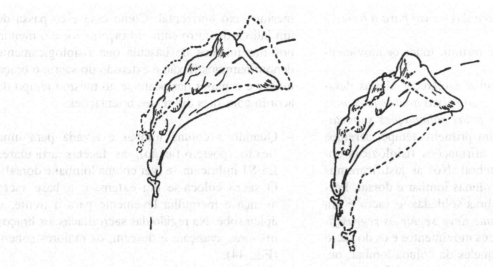

FIGURA 43

Ao abordarmos a estática, em que o equilíbrio pélvico é fundamental, reveremos esses macromovimentos em detalhes. Aqui vamos apenas resumi-los.

Durante os movimentos pélvicos, o sacro, unido aos ilíacos, descreve um arco de círculo no espaço (Fig. 43): para cima e para a frente na anteversão, para baixo e para trás na retroversão. *Fisiologicamente ele se "horizontaliza" na anteversão, e se "verticaliza" na retroversão.*

Não se deve em uma análise fisiológica confundir uns com os outros, pois *não pertencem ao mesmo sistema articular.* Eles são totalmente independentes uns dos outros. Não é raro que, durante a báscula de toda a cintura pélvica para a frente em torno dos quadris, o sacro bascule para trás entre os ilíacos para equilibrar a coluna lombar.

Os micromovimentos

Como este livro não é um romance, mas um livro de trabalho, gostaríamos de repetir algo muito importante. Em relação ao sacro, o ilíaco gira como um volante em torno de um centro teórico situado na região do ligamento axil. *Neste mecanismo, consideramos o sacro uma peça fixa.* A força ativa é uma força ascendente. Os movimentos do sacro entre os ilíacos são diferentes. *Não se deve, como a maioria dos livros de fisiologia o faz, vê-los como movimentos inversos àqueles dos ilíacos.* Aqui, a força é descendente. São os ilíacos que consideraremos como peças fixas.

Numa posição neutra o sacro não está em contato com os ilíacos. Está suspenso. *Ele "flutua" entre os ilíacos como uma peça de madeira na água.*

Essa imagem de flutuação do sacro, que é uma velha imagem da osteopatia, permite entender os movimentos sacros. Assim como um corpo tem no ar um centro de gravidade, no líquido ele tem um "centro de flutuação" que condiciona seu equilíbrio nesse elemento. Ele é, por exemplo, fundamental para a estabilidade de um barco. Em um navio, quando a região anterior afunda, a região posterior sai da água; quando o lado direito desce, o esquerdo sobe, isso em torno do centro de flutuação. Todos os eixos desses movimentos passam pelo centro de flutuação. Em seu berço ligamentar, o sacro tem as mesmas reações que um barco. De acordo com as forças que são exercidas sobre ele, ele roda e inclina entre os ilíacos.

O centro de flutuação do sacro está situado na região da segunda vértebra sacra. Entre os ilíacos, todos os seus movimentos são movimentos de báscula em torno de um eixo que passa pela segunda vértebra sacra. Cada deslocamento segmentar de um lado desse eixo é equilibrado por um deslocamento inverso para o lado oposto.

Veremos que, nas flexões e extensões da coluna lombar (L5), os movimentos do sacro ocorrem em torno de um eixo transversal. *Quando a base sacra avança e desce, o ápice vai para trás e para cima. Quando inversamente, a base sacra vai para trás e para cima, o ápice vai para a frente e para baixo.*

Veremos que, nas lateroflexões-rotações da coluna lombar, o sacro se move em torno de dois eixos oblíquos. *Quando a hemibase direita vai para a frente e para baixo, o ápice esquerdo vai para trás e para cima. Quando a hemibase esquerda vai para trás e para cima, o ápice direito vai para a frente e para baixo.*

Aqui acabamos de resumir todos os movimentos do sacro.

No entanto, devemos esclarecer alguns detalhes sobre os eixos. *Não são eixos anatômicos, mas eixos fictícios criados pelas solicitações suportadas pelo sacro.* Em um primeiro tempo, seremos obrigados a algumas afirmações fisiológicas sobre o movimento vertebral. Nós as justificaremos no capítulo sobre as colunas lombar e dorsal. Formado por cinco vértebras soldadas, o sacro é um segmento da coluna, *que deve seguir as regras fisiológicas desta*. Os seus movimentos e os do sacro são indissociáveis daqueles da coluna lombar, ou, mais exatamente, dos movimentos de L5. L5 é uma vértebra de transição e as duas peças constituem uma dobradiça: *a "dobradiça lombosacra"*. Todos os movimentos de L5 levam o sacro para um movimento correspondente: as flexões para extensões, as extensões para flexões, as lateroflexões-rotações para as torções em torno dos dois eixos oblíquos. Antecipando-nos sobre o próximo capítulo neste estudo dos micromovimentos do sacro, não poderemos ignorar os movimentos de L5.

O eixo transversal

Os movimentos mais simples são, na região do sacro, os de báscula sagital que acompanham os movimentos de flexão (póstero-flexão) e de extensão (anteflexão) da coluna lombar. Eles ocorrem em torno de um eixo frontal que passa pelo corpo da segunda vértebra sacra, chegando de um lado e de outro aos istmos que se encontram assim sobre o mesmo eixo horizontal. Como esse eixo passa de um lado e de outro entre o braço maior e o menor, nos movimentos de báscula que fisiologicamente denominaremos flexão e extensão do sacro, o braço menor e o maior deslocam-se ao mesmo tempo de acordo com suas diferentes orientações.

– Quando a coluna lombar é levada para uma flexão (póstero-flexão), as facetas articulares L5-S1 imbricam-se (ver coluna lombar e dorsal). O sacro coloca-se em extensão: a base sacra avança e mergulha levemente para a frente, o ápice sobe. Na região das sacroilíacas, os braços menores avançam e descem, os maiores sobem (Fig. 44).

– Quando a coluna lombar é levada para uma extensão (anteflexão), as facetas L5-S1 desabitam-se. O sacro coloca-se em flexão: a base sacra recua e sobe levemente (Fig. 45), o ápice avança. Na região das sacroilíacas, os braços menores recuam e sobem, os maiores descem.

O eixo oblíquo

Para a flexão e extensão as coisas eram simples de se entender. Na anteflexão e póstero-flexão raquidianas todas as curvas invertem-se. Não ocorre o mesmo na lateroflexão e rotação. Veremos que as vértebras associam sempre os dois movimentos, seja a lateroflexão (*S =side bending*) e rotação (R) para o mesmo lado, ou para lados opostos. Adaptando-se a L5, o sacro não pode, entre os ilíacos, realizar nem lateroflexão nem rotação. Pode ter um compromisso com ambas: uma torção sobre o eixo oblíquo.

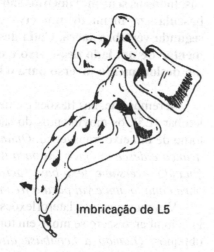
Imbricação de L5

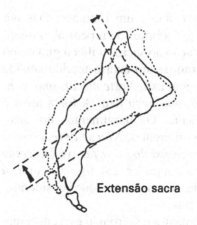
Extensão sacra

FIGURA 44

Examinemos essa fisiologia.

Observemos o sacro entre os dois ilíacos (Fig. 46). Quando a linha de gravidade é deslocada para um dos lados, ele tende a descer desse lado. Os ilíacos não se afastam, isso é impossível. No entanto, como está desequilibrado, o sacro vai se "prender" entre os ilíacos (Fig. 46). O ápice do braço menor sacral apóia-se contra o braço menor ilíaco do lado do desequilíbrio. Esse apoio empurra a sinóvia para baixo, para dentro da cavidade dos braços maiores. Do lado oposto, o ápice do braço maior apóia-se contra o braço maior ilíaco, a sinóvia é empurrada para cima, para dentro da cavidade dos braços menores. Dois pontos fixos são assim criados: o ápice do braço menor do lado da gravidade, o ápice do braço maior do lado oposto (Fig. 46). *Dois pontos fixos formam um eixo, aqui um eixo oblíquo pas-*

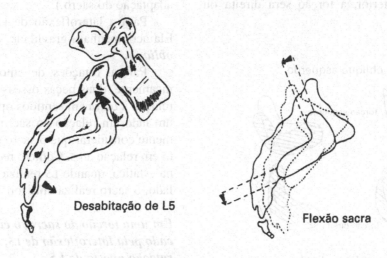

FIGURA 45

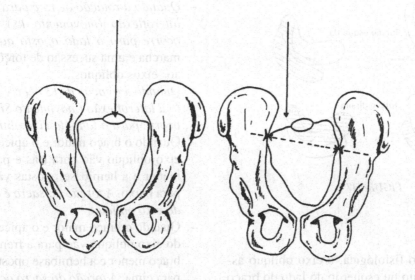

FIGURA 46

sando pelo corpo da segunda vértebra sacral, um eixo duplamente oblíquo. O ápice do braço menor é mais alto que o do maior, e é oblíquo no plano vertical. Da mesma forma o ápice do braço menor é mais anterior que o do braço maior, e é oblíquo então no plano horizontal.

Do lado da gravidade, o apoio dos braços menores empurrou a sinóvia para baixo. Assim, apenas o braço maior será móvel, e apenas o ápice sacral correspondente se deslocará para a frente ou para trás. Do outro lado, a sinóvia foi empurrada para cima pelo apoio dos braços maiores; apenas o

61

braço menor será móvel; apenas a hemibase sacral correspondente poderá deslocar-se para a frente ou para trás. Os movimentos de báscula do sacro ocorrerão em torno desse eixo oblíquo, a hemibase móvel vai para a frente e para baixo enquanto o ápice oposto para trás e para cima ou, inversamente, a hemibase móvel irá para trás e para cima enquanto o ápice oposto irá para a frente e para baixo. *Esses micromovimentos do sacro assumem em fisiologia o nome de torções.* De acordo com o lado para o qual girará sua face anterior, a torção será direita ou esquerda (Fig. 47).

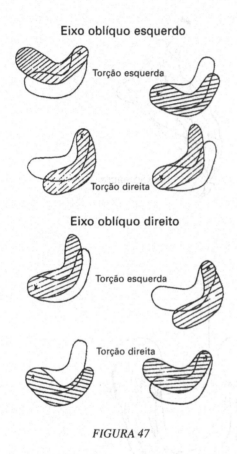

FIGURA 47

Por convenção fisiológica, o eixo oblíquo assume o nome direito ou esquerdo do lado do braço do lado menor que o originou, *isto é, do lado do deslocamento da linha de força da gravidade.* O sacro, de acordo com as necessidades da locomoção, pode mover-se em torno de seus dois eixos oblíquos: um eixo oblíquo esquerdo entre o braço menor esquerdo e o braço maior direito, um eixo oblíquo direito entre o braço menor direito e o braço maior esquerdo, de acordo com o fato de a linha de força da gravidade ter sido deslocada para a esquerda ou para a direita. Por exemplo, a cada passo o peso do corpo deve ser transposto sobre o pé anterior; a marcha é uma sucessão de eixos oblíquos esquerdo e direito. Da mesma forma, em torno de cada eixo oblíquo duas torções serão possíveis: uma torção direita ou uma esquerda, *uma torção do lado do eixo oblíquo ou uma torção do lado oposto ao eixo oblíquo.*

Como ocorrem mecanicamente essas torções? (Aqui uma vez mais devem-se considerar ao mesmo tempo os movimentos de L5 e os movimentos de adaptação do sacro.)

Para a lateroflexão de L5, a coisa é simples. Ela acompanha a gravidade, *é ela que cria o eixo oblíquo.*

Para as rotações, devemos lembrar que, mecanicamente, duas peças ósseas se deslocam uma em relação à outra em sentidos opostos. Se L5 gira para um lado em relação ao sacro, podemos mecanicamente considerar que o sacro gira para o lado oposto em relação a L5. Como o reequilíbro é imperativo na estática, quando L5 realiza uma rotação para um lado, o sacro realiza uma torção para o outro.

Em uma torção do sacro, o eixo oblíquo foi provocado pela lateroflexão de L5, o lado da torção pela rotação oposta de L5.

- *Quando a rotação de L5 é para o mesmo lado da lateroflexão (movimento RS), a torção sacra ocorre para o lado oposto ao eixo oblíquo.* A marcha é uma sucessão de torções sacras opostas aos eixos oblíquos.
- *Quando a rotação de L5 ocorre para o lado oposto à lateroflexão (movimento SR), a torção sacra ocorre para o lado do eixo oblíquo.*
- Quando o braço maior e o ápice sacro do lado do eixo oblíquo vão para trás e para cima, o braço menor e a hemibase opostas vão para a frente e para baixo. *A torção do sacro é então para o lado do eixo oblíquo.*
- Quando o braço maior e o ápice do sacro do lado do eixo oblíquo vão para a frente e para baixo, o braço menor e a hemibase opostas vão para trás e para cima. *A torção do sacro ocorre então para o lado oposto ao eixo oblíquo.*

Recapitulemos os movimentos do sacro.

1. Uma flexão de L5 leva a uma extensão do sacro (as curvas invertem-se nas dobradiças). As facetas articulares de L5 (ver um pouco mais adiante o movimento vertebral) imbricam-se (flexão de L5), a base sacra vai para a frente e para baixo, o ápice para trás e para cima (extensão sacra).

2. Uma extensão de L5 leva a uma flexão do sacro. As facetas articulares de L5 desabitam-se (extensão de L5), a base sacra vai para trás e para cima, o ápice para a frente e para baixo (flexão sacra).

3. Um movimento em RS de L5, de lateroflexão e rotação para o mesmo lado, leva a uma torção sacra oposta à rotação de L5, portanto, oposta à lateroflexão e ao eixo oblíquo.

4. Um movimento em SR de L5, de lateroflexão e rotação opostas, leva a uma torção sacra para o lado oposto à rotação, isto é, para o lado da lateroflexão e do eixo oblíquo.

A posição sagital da bacia e particularmente a do sacro pode modificar muito o mecanismo de compensação do sacro nos movimentos em SR. Existe aí uma possibilidade de erro no diagnóstico das lesões osteopáticas fisiológicas dessa região.

Na região lombossacra, a fisiologia reconhece duas medidas: o ângulo lombossacro e o ângulo sacro.

O ângulo lombossacro, aberto para trás, é formado pelo eixo longitudinal de L5 e pelo eixo longitudinal do sacro. Ele se fecha na anteversão quando o sacro se horizontaliza e abre-se quando se verticaliza em uma retroversão (Fig. 48).

O ângulo sacro é da maior importância. Ele é formado pela inclinação sobre a horizontal do platô superior do sacro. De acordo com vários autores, gira em torno de 30/35°. É o mais fácil de ser visualizado nas radiografias de perfil **tomadas em posição em pé.** Varia de acordo com a posição sagital da bacia, abre-se quando o sacro se horizontaliza e fecha-se quando se verticaliza (Fig. 48).

Dissemos que L4, L5 e o sacro formavam um bloco estático, pouco articulado, que recebia o peso dos segmentos superiores. Essa fisiologia é possível por causa dos ligamentos potentes que reúnem L4 e L5 aos ilíacos.

- O ligamento iliolombar superior vai da apófise transversa de L4 para baixo, para fora e para trás inserir-se sobre a crista ilíaca.
- O ligamento iliolombar inferior é aquele que condiciona toda a fisiologia da dobradiça lombossacra L5-S1. É formado por dois feixes: o *iliotransverso inferior*, que vai da transversa de L5 à crista ilíaca à frente do ligamento precedente; o *sacroiliotransverso*, que vai da transversa de L5 até a porção anterior da articulação sacroilíaca (Fig. 49).

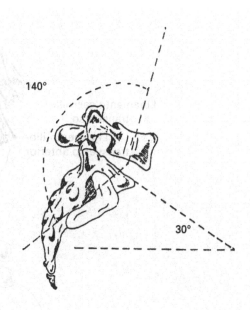

FIGURA 48
Inspirado em Kapandji

Olhando o desenho sagital desse sistema ligamentar (Fig. 49), entendemos que a horizontalização do sacro e a lordose lombar tensionam os ligamentos iliolombares, particularmente o ligamento sacroiliotransverso, mais anterior. Podemos dizer teoricamente que: *quando o ângulo sacro é maior que 35°, os ligamentos iliolombares estão tensionados*.

Vamos levar essa teoria até o movimento SR. O sacro coloca-se normalmente em extensão para o lado oposto ao eixo oblíquo, a hemibase avança e mergulha para a frente. Nesse movimento para a frente, ela tensiona inevitavelmente o feixe sacroiliotransverso. Se o sacro é horizontal, esse feixe já estirado não se deixa mais tensionar. De duas possibilidades uma ocorrerá:

- essa tensão suplementar será exercida sobre a transversa de L5 e com isso faz essa vértebra girar para o lado oposto, invertendo o movimento normal fisiológico. Apesar de um movimento SR inicial, a torção sacra e a rotação de L5 ocorrerão para o mesmo lado, isto é, o do eixo oblíquo. Esse movimento será então um falso RS. É o caso mais classicamente encontrado nas lesões osteopáticas;
- ou a rotação de L5 será mais forte e a torção do sacro será impossível.

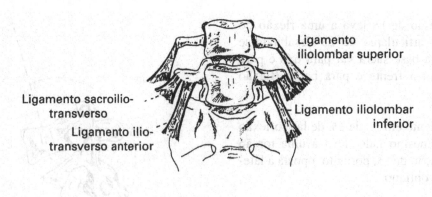
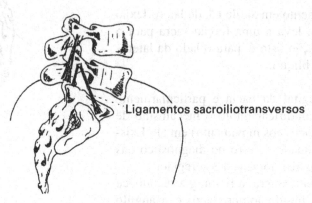

FIGURA 49

COLUNA LOMBAR E DORSAL

Ao contrário do que pensam muitos e ao contrário do que dizem alguns livros de fisiologia elementar, a coluna não é uma entidade fisiológica. Ela é constituída por quatro segmentos, de quatro curvas, tendo cada uma delas fisiologia e funções particulares, e devemos estudar segmento por segmento. Com a cintura pélvica, acabamos de ver o sacro. Em um próximo capítulo, veremos a região cervical.

As curvas

A coluna é o eixo do tronco. No plano sagital, ela não é retilínea. Apresenta quatro curvas: cervical, dorsal, lombar e sacra. Duas dessas curvas conservaram sua forma embrionária de enrolamento para a frente e são ditas primárias. As curvas dorsal e sacra são ambas côncavas para a frente. No nascimento, a passagem da cabeça pela bacia menor cria a primeira curva secundária: a curva cervical. Esta é convexa para a frente e permite a visão horizontal e a fonação. Mais tarde, após o período de quadrupedia, o bebê se verticaliza e faz aparecer a segunda curva secundária: a curva lombar também convexa para a frente (Fig. 50).

As curvas primárias são as mais sólidas mas as menos móveis. A curva dorsal é reforçada e limitada pelas costelas. A curva sacra é formada por um único osso. *Os corpos vertebrais são cuneiformes para a frente. São eles que criam a concavidade anterior.*

As curvas secundárias são flexíveis mas frágeis. *Elas são os discos que, cuneiformes para trás, formam a convexidade anterior.* Trata-se de uma noção da qual se deve lembrar quando da interpretação das radiografias, em especial na região do disco L5-S1. As curvas cervical e lombar são as únicas a terem músculos anteriores que se inserem sobre seus corpos vertebrais: os longos do pescoço e o psoas. Isso tem uma influência sobre a estática dessas regiões. Esses músculos permitem a adaptação dessas curvas de compensação.

A união dessas curvas é mais nítida no plano anatômico do que no plano estático. A inversão do convexo para o côncavo nunca é perfeitamente delimitada. Ela é também nítida no que diz respeito ao movimento, o que é importante tanto na reeducação quanto na ginástica, como veremos mais adiante. Esses pontos de união, "as dobradiças fisiológicas", apresentam uma vértebra de transição. As apófises articulares superiores de S1 são do tipo cervical; as

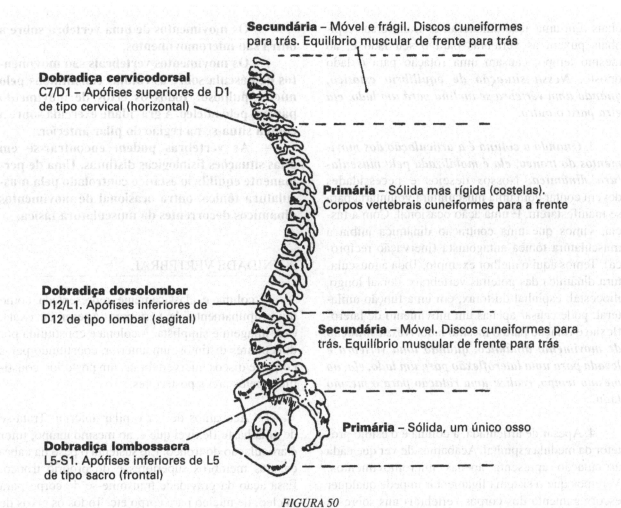

FIGURA 50

inferiores de T12, do tipo lombar e as inferiores de L5, do tipo sacro.

AS NECESSIDADES FISIOLÓGICAS

Anatomicamente, as vértebras lombares e dorsais são levemente diferentes, mas têm uma fisiologia em comum: a fisiologia do tronco à qual pertencem. *Essa fisiologia constitui um paradoxo mecânico.*

A coluna do tronco, constituída pelos segmentos lombar e dorsal, tem três funções aparentemente opostas, o que parece mecanicamente impossível. Ela é:

- o tutor do tronco que permite ao homem a posição ereta permanente. *Assim, deve ser rígida*;
- o sistema articular dos movimentos do tronco. *Dessa forma, deve ser flexível e móvel*;
- o canal protetor desse órgão vital e frágil que é a medula espinhal. *Portanto, seus movimentos só po-dem ser mínimos e nunca angulares.*

Toda a fisiologia vertebral encontra-se nessa frase

1. A coluna é um conjunto multiarticulado. É constituída por 26 peças que se movem umas sobre as outras, cada uma apresentando apenas pequenas amplitudes de movimento. *Possuem apenas micromovimentos.* Se em uma anteflexão do tronco impedirmos a anteversão pélvica, ela atingirá apenas 30/35º. Esses 35º divididos por dezessete articulações dá uma média de 2º por vértebra. *A soma dos micromovimentos é o que possibilita a amplitude raquidiana.*

2. *Quando a coluna é o tutor do tronco, este é controlado pela musculatura tônica.* Vimos que essa musculatura é antes de tudo uma musculatura reflexa. Por meio dela, o menor desequilíbrio é imediatamente corrigido ou controlado pelos aumentos de tensão (contrações tônicas). *O tônus postural é um estado permanente.* A musculatura tônica das colunas lombar e dorsal é essencialmente constituída pela sucessão dos músculos transversos espi-

nhais. Em uma ação unilateral, os transversos espinhais puxam as vértebras para o seu lado e, ao mesmo tempo, causam uma rotação para o lado oposto. *Nessa situação de equilíbrio estático, quando uma vértebra se inclina para um lado, ela gira para o outro.*

3. *Quando a coluna é a articulação dos movimentos do tronco, ela é mobilizada pela musculatura dinâmica.* Nossos desejos e necessidades devem contar com uma musculatura voluntária para se manifestarem. É uma ação ocasional. Com a fáscia, vimos que uma contração dinâmica inibia a musculatura tônica antagonista (inervação recíproca). Temos aqui o melhor exemplo. Toda a musculatura dinâmica das goteiras vertebrais: dorsal longo, iliocostal, espinhal do tórax, em uma função unilateral, pode causar apenas um movimento de lateroflexão e rotação para o mesmo lado. *Nessa situação de movimento dinâmico, quando uma vértebra é levada para uma lateroflexão para um lado, ela, ao mesmo tempo, realiza uma rotação para o mesmo lado.*

4. Apesar de articulada, a coluna é o estojo protetor da medula espinhal. Acabamos de ver que cada articulação apresenta apenas micromovimentos. Veremos que o sistema ligamentar impede qualquer escorregamento dos corpos vertebrais uns sobre os outros. A principal razão para isso tudo é a forma dos movimentos vertebrais, que faz da coluna um tubo elástico homogêneo.

Ao contrário do que podemos ler em muitos livros de fisiologia, a mecânica do movimento de uma vértebra sobre a vértebra inferior não é uma alavanca do primeiro grau. *Todos os movimentos de uma vértebra são movimentos de báscula sobre essa bola sólida, que é o núcleo pulposo.* As verdadeiras articulações das vértebras entre si são essencialmente constituídas por essas articulações em rótula. Veremos que as articulações posteriores são apenas guias e freios do movimento. Nessas "básculas": para a frente na anteversão, para trás na póstero-flexão, lateralmente na lateroflexão, os forames espinhais que formam o canal medular posicionam-se obliquamente uns em relação aos outros, porém conservam perfeitamente seus alinhamentos uns sobre os outros. *Esses micromovimentos de báscula fazem com que o movimento vertebral seja em forma de curvas que se abrem ou se fecham.*

Essa fisiologia de conjunto da coluna do tronco nos leva a algumas noções que predominam na fisiologia vertebral, e desenvolveremos em seguida.

– **Os movimentos de uma vértebra sobre a outra são micromovimentos.**
– **Os movimentos vertebrais são movimentos de báscula sobre as rótulas constituídas pelo núcleo pulposo. Todos os eixos de movimento passam pelo núcleo. A gravidade exercida sobre a coluna situa-se na região do pilar anterior.**
– **As vértebras podem encontrar-se em duas situações fisiológicas distintas. Uma de permanente equilíbrio estático controlado pela musculatura tônica, outra ocasional de movimentos dinâmicos decorrentes da musculatura fásica.**

A UNIDADE VERTEBRAL

A coluna é classicamente representada como um empilhamento de vértebras. Apesar de exata, essa imagem é simplista. A coluna é constituída por dois pilares distintos: um anterior, constituído pelos corpos e discos intervertebrais, um posterior, constituído pelos arcos posteriores.

1. Acabamos de ver o pilar anterior. Trata-se de uma haste flexível que é, ao mesmo tempo, tutor e articulação do tronco. Ele sustenta o peso da cabeça, dos membros superiores e do próprio tronco. Essa ação da gravidade transmite-se de corpo para núcleo, de núcleo para corpo etc. Todos os eixos de movimento de uma vértebra passam pelo seu núcleo inferior, que age como uma rótula articular (Fig. 51). *Para proteção do canal medular, os corpos vertebrais não têm nenhuma possibilidade de escorregamento uns sobre os outros.* Esse imperativo de proteção é possível graças ao sistema ligamentar anterior.

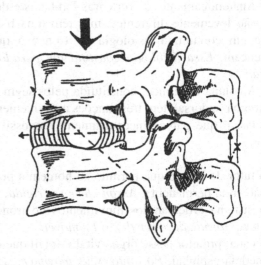

FIGURA 51

Na fisiologia da coluna, o sistema ligamentar é tão importante quanto o esqueleto ósseo. São os ligamentos que asseguram a solidez e a homogeneidade do conjunto. O alinhamento dos corpos vertebrais é garantido pelo sistema ligamentar do pilar anterior. Nessa região, encontramos os ligamentos menos elásticos de nossa anatomia.

A unidade do pilar anterior é garantida pelos ligamentos que vão da apófise basilar do occipital ao sacro: *os ligamentos vertebrais comuns anterior e posterior.* Estes são elementos pouco elásticos, mas que, aderindo às curvas, se prestam às modificações das curvas da coluna. A ligação vértebra por vértebra é realizada pela porção ligamentar do disco intervertebral: *o annulus fibrosus.* Esse anel é constituído por fibras pouco elásticas, mas a disposição destas em camadas cruzadas lhe confere uma certa plasticidade quando das solicitações em torção. Nesses movimentos, a obliqüidade das fibras aumenta à medida que a altura do disco diminui (Fig. 52).

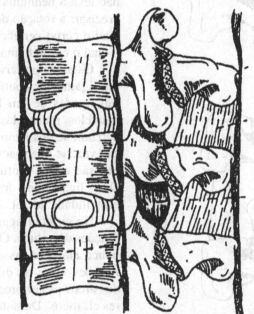

FIGURA 52

2. Na posição ostostática normal, as articulações interapofisárias posteriores encontram-se livres de qualquer ação da gravidade. Esta é inteiramente suportada pelo pilar anterior. Trata-se, uma vez mais, de uma noção capital que vamos encontrar ao longo de toda a fisiologia da coluna. O pilar posterior é o elemento de controle da flexibilidade do pilar anterior. Trata-se do guia do sentido dos movimentos, limita as amplitudes e restabelece o equilíbrio.

Na maioria dos livros, os movimentos de duas vértebras sobrepostas são descritos como segmentos de alavanca do primeiro grau. O ponto de apoio encontrar-se-ia nas articulações interapofisárias. Quando as espinhosas se aproximam, os platôs se afastam; quando elas se afastam, os platôs apertariam o disco aproximando-se. **Isto é absolutamente falso.** Nas condições de equilíbrio das vértebras umas sobre as outras, os núcleos são rótulas e os movimentos são movimentos de básculas, cujas razões já examinamos. Cada vértebra superior pode "bascular" em todos os sentidos, como se se encontrasse sobre uma bolinha de gude, limitada e dirigida pelos escorregamentos das facetas articulares posteriores. Como não recebem nenhuma ação da gravidade, não podem ser pontos de apoio. Quando as espinhosas se afastam, apenas as porções anteriores dos platôs se aproximam; as porções posteriores afastam-se da mesma forma que as apófises espinhosas, enquanto as articulares superiores escorregam para cima. Quando as espinhosas se aproximam, os movimentos se invertem (Fig. 53). De forma alguma nesses movimentos o disco é completamente comprimido. De qualquer forma, os deslocamentos do núcleo tornariam isso impossível.

Cada articulação interapofisária deve ser considerada uma unidade mecânica. Se nos movimentos anteroposteriores, direito e esquerdo trabalham paralelamente, o fato de serem anatomicamente independentes permite movimentos dissociados nas lateroflexões e rotações.

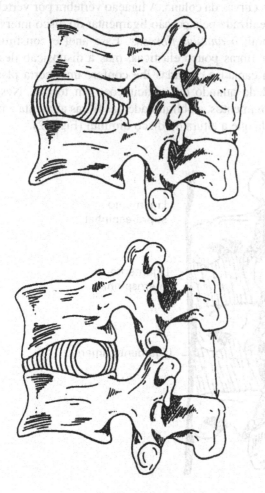

FIGURA 53

A orientação das facetas das apófises articulares é diferente em cada segmento vertebral. *Horizontal na região cervical, torna-se vertical frontal na região dorsal e vertical sagital na região lombar, tornando-se novamente frontal na região sacra.* É fácil deduzir que as amplitudes dos movimentos vertebrais são diferentes em cada segmento, visto que há em cada segmento variação na disposição das facetas.

Antes de falarmos da fisiologia das articulações interapofisárias, devemos nos colocar de acordo a respeito dos termos a serem empregados. Na ginástica, a anteflexão do tronco é sua flexão, a póstero-flexão é a extensão. *Uma flexão aproxima as extremidades de um segmento, uma extensão as distancia.* A coluna não é fisiologicamente um segmento, mas acabamos de lembrar que se trata de quatro segmentos independentes no que diz respeito à sua mobilidade. A inclinação para a frente não é uma flexão. Ela é constituída por uma extensão cervical, uma flexão dorsal, uma extensão lombar, uma flexão sacra. A inclinação para trás é inversa: flexão cervical, extensão dorsal, flexão lombar e extensão sacra. Não podemos falar em flexão ou em extensão para o conjunto da coluna, visto que, com algumas exceções patológicas, as curvas fisiológicas nunca desaparecem completamente. Para evitar confusões, no que diz respeito a esses movimentos globais, denominaremos o movimento para a frente de *anteflexão*, o movimento para trás de *póstero-flexão*, o movimento lateral de *lateroflexão*. O termo rotação não leva a nenhuma confusão, no entanto devemos precisar: a rotação de uma vértebra é o lado para o qual o corpo vertebral girou; é também o lado para o qual o corpo humano girou.

Os arcos posteriores são reunidos por um sistema ligamentar contínuo. As lâminas, por sua vez, são ligadas de um lado e outro pelos ligamentos amarelos, muito elásticos, que se unem atrás e solidarizam-se aos ligamentos interespinhosos que, por sua vez, se unem aos ligamentos supra-espinhosos, que são a face profunda da aponeurose superficial. Dois ligamentos intertransversários asseguram a estabilidade lateral.

No sistema ligamentar, reencontramos as duas funções da coluna. Os ligamentos do pilar posterior, pouco elásticos, asseguram a solidez e mantêm as relações entre as diferentes peças. Os ligamentos dos arcos posteriores funcionam como amortecedores elásticos. Durante a abertura das espinhosas e o afastamento dos arcos posteriores, tensionam-se e limitam essa abertura. Durante o fechamento, é a tensão dos ligamentos superiores e inferiores que assegura o controle. Os ligamentos do pilar anterior são os menos elásticos da anatomia e os do pilar posterior, os mais elásticos da anatomia.

AS ARTICULAÇÕES INTERAPOFISÁRIAS

Aquilo que a fisiologia denomina "segmento vertebral" não é apenas uma vértebra. *Trata-se de uma semivértebra superior móvel, um sistema articular central, uma semivértebra inferior fixa. É também um segmento sensitivo e motor.*

O conjunto articular médio possui duas porções. Na região do pilar anterior, uma articulação rotuliana permite à vértebra superior "bascular" de acordo com a direção da força que sobre ela se exerce. *Trata-se de uma articulação de movimentos anárquicos.* Na região do pilar posterior, as articulações interapofisárias cujas superfícies são inteiramente livres de qualquer ação da gravidade disciplinam essa anarquia. Anatomicamente, para entendermos melhor, podemos considerar que as facetas inferiores da vértebra superior recobrem as facetas superiores da vértebra inferior. Para simplificar, considerando apenas a articulação, diremos facetas superiores móveis, facetas inferiores fixas.

Nos movimentos de báscula da vértebra superior, em um primeiro tempo, as facetas articulares "bocejam". Elas se afastam embaixo na anteflexão, em cima na póstero-flexão, lateralmente na rotação (Fig. 54). Se o movimento continuar, elas entram em contato em cima na anteflexão, embaixo na póstero-flexão ou lateralmente, depois escorregam uma sobre a outra: para cima em desabitação, para baixo em imbricação, lateralmente no sentido da rotação (Fig. 54). Desabitação e imbricação são termos da fisiologia osteopática que vamos utilizar de agora em diante. Essas facetas são, assim, guias que conduzem o movimento no sentido fisiológico de acordo com sua orientação. A tensão ligamentar freia e limita o movimento de forma progressiva.

Como já vimos ao discutir a fisiologia, as vértebras podem encontrar-se em duas situações diferentes.

1. Num equilíbrio estático a vértebra repousa sobre o núcleo. Pode desequilibrar-se em todos os sentidos, e esses desequilíbrios são corrigidos ou controlados pela tensão tônica. As facetas articulares não têm aqui nenhuma utilidade. A fisiologia osteopática chama essa situação de *easy-flexion* (movimento fácil).

Nessa situação, o núcleo é o centro de todos os movimentos, tanto no plano sagital (flexão-extensão) quanto no plano frontal (lateroflexão), ou no plano horizontal (rotação). As apófises articulares não desempenham nenhum papel. No entanto, não se trata de uma posição fixa. Antes de chegar a um contato das superfícies articulares, as facetas têm a possibilidade de oscilar uma sobre a outra numa

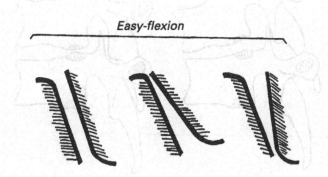

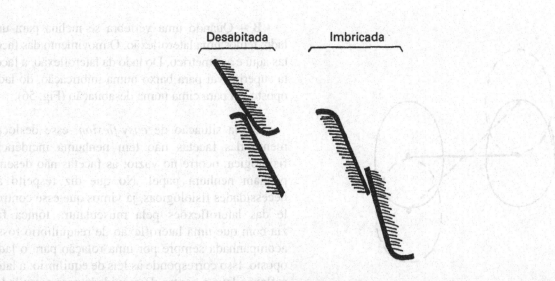

FIGURA 54

amplitude bastante razoável. *A easy-flexion comporta uma amplitude de movimentos, na qual as apófises articulares são absolutamente livres, portanto, inúteis.*

Todos os movimentos de equilíbrio tônico da coluna entram no quadro da *easy-flexion*.

2. Nos maiores movimentos, aqueles da dinâmica, as facetas entram em contato em cima, em baixo ou lateralmente, depois escorregam umas sobre as outras para orientar o movimento. Durante a anteflexão: extensão cervical, flexão dorsal, extensão lombar, as facetas superiores escorregam para cima. É o que a fisiologia denomina **desabitação**. Na póstero-flexão: flexão cervical, extensão dorsal, flexão lombar, elas escorregam para baixo. Trata-se da **imbricação** (Fig. 54). Escorregam lateralmente na **rotação**.

O MOVIMENTO VERTEBRAL

É fácil entender a forma dos movimentos vertebrais.

A – Quando o movimento da vértebra participa do fechamento de uma curva, trata-se de flexão.

Quando participa de sua abertura, trata-se de extensão.

– Na anteflexão, todas as facetas escorregam para cima em desabitação. A extensão cervical, a flexão dorsal e a extensão lombar são movimentos de desabitações vertebrais (Fig. 55)

– Na póstero-flexão todas as facetas escorregam para baixo em imbricação. A flexão cervical, a extensão dorsal e a flexão lombar são movimentos de imbricações vertebrais (Fig. 55).

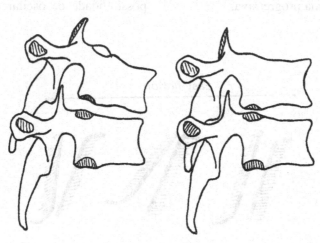

FIGURA 55

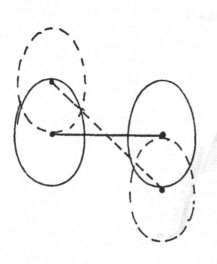

FIGURA 56

B – Quando uma vértebra se inclina para um lado, temos uma lateroflexão. O movimento das facetas aqui é assimétrico. Do lado da lateroflexão, a faceta superior vai para baixo numa imbricação, do lado oposto vai para cima numa desabitação (Fig. 56).

1. Na situação de *easy-flexion*, esse deslocamento das facetas não tem nenhuma incidência fisiológica, ocorre no vazio; as facetas não desempenham nenhum papel. No que diz respeito às necessidades fisiológicas, já vimos que esse controle das lateroflexões pela musculatura tônica fazia com que uma lateroflexão de reequilíbrio fosse acompanhada sempre por uma rotação para o lado oposto. Isso corresponde às leis de equilíbrio: a lateroflexão leva o centro de gravidade para o seu lado; a rotação o traz novamente para o centro.

2. Nos grandes movimentos dinâmicos, a situação é outra. Além disso não ocorre o mesmo no segmento lombar e dorsal. Deixemos de lado a coluna cervical cuja fisiologia é particular.

Na região lombar, a orientação sagital das facetas faz com que o movimento principal desta região seja a lateroflexão. Veremos que aí a rotação é quase nula. Com exceção de L5, cujas facetas inferiores são de tipo sacral (orientação frontal), uma vértebra lombar tem apenas 0,5° de rotação possível. *Fisiologicamente, podemos considerar que, na prática, uma vértebra lombar tem apenas movimentos de lateroflexão puros.*

Na região dorsal, a imbricação das facetas é rapidamente limitada pelo encontro dos elementos ósseos: as espinhosas, mas especialmente as pontas das apófises articulares superiores com as bases das apófises transversas inferiores. Para evitar esses encontros e permitir uma imbricação suficiente do lado da lateroflexão, a vértebra deve fazer uma pequena rotação para o lado dessa lateroflexão, rotação que permite um leve cruzamento das espinhosas e, sobretudo, permite a passagem da apófise articular entre a transversa e a espinhosa inferior. Esse movimento de lateroflexão-rotação para o mesmo lado foi descrito pelos anatomistas muito antes da descrição de Fryette. Podemos encontrá-lo na 1ª edição de Rouvière.

C – As rotações da coluna do tronco ocorrem graças a um escorregamento lateral das facetas. Trata-se de um segundo parâmetro de escorregamento que completa o parâmetro vertical. Isso faz com que, sempre em conjunto, as lateroflexões e rotações sejam amplitudes independentes. *O movimento de rotação não é limitado pelo encontro dos elementos ósseos, mas pela torção do anel fibroso dos discos intervertebrais.* Suas fibras cruzadas nos dois sentidos deitam-se durante as rotações de um corpo vertebral sobre o outro. *Essa fisiologia do disco faz com que a rotação lombar seja impossível.*

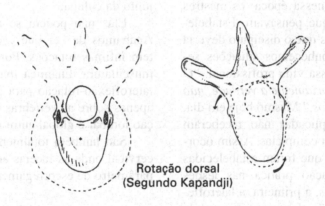

Rotação dorsal
(Segundo Kapandji)

FIGURA 57

Na região dorsal, as articulações interapofisárias inscrevem-se em uma concavidade anterior (Fig. 57). Assim, o centro da rotação situa-se à frente, aproximadamente no centro do platô vertebral e do núcleo. Os corpos vertebrais giram dessa forma uns sobre os outros, tanto quanto o anel fibroso permitir. *Toda a rotação do tronco é praticamente localizada entre D6-D7 e D11-D11 (relembremos que D12 é de tipo lombar embaixo e não tem praticamente rotação sobre L1).* Apenas a caixa torácica e as costelas esternais limitam consideravelmente a rotação entre D1 e D6.

Na região lombar a disposição geral das facetas é inversa. As articulações interapofisárias inscrevem-se em uma concavidade posterior (Fig. 58). O centro de rotação situa-se assim atrás, na região da espinhosa. O escorregamento lateral das facetas leva o corpo vertebral para um escorregamento lateral que o anel fibroso e o sistema ligamentar do pilar anterior impedem. *A rotação lombar é uma rotação segmentar global entre D11 e L5. Como L5 sobre o sacro tem apenas cerca de 4° ou 5° de rotação, a rotação lombar leva em geral a uma rotação horizontal pélvica.* Voltaremos ao assunto ao abordarmos a fisiologia estática. Essa ausência de rotação lombar explica por que os esportes que necessitam de violenta rotação do tronco, como tênis e golfe, são tão traumatizantes para o sistema ligamentar lombar.

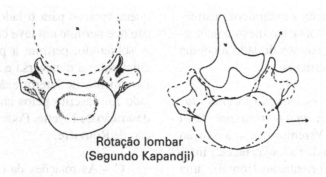

Rotação lombar
(Segundo Kapandji)

FIGURA 58

As leis de Fryette

É impossível que aqui não abordemos as Leis de Fryette. Todos os dados fisiológicos que acabamos de examinar o haviam levado a enunciar as leis que levam o seu nome. São antes de mais nada osteopáticas e destinadas à pesquisa das lesões. Devemos ser cuidadosos quando as transpusermos para a fisiologia do movimento. Devemos recolocá-las devidamente no contexto que guiou seu enunciado. Fryette era um mestre e, nessa época, os mestres raramente explicavam o que pensavam. Estabeleciam princípios, regras, leis que o discípulo deveria aplicar religiosamente. Conhecemos situações semelhantes no início de nossa vida profissional. "*O que o mestre diz é obrigatoriamente a verdade, não existe lugar para raciocínios.*" Mesmo hoje em dia, certas leis servilmente aplicadas não receberam explicações satisfatórias ou completas. Assim ocorreu com as leis de Fryette que foram estabelecidas para permitir uma aplicação prática nas lesões osteopáticas. Em uma delas, a primeira, a lateroflexão deve preceder a rotação. Isso permitia a sigla (F). SR (S = *side bending*). Na segunda, a rotação precedia a lateroflexão de onde a sigla (E). RSF (*flexion easy*) e (posição extrema) representava a situação de partida da vértebra. Um aluno sabia assim automaticamente o lado da lateroflexão e o da rotação. Isso explica o termo "primeiro" em ambas as leis: primeiro S (primeira lei), primeiro R (segunda lei), o que não corresponde exatamente a uma realidade fisiológica.

Primeira Lei – *Quando uma vértebra se encontra em* easy-flexion, *para girar para um lado, ela é obrigada a realizar* **primeiro** *uma lateroflexão para o lado oposto.*

Essa primeira lei era o teorema do que examinamos para a situação de equilíbrio estático. É a lei da função estática (Fig. 59).

Segunda Lei – *Quando uma vértebra se encontra em estado de movimento forçado, para realizar uma lateroflexão para um lado, ela é obrigada a realizar* **primeiro** *uma rotação para o mesmo lado.*

Aqui temos uma lei de movimento; trata-se da lei de função dinâmica (Fig. 60).

O erro de Fryette ou de seus sucessores, erro que piedosamente muitos osteopatas perpetuam, é o de haver pensado que essas leis se aplicavam ao conjunto da coluna.

Elas não podem se aplicar à região lombar. Acabamos de ver que cada vértebra nessa região tem ínfimas rotações. Por outro lado, a tensão da musculatura dinâmica que dissemos realizar uma lateroflexão-rotação para o mesmo lado é exercida apenas sobre as vértebras dorsais e o tórax. A rotação lombar é global entre D12 e L5.

São também totalmente impossíveis na região cervical onde as facetas articulares têm apenas um parâmetro de escorregamento.

A DINÂMICA VERTEBRAL

Tendo consagrado a última parte deste livro à fisiologia estática, vamos estudar aqui apenas a função dinâmica. O estudo fisiológico dos movimentos das vértebras que acabamos de fazer é forçosamente muito analítico. Ele pode levar a uma confusão na compreensão dos movimentos do tronco. Examinamos apenas o movimento de uma vértebra sobre a vértebra inferior: flexão, extensão, lateroflexão-rotação. Visto dessa forma, o movimento vertebral é o de um robô mecânico. Devemos recolocar essa fisiologia em seu contexto. Todos os nossos gestos são realizados por movimentos harmoniosos, de formas e amplitudes variáveis. Nos movimentos do tronco, as vértebras não se movimentam ao mesmo tempo. O movimento vertebral é, como já dissemos, a soma dos micromovimentos de cada vértebra. Isso

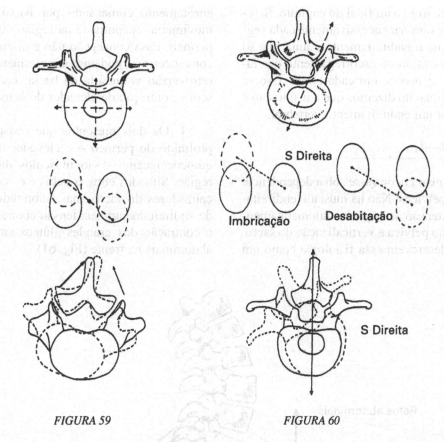

FIGURA 59   FIGURA 60

se desenvolve sucessivamente, cada microamplitude somando-se à microamplitude precedente.

1. Na anteflexão, todas as vértebras vão para uma desabitação umas após as outras num sentido descendente. A anteflexão do tronco começa em D1 – deixamos aqui de lado a coluna cervical totalmente independente –, cada vértebra leva à desabitação da vértebra de baixo. De acordo com as necessidades do gesto, o movimento cessa em um determinado nível descendente.

2. Na póstero-flexão, que é mecanicamente o movimento inverso, o retorno da anteflexão, todas as vértebras vão para uma imbricação umas após as outras num sentido ascendente. O movimento começa em L5, cada vértebra leva à imbricação da vértebra de cima. De acordo com as necessidades do gesto, o movimento cessa em um nível qualquer subindo.

3. Os movimentos dinâmicos de lateroflexão acompanham-se por uma rotação para o mesmo lado, os movimentos de rotação acompanham-se por uma lateroflexão para o mesmo lado. Os dois parâmetros desses movimentos conjuntos nunca são iguais:

• a lateroflexão começa embaixo e sobe; e
• a rotação começa em cima e desce.

Dissemos que todos os músculos do tronco eram lateroflexores e rotadores para o mesmo lado; cada um desses músculos tem uma função vital e uma secundária. Os músculos das goteiras vertebrais são antes de mais nada lateroflexores em sua função unilateral. O parâmetro de rotação é pequeno. O quadrado lombar é também lateroflexor da coluna lombar e do tórax, o parâmetro rotação é ínfimo. Os oblíquos, ao contrário, são antes de mais nada rotadores do tronco; o parâmetro de lateroflexão é exercido praticamente pelo sistema cruzado anterior. Na vida cotidiana, as necessidades funcionais não solicitam os mesmos músculos. Já vimos que a lateroflexão do tronco é lombar, e a rotação, torácica. Uma começa embaixo onde a rotação é praticamente nula, a outra em cima onde a lateroflexão é mínima. Apenas essa diversidade dos segmentos permite a harmonia dos gestos. Ela faz com que, apesar do movimento vertebral, o tronco possa inclinar-se para um lado e girar para o outro.

Neste capítulo consagrado à coluna lombar e dorsal, vamos abordar apenas o movimento puramente raquidiano: *o endireitamento*. Estudaremos os movimentos do tronco no final do capítulo. Seremos obrigados a examinar sucessivamente cada segmento. É claro que o endireitamento é uma função global na qual o sentido do escorregamento das facetas articulares se inverte em cada curva. Isso se torna importante quando dizemos que a inspiração é acompanhada por um endireitamento vertebral.

Endireitamento lombar

A coluna lombar encontra-se sob a dependência dos movimento pélvicos. Não há músculo endireitador lombar. A extensão acompanha automaticamente uma retroversão pélvica e verticalização do sacro. Piret e Béziers descrevem essa fisiologia como um enrolamento começando por baixo, o *starter* do movimento encontra-se na região dos músculos do períneo. Essa concepção não é discutível. Para nos convencermos, podemos simplesmente realizar uma retroversão voluntária da bacia. Isso é impossível sem a contração do elevador do ânus.

1. Os dois músculos que constituem o plano profundo do períneo – o elevador do ânus e o isquiococcigeano – são músculos dinâmicos dessa região. Situados entre o púbis e o cóccix, são verticalizadores do sacro, mas, sobretudo nessa função de endireitamento, sua tensão contrátil desencadeia a contração dos grandes glúteos atrás e dos retos abdominais na frente (Fig. 61).

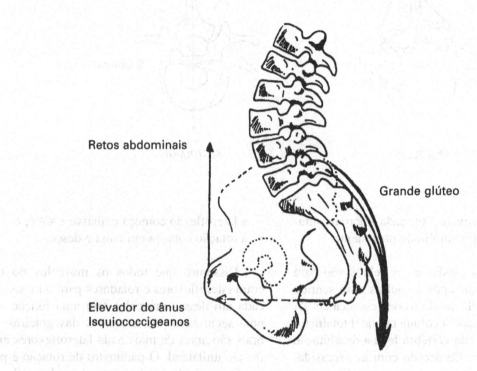

FIGURA 61

- O *elevador do ânus é descrito em duas porções*. Uma porção externa dita esfincteriana fixa-se na face posterior do púbis, na aponeurose obturatriz, na espinha isquiática, no bordo lateral do cóccix e sobre o ligamento anococcigeano. Dessa forma ele fecha a cavidade pélvica. A porção interna dita elevadora vai desde a face posterior do púbis até a parede anterior e lateral do reto.
- O *isquiococcigeano* fixa-se atrás, na face interna da espinha isquiática, no bordo lateral e na face anterior das cinco últimas vértebras sacras e das três primeiras vértebras coccigeanas. Na frente une-se ao bordo posterior do elevador, equilibrando a porção elevadora deste.

2. O músculo principal da retroversão pélvica e do endireitamento lombar é evidentemente o grande glúteo. Voltaremos a vê-lo em detalhes com o quadril. Aqui, interessam-nos apenas as fibras que realizam a extensão coxofemoral. São as mais verticais: aquelas que partem do quarto posterior da crista ilíaca e da região externa da fossa ilíaca atrás da linha semicircular, indo inserir-se na linha áspera do fêmur.

3. Os retos abdominais puxam o púbis para cima. Em pé, necessitam do ponto de apoio possibilitado pelo endireitamento dorsal e pelo bloqueio da caixa torácica em inspiração. É difícil e não-fisioló-

gico endireitar-se completamente e expirar ao mesmo tempo.

Endireitamento dorsal

Mecanicamente, o endireitamento dorsal é simples. A curva abre-se sob a ação dos seus músculos extensores: os espinhais do tórax.

O espinhal do tórax é um músculo de fisiologia especial.

– Ele é composto por um corpo muscular relativamente compacto situado atrás de D10. Divide-se embaixo em quatro feixes musculotendíneos que se inserem sobre os ápices das espinhosas das duas primeiras vértebras lombares e das duas últimas dorsais. Divide-se também em cima em feixes que vão implantar-se sobre as espinhosas das nove ou dez primeiras dorsais (Fig. 62).

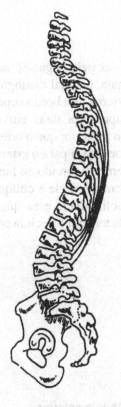

FIGURA 62

Sua contração, cujo epicentro situa-se na região de D10, abre a cifose dorsal puxando por cima e por baixo, imbricando as articulações intervertebrais.

O TÓRAX

A caixa torácica encontra-se anatomicamente ligada à coluna dorsal. Entretanto, sua fisiologia é completamente independente. *Sua principal função é a ventilação pulmonar.* Trata-se da peça mecânica mais importante do sistema respiratório; os alvéolos pulmonares são apenas as "bexigas" membranosas elásticas. Como um "fole", eles se expandem e murcham com a abertura e o fechamento da cavidade torácica. *A boa ou a má respiração depende da mobilidade das costelas.*

AS COSTELAS

Sabemos que existem doze pares de costelas. Eles correspondem e tomam o mesmo número das doze vértebras dorsais. Os sete primeiros pares unem-se diretamente ao esterno: são as costelas ditas verdadeiras. Os três pares seguintes unem-se ao esterno por uma cartilagem comum: são as costelas ditas falsas. Os dois últimos pares são as costelas ditas flutuantes (Fig. 63).

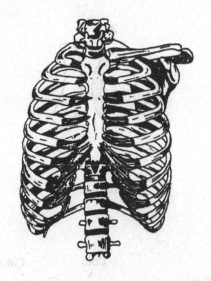

FIGURA 63

A costela articula-se com a vértebra por sua extremidade posterior denominada cabeça. *Esta é a articulação costovertebral.* Essa cabeça, em forma de cabeça de serpente, apresenta duas facetas articulares que formam um ângulo aberto para fora. A faceta superior olha para cima e para dentro, a inferior, para baixo e para dentro (Fig. 64).

Essa disposição faz com que a cabeça costal se introduza como uma cunha entre as duas vértebras com as quais se articula. Um ligamento interósseo

75

separa as articulações superior e inferior. Ele se insere sobre o disco correspondente e *serve de eixo para os movimentos da costela*. Essa anatomia permite ao conjunto movimentos em todos os sentidos: de cima para baixo, de frente para trás, de torção sobre o eixo.

O colo de cerca de 2,5 cm separa a cabeça do corpo da costela. Trata-se de uma lâmina achatada situada na frente da apófise transversa. Na região de sua junção com o corpo da costela, em sua face posterior, encontra-se a tuberosidade. Esta se articula com a extremidade da apófise transversa correspondente que apresenta uma faceta articular em sua porção súpero-anterior. Esta é a articulação costotransversa, que permite movimentos de rolamento da costela sobre a superfície transversa, mas também escorregamentos de baixo para cima e de cima para baixo (Fig. 65). Não há encaixe ósseo. A coaptação das superfícies é realizada apenas graças aos ligamentos.

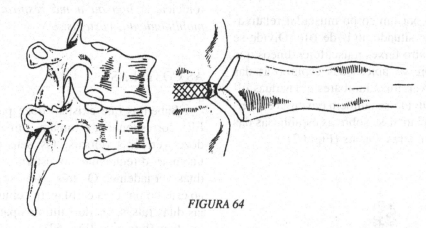

FIGURA 64

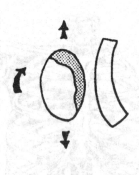

FIGURA 65

O corpo da costela segue-se ao colo. É uma lâmina fina e chata, na qual distinguimos uma face interna e uma externa, um bordo superior e um inferior. O corpo apresenta duas curvas: a primeira forma um ângulo posterior que o orienta para a frente, e a segunda orienta-o para o esterno. O conjunto da costela é levemente torcido ao longo de seu eixo longitudinal. Além disso ele é oblíquo para baixo e para a frente, obliqüidade essa que aumenta progressivamente da terceira à décima costela (Fig. 66).

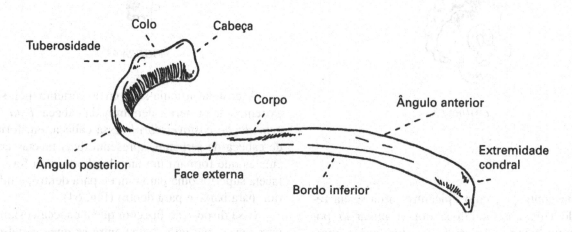

FIGURA 66

A extremidade anterior reúne-se ao esterno por uma cartilagem, diferenciada para os seis primeiros pares, comum para os quatro pares seguintes. Descrevem-se assim duas articulações anteriores: uma contro-costal, outra contro-esternal. Essas duas articulações são bastante particulares e de articulação têm apenas o nome. Na região contro-esternal, a cartilagem apresenta-se como uma cunha que se encaixa em um ângulo esternal correspondente (Fig. 67). A articulação contro-costal é um pouco diferente. A extremidade condral tem a forma de um cone e encaixa-se em um cone inverso formado pela extremidade da costela (Fig. 67). Essas duas articulações não têm quase nenhum movimento. *Elas não têm, sobretudo, torção, o que faz com que durante uma inspiração, as cartilagens se torçam e ajam como barras de torção, torção essa que é restituída numa expiração.* Esse é o mecanismo da expiração passiva.

Como acabamos de ver, os movimentos ativos localizam-se na região das articulações posteriores. Sob a ação do impulso para cima dos músculos diafragmáticos, as duas articulações deslocam-se ao mesmo tempo e funcionam como uma dobradiça de porta. São perceptíveis dois movimentos associados.

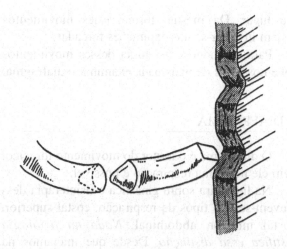

FIGURA 67
(Segundo Kapandji)

1. Um movimento denominado "em braço de bomba" pelos osteopatas, no qual a extremidade anterior da costela se eleva (Fig. 68).

– Na região da articulação costovertebral, a cabeça realiza uma torção para trás tendo como centro o ligamento interósseo.
– Na região da articulação costotransversária, a tuberosidade costal rola sobre a transversa.

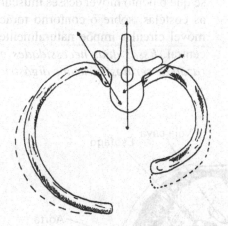

FIGURA 68

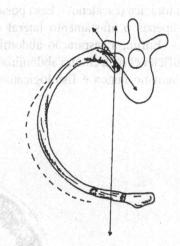

FIGURA 69

2. Um movimento denominado "em alça de balde", no qual a costela se eleva lateralmente na região do ápice da curva (Fig. 69).

– Na região da articulação costovertebral, a cabeça, fixada na frente pelo ligamento interósseo, sobe entre as duas vértebras.
– Na região da articulação costotransversária, a faceta articular da tuberosidade costal escorrega para cima sobre a faceta da apófise transversa.

Como dissemos, os dois movimentos são associados, mas não são idênticos. Veremos que o movimento em braço de bomba é maior nas costelas superiores e torna-se menor nas costelas inferiores. Quando o diafragma relaxa, as costelas retomam o seu lugar. Da mesma forma, estes movimentos podem inverter-se nas expirações forçadas.

Para entender a fisiologia desses movimentos devemos antes de mais nada examinar o diafragma.

O DIAFRAGMA

O diafragma é o motor do movimento torácico. Sem ele nenhuma respiração é possível.

Na literatura sobre ginástica e fisioterapia descrevem-se três tipos de respiração: costal superior, costal inferior, abdominal. *Nada na fisiologia justifica essa distinção.* Desde que iniciamos na profissão nos rebelamos contra essa concepção, e sobretudo, contra a ginástica dita abdominal que ela originou. Aqui existe uma falta de bom senso e um desconhecimento da fisiologia que, infelizmente, se perpetuam. Esses três tipos respiratórios foram descritos mediante observações. *Todos os três são tipos de patologia.* Uma respiração costal superior é sinal de um bloqueio torácico que torna impossível o movimento lateral. Apenas a porção anterior do diafragma pode elevar o esterno. Trata-se da respiração da mulher grávida. Uma respiração costal inferior demonstra uma posição permanente do tórax em inspiração por retração ou encurtamento dos suspensores da caixa torácica (escalenos). Essa posição elevada permite apenas o afastamento lateral das costelas inferiores. Enfim, a respiração abdominal caracteriza as insuficiências da cintura abdominal. É claro que o ser humano nunca é fisiologicamente perfeito. A maioria dos indivíduos tende no sentido de um ou outro tipo, o que não é uma razão para que façamos de um tipo patológico uma forma de reeducação, muito ao contrário.

Da mesma forma, o diafragma é acusado de ser o responsável por deformidades torácicas, ou mesmo deformidades vertebrais. Isso é impossível e demonstra um desconhecimento da fisiologia e da patologia associados a uma falta de bom senso. *O diafragma é um conjunto membranoso e muscular porque deve adaptar-se aos movimentos do tronco e às deformidades torácicas.* É o diafragma que se adapta ao tórax, não o tórax ao diafragma. Por outro lado, o diafragma, músculo de função automática, não tem razão para se desequilibrar.

O diafragma não é um músculo. É um conjunto musculotendíneo constituído por oito músculos, todos digástricos.

A fisiologia do diafragma, apesar de extremamente simples, parece-nos bastante mal-entendida por muitos terapeutas. Ela está intimamente ligada aos movimentos das costelas que acabamos de examinar. Esses músculos digástricos são músculos da dinâmica como todos os outros. Para serem eficazes, é necessário que tenham um ponto fixo de apoio e um ponto móvel de movimento. A fisiologia do diafragma é a mobilidade costal, de onde evidencia-se que o ponto móvel desses músculos se situa sobre as costelas, sobre o contorno torácico. Esse ponto móvel circular impõe naturalmente um ponto fixo central. *Essas duas necessidades mecânicas são a razão de ser dos músculos digástricos.*

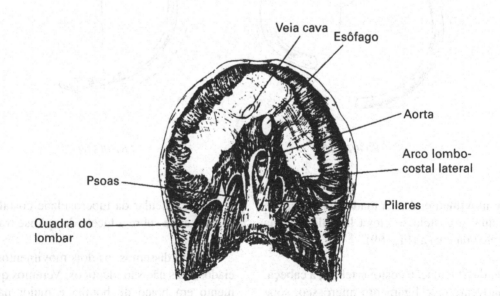

FIGURA 70

Como já dissemos, o diafragma deve adaptar-se aos movimentos torácicos. Um ponto fixo central rígido não permitiria essa adaptação. Para tanto é necessário um ponto fixo que permita todos esses movimentos. *Essa é a fisiologia do centro fibroso diafragmático: ser um ponto fixo para os músculos digástricos, mas, ao mesmo tempo, adaptar-se aos movimentos do tórax.* Esse centro é constituído pelo cruzamento do conjunto dos tendões centrais dos músculos digástricos (Fig. 70), e é fixado para cima e para baixo por dois sistemas fibrosos elásticos.

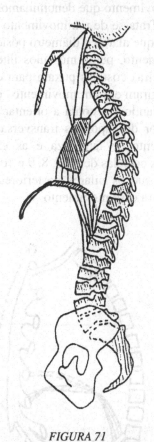

FIGURA 71

Com a cadeia cérvico-tóraco-abdiminopélvica vimos, na primeira parte deste livro, que o centro fibroso diafragmático está suspenso na base do crânio e nas colunas cervical e dorsal superior pelo "ligamento mediastinal anterior". Vimos também que ele era tracionado para baixo na sua região posterior pelos pilares do diafragma, o que deixa livre a porção anterior que sobe com o esterno na inspiração. Preso entre essas duas tensões, o centro fibroso praticamente não pode descer ou subir (Fig. 71). É necessário abandonar a velha visão clássica do centro tendíneo comprimindo as vísceras abdominais para adotar um ponto de apoio central. Temos dificuldade em entender como tal teoria pode ser formulada. Os dois folículos laterais são fixados embaixo pelo ligamento falsiforme, ao fígado do lado direito, pelo ligamento próprio do estômago do lado esquerdo. Quando essas duas vísceras se encontram bem mantidas, essas fixações impedem os dois folículos laterais de subirem com as costelas durante a inspiração (Fig. 72).

A coroa muscular

Esse nome anatômico não nos satisfaz, porém vamos adotá-lo.

Lateralmente, essa coroa é formada por seis digitações bilaterais dos músculos digástricos, que se fixam sobre as faces internas dos seis últimos pares de costelas e sobre as arcadas tendinosas que unem as três últimas. Nessa região, elas se reúnem às digitações superiores dos músculos transversos. Sobre os pares costais de n°s 7, 8 e 9, os feixes dos dois músculos entrecruzam-se e têm as mesmas inserções ósseas sobre as costelas. *Nos pares de n°s 10, 11 e 12, as fibras dos músculos digástricos e as dos transversos, não apenas não podem distinguir-se umas das outras, mas também não podem ser dissecadas.* Fisiologicamente, veremos que podemos considerar o diafragma e os transversos um único e mesmo músculo. Trata-se aqui de uma sinergia muscular perfeita.

Na frente, uma ou duas digitações musculares curtas fixam-se na região posterior da apófise xifóide.

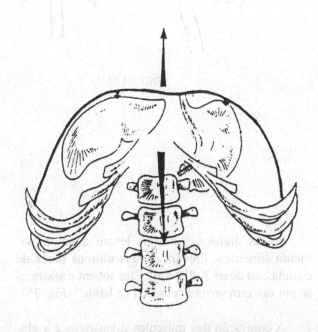

FIGURA 72

Atrás, os pilares do diafragma fixam-se na coluna lombar. Dissemos que eles em sua maior parte eram fibrosos. Sabemos que essas porções fibrosas, assim como as musculares, cruzam-se na região central à frente da coluna. *Esse entrecruzamento tem como função manter a tensão do centro fibroso durante as rotações do tronco.* Por outro lado, a tensão posterior dos pilares equilibra a contração das duas digitações anteriores que elevam o esterno.

MECANISMO RESPIRATÓRIO

Respiração corrente automática

Temos agora todos os elementos para entender o mecanismo respiratório: os movimentos das costelas, e a disposição muscular. Como lembramos no início deste capítulo, a caixa torácica abre-se durante a inspiração provocando uma descompressão, que permite a entrada de ar fresco, depois fecha-se durante a expiração para eliminar o ar viciado.

A – Durante a inspiração, todos os diâmetros torácicos aumentam (Fig. 73) em decorrência da contração dos músculos diafragmáticos. Por outro lado, parece que essa contração não é simultânea, mas propaga-se como uma onda de trás para a frente e de cada lado do centro em direção à periferia.

1. As duas digitações xifoidianas elevam o esterno (Fig. 74) e por meio dele os seis primeiros pares de costelas que estão a ele unidas. Estas pivotam sobre a dobradiça posterior das duas articulações num movimento que denominamos "em braço de bomba". Trata-se de um movimento para cima e para a frente que alarga o diâmetro póstero-anterior. Nesse movimento, pelos músculos intervertebrais, as seis primeiras costelas puxam para cima as seis últimas que giram em um movimento "em braço de bomba". Levando em conta a orientação cada vez mais posterior das apófises transversas (Fig. 68), esse movimento se lateraliza e as extremidades anteriores das costelas de n°s 7, 8, 9 e 10 afastam-se. Já dissemos que os pilares posteriores servem de ponto fixo para esse movimento.

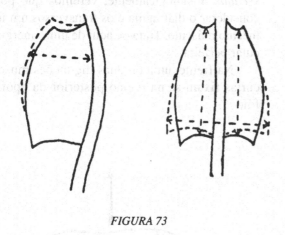

FIGURA 73

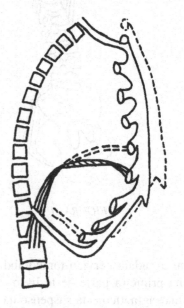

FIGURA 74

2. As digitações laterais levam a um movimento simétrico. Elevam os seis últimos pares de costelas, os de n°s 7, 8, 9 e 10. Eles sobem e afastam-se em um movimento "em alça de balde" (Fig. 75).

A contração dos músculos digástricos e a elevação lateral das costelas provocam a contração dos transversos do abdome (Fig. 76) que, assim, bloqueiam a massa abdominal. O fígado à direita e o estômago à esquerda, que por meio de seus respectivos ligamentos impedem os folículos direito e esquerdo de subir e permitem a reflexão das porções musculares, encontram-se assim solidamente fixados.

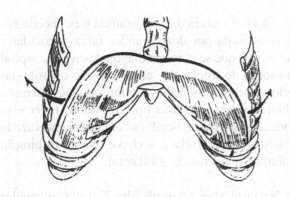

FIGURA 75

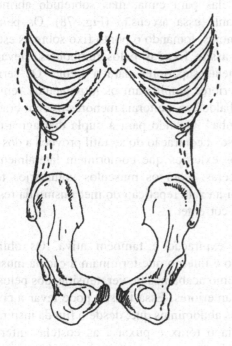

FIGURA 76

As porções contráteis dos transversos são laterais e ocupam o terço médio de cada lado. Elas prolongam-se na frente e atrás mediante duas grandes aponeuroses, mas a aponeurose posterior reforçada por todos os arcos musculares, os ligamentos costo-lombares etc. é muito sólida, enquanto a aponeurose anterior é muito mais frouxa. As pressões laterais da contração empurram a massa visceral para a frente. Certamente é esse movimento que se encontra na origem da inspiração denominada abdominal. O afastamento-elevação das últimas costelas alarga o diâmetro transversal, e empurra lateralmente para cima as seis primeiras costelas que associam um leve movimento "em alça de balde" a um movimento "em braço de bomba" que, como dissemos, é o mais importante nessa região.

B – *Se a inspiração corrente é ativa, a expiração corrente é passiva.*

A expiração é antes de mais nada o relaxamento do sistema inspiratório. Se o relaxamento diafragmático não impõe nenhum problema, o mesmo não ocorre com os músculos suspensores da caixa torácica e cintura escapular. Com a estática cervical, veremos que a tonicidade dessa região é completamente desequilibrada pela posição ereta. A retração ou o encurtamento desses músculos é quase fisiológico. Todos os humanos encontram-se mais ou menos em posição de inspiração, o tórax puxado para cima por estes músculos que nada reequilibram para baixo. Se essa posição em inspiração não é dramática para a inspiração corrente, ela é catastrófica para a expiração passiva. O relaxamento muscular é um elemento importante para a expiração.

A expiração passiva é decorrente da detorção das cartilagens costais. Já dissemos que essas cartilagens se torcem durante a inspiração pela elevação das costelas superiores, depois restituem essa torção durante a expiração. Dois pequenos músculos tônicos participam desse movimento das cartilagens: *os transversos do tórax* (Fig. 77). Eles se fixam na face posterior do apêndice xifóide e enviam quatro pequenos feixes para cima que, de um lado e de outro, vão inserir-se nas cartilagens das costelas de n°s 3, 4, 5 e 6. Eles se tensionam durante a inspiração e restituem essa tensão durante a expiração.

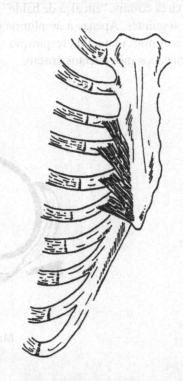

FIGURA 77

Respiração voluntária

A respiração corrente automática é a única respiração fisiológica. Ela é permanente e inconsciente, com exceção das modificações de ritmo e amplitude. Ela é a base indispensável para qualquer respiração. É impossível respirar apenas com os músculos ditos respiratórios. A respiração voluntária é ocasional. Ela apenas complementa a respiração corrente.

A função respiratória é atribuída a vários músculos. Trata-se de uma velha concepção fisiológica que ignora a dualidade. Os escalenos, essencialmente tônicos, são suspensores da caixa torácica. Acabamos de dizer que eles limitam a inspiração, e principalmente perturbam a expiração. Os músculos intercostais, pequenos músculos tônicos de fibras bem curtas, são apenas reguladores dos espaços intercostais. Os intercostais externos, oblíquos para a frente, agem durante a inspiração, e os intercostais internos, oblíquos para trás, na expiração. Assim como os escalenos, fazem parte do sistema suspensor da caixa torácica. Os serráteis menores, visto terem uma orientação próxima da horizontal, são mecanicamente mal colocados para a função respiratória. Eles apenas tensionam a aponeurose que os une e sobre a qual escorrega o serrátil anterior.

É evidente que o movimento costal é estritamente igual na respiração voluntária e na respiração corrente: "em braço de bomba" na região dos seis primeiros pares costais, "em alça de balde" na região das quatro seguintes. Apenas a amplitude respiratória aumenta. A musculatura da respiração voluntária realiza os mesmos movimentos costais.

A musculatura dita respiratória é essencialmente constituída por duas grandes faixas musculares simétricas que se enrolam diagonalmente em espiral em torno do tronco. De cada lado são constituídas pelos rombóide, serrátil anterior, oblíquo externo e oblíquo interno do lado oposto. Vamos rever essa cadeia muscular em detalhes com o sistema cruzado anterior, do qual ela é a chave. Numa respiração voluntária, sua função é bilateral.

– Na inspiração os rombóides fixam as escápulas puxando-as para a coluna dorsal. Os serráteis anteriores entram em ação em seguida levando as costelas para cima, mas sobretudo abrindo-as durante essa ascensão (Fig. 78). Os peitorais menores, tomando o ponto fixo sobre as escápulas **assim fixadas** pelos rombóides, elevam as costelas superiores para a frente. Os serráteis anteriores amplificam os movimentos "em alça de balde", os peitorais menores os "em braço de bomba". Quando pára a dupla diafragma-transverso, a contração do serrátil provoca a dos oblíquos externos que comprimem lateralmente as vísceras. Com os músculos voluntários temos aqui a exata repetição do mecanismo da respiração corrente.

A expiração é também ativa. Os oblíquos externo e interno que terminam a cadeia muscular são, como acabamos de ver, tensionados pelos serráteis anteriores. Essa tensão pode levar à contração dos abdominais que, desde o fim da inspiração, fecharia o tórax e puxaria as costelas inferiores para baixo.

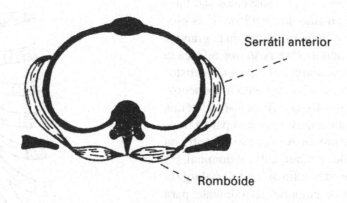

MÚSCULOS INSPIRATÓRIOS
(Segundo de Sambucy)

FIGURA 78

A CINTURA ESCAPULAR

Anatomicamente, a cintura escapular é um elemento do tronco. Fisiologicamente não é assim. Veremos nos capítulos a seguir que sua dinâmica é função do segmento do membro superior, mas sua fisiologia estática pertence à coluna cervical e ao equilíbrio da cabeça.

OS MOVIMENTOS DO TRONCO

Existem duas maneiras de se conceber a fisiologia muscular dinâmica. A mais clássica, a dos nossos livros de estudo, com muita freqüência aborda apenas uma fisiologia segmentar, uma fisiologia que qualificaremos de anatômica. Em nossa opinião, não é uma boa forma de abordagem. Nada acrescenta à compreensão da patologia do aparelho locomotor e originou técnicas de reeducação absolutamente ineficientes. *A fisiologia muscular só pode ser concebida dentro da função.* Um músculo tem valor apenas no sistema funcional ao qual pertence. No capítulo sobre "a fáscia", dissemos que não há músculo único nem ação muscular isolada.

Neste capítulo sobre movimentos do tronco, nosso trabalho foi muito influenciado pelo de Piret e Bézièrs. Nossas motivações profissionais não são as mesmas e nossa forma de conceber a fisiologia do aparelho locomotor é totalmente diferente. No entanto, encontramos em seu livro *A coordenação motora** a noção de globalidade que nos é tão cara em terapia manual. *Tomamos algumas palavras de sua terminologia e classificação funcional. Aqui nós agradecemos por seu trabalho que nos abriu o caminho para muitas reflexões.*

Os movimentos do tronco são múltiplos. Seria impossível examiná-los todos. De qualquer forma, tal trabalho resultaria apenas em repetições. Todos os movimentos do tronco podem ser resumidos em quatro encadeamentos globais. Vamos estudá-los sucessivamente. Correspondem aos movimentos vertebrais que acabamos de ver. Todos os nossos gestos passam por eles, apenas as amplitudes mudam.

A *anteflexão*

A anteflexão, o enrolamento de Piret e Bézièrs, é composto por uma extensão cervical, uma flexão dorsal, uma extensão lombar e uma flexão sacra. Na posição em pé, a anteflexão é decorrência da ação da gravidade; a ação muscular situa-se sobretudo na região dos póstero-flexores que agem como freio do movimento. Para entender sua fisiologia muscular, deve-se examinar esse movimento a partir da posição de decúbito dorsal.

A anteflexão fisiológica parte de cima e enrola sucessivamente todos os segmentos raquidianos. O elemento "*starter*" 1 é a sinergia dos músculos supra e infra-hióideos. Para convencer-se disso, é suficiente, partindo da posição de decúbito dorsal, erguer a cabeça. É difícil fazê-lo sem deglutir.

A anteflexão cervical inicia o movimento. Os supra-hióideos tomam ponto fixo sobre a mandíbula fixada pelos masséteres. O osso hióide desempenha papel de sesamóide, e os infra-hióideos que se fixam embaixo na fúrcula esternal completam a sinergia cervical anterior. Pelo esterno, a tensão desses dois grupos transmite-se aos retos do abdome. A contração destes últimos realiza a anteflexão do tórax e a retroversão da bacia, levando à contração dos músculos dinâmicos do períneo (Fig. 79).

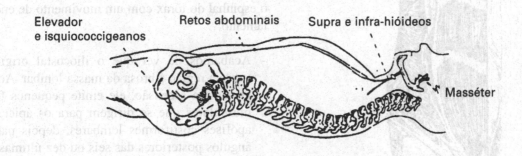

FIGURA 79

---

* *A coordenação motora*, Piret e Bézièrs. São Paulo, Summus.

Os retos do abdome situam-se de um lado e de outro da linha alba. Inserem-se embaixo sobre a porção anterior do bordo superior dos tubérculos pubianos, sobre a face anterior das espinhas pubianas e da sínfise. A inserção se faz por dois tendões chatos e curtos: um externo e um interno que se cruzam na frente. Os corpos carnosos sobem alargando-se e terminam na região superior de cada um dos lados por três digitações: a externa sobre a quinta cartilagem costal, a média sobre a sétima e a interna sobre a sétima. Um músculo é cortado transversalmente por intersecções tendinosas. Em número de duas, três ou cinco, uma delas situa-se sempre na região do umbigo. Os retos do abdome estão incluídos em fáscias conjuntivas formadas pelo cruzamento das aponeuroses dos oblíquos na região da linha alba (Fig. 80).

No plano fisiológico, os retos do abdome são anteflexores do tronco sobre a bacia e anteflexores da bacia sobre o tronco. Deve-se entender essa fisiologia especial. Eles podem ser globalmente anteflexores como no enrolamento que acabamos de ver. No entanto, a maior parte de sua musculatura é digástrica, o que permite aos retos do abdome tomarem ponto de apoio na contração da região superior para então flexionar a região inferior (enrolamento partindo de baixo), ou tomar ponto de apoio sobre a contração da região inferior para flexionar o tórax.

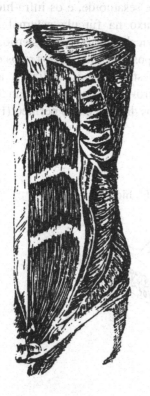

FIGURA 80

A póstero-flexão

Evidentemente a póstero-flexão ou o desenrolamento tem um encadeamento inverso. É realizada por uma extensão sacra, uma flexão lombar, uma extensão dorsal e uma flexão cervical. Trata-se de um movimento que começa embaixo, o desenrolamento dos segmentos sucede-se de forma ascendente.

1. Acreditamos que o elemento *starter* seja constituído pelos músculos ilíacos que flexionam a bacia em anteversão. Essa contração leva à contração dos psoas que coloca a coluna lombar em lordose. O sacro é levado para uma extensão, ou melhor, horizontaliza-se.

2. A lordose lombar assim instalada dá um ponto de apoio sólido aos músculos das goteiras vertebrais. Deve-se conhecer bem a anatomia da massa comum. Ela é constituída por duas porções bem distintas: uma massa muscular constituída pelos transversos espinhosos lombares, uma lâmina tendinosa sólida formando a face profunda da aponeurose lombar e constituída pelos tendões inferiores dos músculos iliocostais e dorsais longos. Estes dois músculos começam o desenrolamento dorsal e tensionam a lâmina tendinosa que acentua a lordose.

É nesse mecanismo fisiológico descrito nos dois parágrafos precedentes que devemos procurar as razões para os lumbagos ditos por esforço. O indivíduo, inclinado para a frente para levantar um fardo, utiliza para seu endireitamento contra resistência apenas os músculos das goteiras vertebrais, apoiando-se sobre uma coluna lombar hiperlordosada.

3. A coluna dorsal é endireitada pelos músculos dinâmicos das goteiras vertebrais: os espinhais do tórax, os iliocostais, os dorsais longos. Examinamos o espinhal do tórax com um movimento de endireitamento.

– Acabamos de ver que o iliocostal origina-se sobre a região fibrosa da massa lombar. Ao longo de sua ascensão, ele emite pequenos feixes musculares que se dirigem para os ápices das apófises costiformes lombares, depois para os ângulos posteriores das seis ou dez últimas costelas (Fig. 82).

Ao lado dessa porção iliocostal origina-se um novo músculo anatômica e fisiologicamente comparável ao espinhal do tórax.

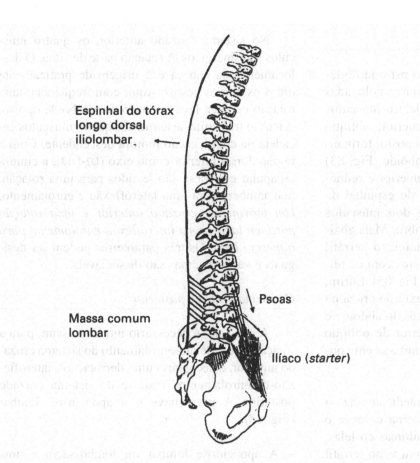

FIGURA 81

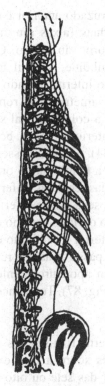

FIGURA 82

– Uma primeira porção, partindo da região interna dos feixes iliocostais, corre dos ângulos posteriores das seis últimas costelas até os ângulos posteriores das seis primeiras. Uma segunda porção origina-se das seis primeiras costelas e insere-se sobre os tubérculos posteriores das transversas das cinco últimas vértebras cervicais.

O conjunto dos músculos iliocostais é um elemento póstero-flexor por excelência. Ele trabalha em todos os níveis raquidianos.

– O dorsal longo também origina-se na massa comum. É uma faixa muscular que, como o músculo precedente, emite feixes até a 2ª dorsal. Esses feixes são de dois tipos: os externos fixam-se nas apófises costiformes lombares e nas porções posteriores das onze últimas costelas, e os internos, nos tubérculos acessórios lombares e nas transversas das vértebras dorsais (Fig. 82).

Acabamos de ver que a anteflexão ou enrolamento começa por cima e a póstero-flexão ou desenrolamento começa por baixo. Trata-se de movimentos globais do tronco que são uma das bases de todos os nossos gestos. Na vida diária esses movimentos são apenas excepcionalmente realizados em toda a sua amplitude. Tal como para os membros, as necessidades de função podem aliar a anteflexão de um segmento à póstero-flexão de outro, como acabamos de ver com o endireitamento. Para a horizontalidade do olhar, não é raro que a anteflexão do tronco seja acompanhada por uma póstero-flexão cervical e vice-versa.

OS SISTEMAS CRUZADOS

Os movimentos de ante e póstero-flexão não são tão estritos como acabamos de descrevê-los. Com freqüência são unilaterais. Na maioria dos gestos diários, aliam-se a uma rotação-lateroflexão. Deve-se lembrar que os músculos das goteiras que acabamos de examinar são, quando agem unilateralmente, lateroflexores e rotadores para o mesmo lado. O conjunto desses movimentos constitui uma fisiologia particular: *a dos sistemas cruzados anterior e posterior.*

O sistema cruzado anterior

O sistema cruzado anterior é constituído bilateralmente por duas faixas musculares colocadas em espiral em torno do tronco. Quatro músculos sucedem-se: rombóide, serrátil anterior, oblíquo externo e oblíquo interno do lado oposto, formando duas cadeias simétricas. O rombóide (Fig. 83) origina-se sobre a coluna dorsal superior e reúne-se ao serrátil anterior sobre o bordo espinhal da escápula (Fig. 84). Veremos esses dois músculos juntamente com a fisiologia do ombro. Mais abaixo, na região das costelas inferiores, o serrátil anterior engrena seus feixes inferiores com os feixes superiores do oblíquo externo (Fig. 85). Enfim, a aponeurose anterior do oblíquo externo cruza na frente (Fig. 86), passa atrás dos retos do abdome e transforma-se em aponeurose anterior do oblíquo interno oposto (Fig. 87). Tudo encontra-se em continuidade.

– O oblíquo externo fixa-se atrás, mediante sete ou oito digitações sobre a face externa e sobre o bordo inferior das sete ou oito últimas costelas. Nessa região elas se engrenam com as do serrátil anterior inferior e, mais abaixo, com as do grande dorsal. As fibras musculares, quase horizontais em cima, verticalizam-se à medida que descem. Na frente, a aponeurose anterior inicia-se um pouco para fora dos retos abdominais.

– O oblíquo interno também é formado por uma larga aponeurose anterior, septo posterior da aponeurose dos retos abdominais. Suas fibras carnudas implantam-se sobre o terço externo do ligamento inguinal, os três quartos anteriores da crista ilíaca e sobre uma fina lâmina tendinosa que vai do quarto posterior da crista ilíaca até a espinhosa de L5. As fibras superiores que se inserem na lâmina posterior são oblíquas para cima. Terminam nos bordos inferiores e nos ápices das quatro últimas cartilagens costais. As médias são horizontais, originam-se na crista ilíaca e terminam na aponeurose anterior. As fibras inferiores originam-se do ligamento inguinal, e unem-se às fibras do transverso na região do tendão conjunto anterior.

Na disposição das fibras desses dois músculos, é fácil entender que quanto mais são horizontais, mais são rotadoras para o lado oposto (rotação partindo de cima); e quanto mais são verticais mais são lateroflexoras e enroladoras. Veremos a importância dessa questão.

No sistema cruzado anterior, os quatro músculos são sinérgicos. A rotação parte de cima. O deslocamento da cabeça é a origem de praticamente todos os nossos gestos. Aqui, com freqüência, uma rotação cefálica leva à tensão do rombóide oposto. A tensão transmite-se assim aos quatro músculos em cadeia de coordenação motora descendente. Com a região dorsal inferior como eixo (D7-D12), a cintura escapular e o tórax são levados para uma rotação, mas também para uma lateroflexão e enrolamento. *Um movimento cruzado anterior é uma rotação para um lado e uma lateroflexão-enrolamento para o mesmo lado.* Os três parâmetros podem ser desiguais e variáveis, mas são dissociáveis.

O sistema cruzado posterior

A um Yang é necessário um Yin, assim, para a rotação-lateroflexão-enrolamento do sistema cruzado anterior, é necessária uma derrotação*-lateroflexão-desenrolamento. Trata-se do sistema cruzado posterior. A peça-chave é a aponeurose lombar (Fig. 88).

– A aponeurose lombar ou lombossacra é uma grande lâmina tendinosa em forma de losango com um grande eixo central sobre as espinhosas. Ela se implanta no centro da crista sacra e sobre todas as espinhosas de S1 a D7 por meio de ligamentos supra-espinhais. Inferiormente, fixa-se às espinhas ilíacas póstero-superiores, aos terços posteriores das cristas ilíacas e às tuberosidades ilíacas. Sua face profunda se espessa com a lâmina tendinosa da massa comum lombar (Fig. 88).

Essa aponeurose faz a junção entre todos os músculos dinâmicos da região posterior. Em cima, recebe os músculos serrátil superior e grande dorsal, que voltaremos a ver com a fisiologia do ombro e do trapézio inferior. Vimos que a lâmina tendinosa dos músculos das goteiras constituía sua porção profunda. Inferiormente, ela recebe o oblíquo interno e o glúteo maior.

O sistema cruzado posterior é composto pelo glúteo maior de um lado, da aponeurose lombar e do grande dorsal do outro. Trata-se de uma ligação direta entre um membro inferior de um lado e um membro superior do outro. O parâmetro mais importante aqui não é a rotação, mas o desenrola-

---

* O termo derrotação passará a ser utilizado como o momento de retorno de uma rotação prévia. (N. do T.)

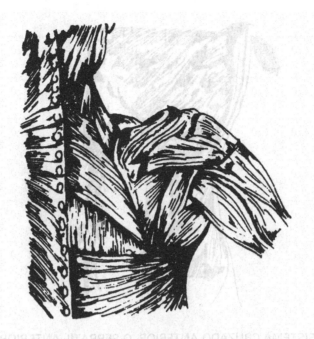

SISTEMA CRUZADO ANTERIOR. ROMBÓIDE
(Segundo Sobota)

ROMBÓIDE
FIGURA 83

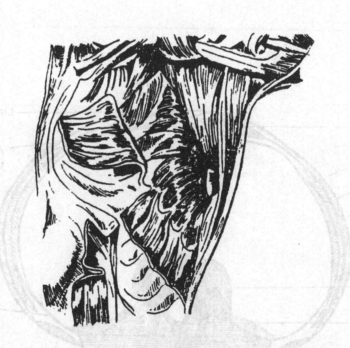

SISTEMA CRUZADO ANTERIOR. O SERRÁTIL ANTERIOR
(Segundo Sobota)

SERRÁTIL ANTERIOR
FIGURA 84

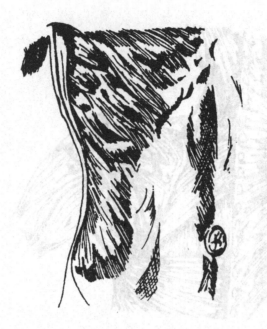

SISTEMA CRUZADO ANTERIOR. O SERRÁTIL ANTERIOR
(Segundo Sobota)
SERRÁTIL ANTERIOR
FIGURA 85

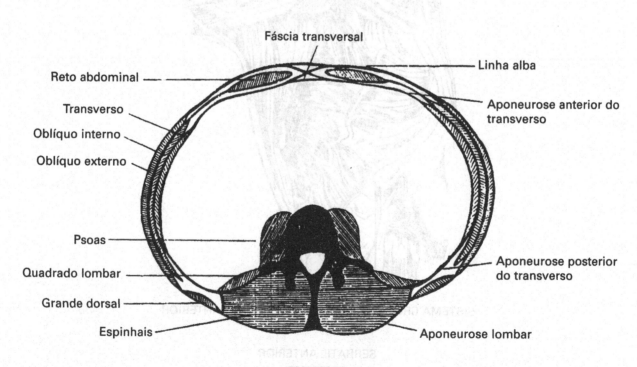

FIGURA 86

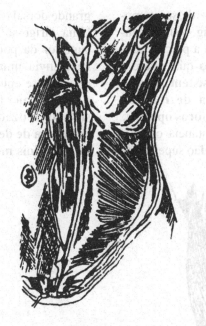

SISTEMA CRUZADO ANTERIOR. O OBLÍQUO INTERNO
(Segundo Sobota)

OBLÍQUO INTERNO
FIGURA 87

mento. Trata-se de um desenrolamento-derrotação-lateroflexão oposto. É um movimento que parte de baixo. O glúteo maior foi tensionado pelo sistema cruzado anterior oposto. Sua contração é o *starter* do movimento inverso. Seu tensionamento sobre a aponeurose lombar recruta os músculos das goteiras e o grande dorsal opostos. O iliocostal e o dorsal longo desenrolam a coluna; o grande dorsal puxa o ombro para trás.

Coordenação motora dos sistemas cruzados

Esses dois sistemas cruzados são o centro de todos os movimentos do corpo no espaço. Realizam a ligação indispensável para o equilíbrio geral entre um membro superior de um lado e um membro inferior do outro lado. Não esqueçamos que continuamos a ser quadrúpedes.

O sistema cruzado anterior traz os dois membros um em direção ao outro. Ele se encontra em íntima relação com o sistema enrolador e flexor dos dois membros. Relembremos a anatomia. A aponeurose dos retos do abdome é formada pelo cruzamento das aponeuroses dos oblíquos.

O peitoral maior insere-se embaixo sobre a porção alta desta aponeurose. Externamente encontra-se em conexão com o tendão superior do bíceps,

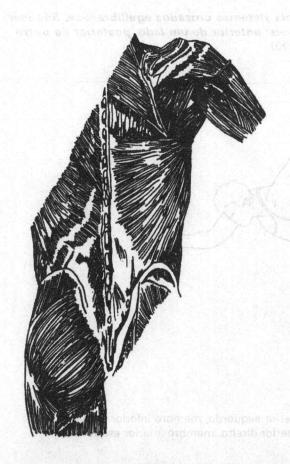

FIGURA 88

cuja extensão aponeurótica inferior perde-se na aponeurose epitrocleana dos flexores (Fig. 89). Embaixo, a aponeurose dos oblíquos forma a porção mais importante do ligamento inguinal ao qual adere a aponeurose do psoas e do ilíaco. **O sistema cruzado anterior é uma grande cadeia de rotação, enrolamento e flexão dos dois membros opostos.**

O sistema cruzado posterior distancia os dois membros opostos um do outro. O tendão superior do grande dorsal divide-se em duas lâminas tendinosas. Uma dirige-se ao úmero, a outra forma o tendão superior da porção longa do tríceps, que, por sua vez, envia uma expansão aponeurótica inferior à aponeurose epicondiliana dos extensores. Embaixo, o glúteo maior faz parte da cadeia dos extensores. **O sistema cruzado posterior é uma grande cadeia dinâmica de desenrolamento, derrotação e extensão dos dois membros opostos.**

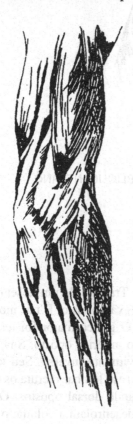

Expansão do bíceps braquial
para a aponeurose dos flexores
FIGURA 89

Os dois sistemas cruzados equilibram-se. São inseparáveis: anterior de um lado, posterior do outro (Fig. 90).

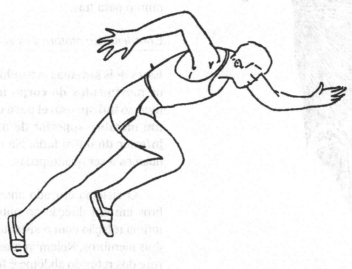

SISTEMA CRUZADO ANTERIOR – Membro superior esquerdo, membro inferior direito.
SISTEMA CRUZADO POSTERIOR – Membro superior direito, membro inferior esquerdo.

FIGURA 90

Essa coordenação cruzada é fundamental nos gestos da vida diária. Durante a marcha, o passo anterior é desencadeado pelo sistema cruzado anterior e o avanço do ombro, o passo posterior pelo sistema cruzado posterior e a tensão dos extensores. Poderíamos multiplicar os exemplos. Lançar é antes de mais nada um movimento cruzado posterior para o impulso, seguido de um movimento cruzado anterior para o lançamento. Os dois membros opostos equilibram o corpo por movimentos inversos. Em todos os nossos gestos diários reencontramos a oposição dos dois sistemas.

Nossa experiência e nossa convicção pessoal nos fazem crer que toda reeducação deve passar pela noção dos dois sistemas cruzados equilibrando-se mutuamente. Com o quadril, veremos que todos os movimentos do membro inferior acompanham-se por movimentos do tronco. Com o ombro veremos que o mesmo ocorre para o membro superior. Isso para nós é certo, certeza essa reforçada pela descoberta do tônus direcional: **todos os nossos gestos partem de um movimento do tronco.** Os movimentos da coxofemoral, assim como os da escápula umeral, são "lançados" por um movimento da cintura ao qual pertencem.

Como regra geral, se o gesto for de preensão, ele será lançado pelo sistema cruzado anterior (cadeia descendente) e equilibrado pelo sistema cruzado posterior. Se for um gesto de deambulação, será lançado pelo sistema cruzado posterior (cadeia ascendente) e equilibrado pelo sistema cruzado anterior. Citaremos vários exemplos dessa coordenação durante este trabalho.

A COLUNA CERVICAL

A coluna cervical tem anatomia e fisiologia totalmente diversas das da coluna lombar e dorsal. As necessidades funcionais são diferentes e, uma vez mais, são elas que determinam a anatomia e a fisiologia.

NECESSIDADES FUNCIONAIS

A posição da cabeça e seus movimentos condicionam a coluna cervical.

Quando abordarmos a estática vamos rever o assunto, mas a posição da cabeça coordena todo o nosso equilíbrio. Ela tem dois imperativos estáticos: manter-se vertical e manter a horizontalidade do olhar. Cada um desses imperativos é possibilitado por um sistema neurológico particular que rege nosso tônus postural: o sistema labiríntico-vestibular controla a verticalidade, e o circuito reflexo óculo-cefalomotor mantém a horizontalidade do olhar.

Na função dinâmica, os movimentos da cabeça e especialmente a orientação do olhar são o ponto de partida de todos os nossos gestos. Um avanço da cabeça cria o desequilíbrio anterior e desencadeia a marcha. Seu recuo faz com que a marcha se interrompa. Uma rotação orienta para a direita ou para a esquerda etc.

A visão foveal é o ponto de partida de todos os movimentos cefálicos e, por isso, de praticamente todos os nossos gestos.

Possuímos dois tipos de visão. Uma visão retiniana panorâmica que estudaremos com a estática, que, apesar de não ser completamente inconsciente, é vaga e sem precisão. Em segundo lugar, possuímos uma visão precisa e consciente: a visão foveal.

A fóvea é uma pequena invaginação situada quase no centro da retina. Encerra fotorreceptores especiais ditos "receptores em cones" que, pelo nervo óptico, transmitem as excitações visuais para o córtex (Fig. 91). No córtex, o giro visual (XVII) ativa dois giros óculo-cefalomotores: o giro ativador XVIII e o giro inibidor VII (Fig. 92), que comandam a motricidade dinâmica da cabeça. Essa visão foveal é bastante focalizada. Ela cobre o cone visual de 15°. Os músculos da motricidade ocular não são destinados aos movimentos do olho, mas a seu equilíbrio na órbita, movimentos da cabeça (movimentos intermitentes), depois deslocamentos do corpo que seguem o "alvo" visual. Dessa forma, toda a motricidade dinâmica é dirigida pela visão foveal.

A fisiologia cervical tem assim duas funções: equilibrar a cabeça para proteger sua verticalidade e realizar movimentos com a cabeça para dirigir a visão. Encontramos na coluna cervical uma fisiologia estática e uma dinâmica. Na região da coluna lombar e dorsal a estática e a dinâmica adaptam-se à posição e aos deslocamentos da cintura pélvica em um sistema ascendente. Na cervical, a coluna adapta-se à verticalidade e aos movimentos da cabeça em um sistema descendente. *Essa dupla fisiologia faz com que a coluna cervical seja a mais móvel no conjunto vertebral.*

Essa dupla fisiologia estática e dinâmica, muito fina nessa região, é facilitada por dois sistemas articulares diferentes. Na realidade temos duas colunas cervicais: uma cervical superior inteiramente a serviço da posição da cabeça e seu equilíbrio durante os deslocamentos do corpo, e uma cervical inferior destinada ao equilíbrio e aos movimentos cefálicos. A primeira é controlada por uma pequena musculatura tônica: a musculatura dita suboccipital e a segunda pela dualidade da musculatura cervical.

Essa fisiologia aparentemente simples: uma musculatura tônica para manutenção estática, uma dinâmica fásica para o movimento dinâmico, é completamente perturbada pela posição ereta do homem. *Toda a nossa musculatura cervical encontra-se desequilibrada pela posição bípede.*

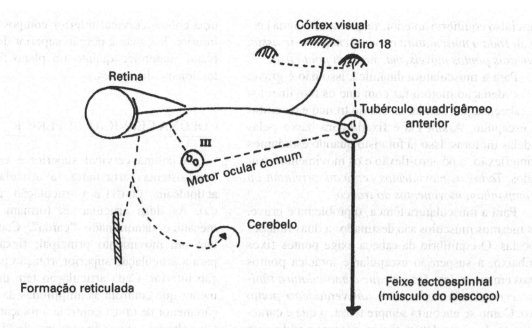

FIGURA 91

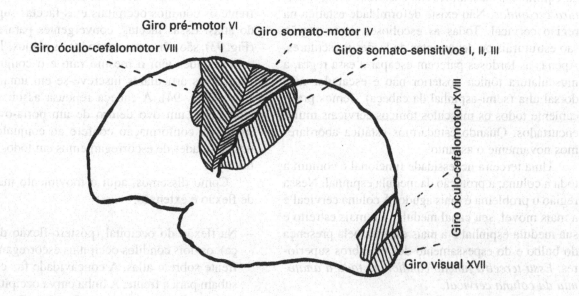

FIGURA 92

Já dissemos que o músculo segue a lei da dinâmica das forças. A tensão contrátil só pode ser exercida num único sentido. *Para que seja eficiente, é necessário que conte com um ponto fixo e um ponto móvel.*

No quadrúpede, que fomos e que de alguma forma ainda somos, a cintura escapular encontra-se apoiada no chão pelos membros anteriores. Ela oferece assim um ponto fixo sólido para a musculatura cervical, tanto para a sua função tônica quanto para a sua função dinâmica.

O endireitamento humano complicou essa fisiologia. A cintura escapular não está mais em apoio. Agora ela se encontra suspensa na base do crânio e na coluna cervical e sustenta os membros anteriores que se transformaram em membros superiores pendulares. Da mesma forma, a caixa torácica anteriormente solidária à coluna dorsal encontra-se agora num falso equilíbrio anterior, suspensa na coluna cervical. *Toda a musculatura cervical encontra-se assim com dois pontos móveis, mas nenhum ponto fixo.*

Para a musculatura dinâmica, isso não é grave. A coordenação motora faz com que os movimentos da cabeça sejam solidários aos do tronco e da cintura escapular. Assim ela é fixada para baixo pelas cadeias motoras. Isso já foi visto quando estudamos a anteflexão, a póstero-flexão e os movimentos cruzados. *Todos os movimentos cervicais originam ou acompanham movimentos do tronco.*

Para a musculatura tônica, o problema é grave. Os mesmos músculos são destinados a duas funções opostas. O equilíbrio da cabeça exige pontos fixos embaixo, a suspensão escapular e torácica pontos fixos em cima. *Isso faz com que a musculatura tônica cervical não tenha mais um verdadeiro ponto fixo.* Como se encontra sempre tensa, o que é característico da musculatura tônica, comprometida com dois tipos de mobilidade, ela se retrai e se encurta, freqüentemente de forma assimétrica. Levando em conta que a mobilidade da cabeça é uma prioridade, que sua posição vertical é um imperativo, *todos os desequilíbrios musculares são exercidos sobre a cintura escapular.* Não existe deformidade estática na região cervical. Todas as escolioses dessa região são estruturais ou decorrentes de lesões musculares. Apenas as lordoses parecem escapar a essa regra, a musculatura tônica posterior não é escapular mas dorsal alta (semi-espinhal da cabeça). Temos praticamente todos os músculos tônicos cervicais muito encurtados. Quando estudarmos estática abordaremos novamente o assunto.

Uma terceira necessidade funcional é comum a toda a coluna: a proteção da medula espinhal. Nessa região o problema é mais agudo. A coluna cervical é a mais móvel, seu canal medular é o mais estreito e sua medula espinhal é a mais espessa pela presença do bulbo e do espessamento dos membros superiores. *Essa terceira função condiciona toda a anatomia da coluna cervical.*

Aqui não podemos retomar em detalhes a anatomia da cervical. No entanto é necessário, mais do que em qualquer outra região, que o leitor tenha em mente essa anatomia. Se ele não tiver sempre presente a forma, o arranjo articular e o mecanismo cervical, será praticamente impossível compreender as anomalias que encontrará em sua vida profissional.

Antes de mais nada, é necessário considerar que não existe uma unidade cervical como existe uma unidade dorsal ou lombar. Existem duas colunas cervicais: uma coluna cervical superior composta pelo occipital (C0), C1 e a porção superior de C2;

uma coluna cervical inferior composta pela porção inferior de C2 até a porção superior de D1. Tanto no plano anatômico quanto no plano fisiológico são totalmente diferentes.

COLUNA CERVICAL SUPERIOR

A coluna cervical superior é constituída por dois sistemas articulares: a articulação occipito-actloideana (C0-C1) e a articulação atlas-áxis (C1-C2). As duas articulações formam um conjunto mecânico denominado "cardã". Cada articulação tem um movimento principal: flexão e extensão para a articulação superior, rotação para a articulação inferior. Cada articulação tem um movimento menor que controla as amplitudes da outra. A rotação menor de C0-C1 controla a rotação maior de C1-C2; a flexão e extensão menores de C1-C2 controlam a flexão e extensão maior de C0-C1.

Articulação occipital-atlas

A articulação occipital-atlas coloca frente a frente os côndilos occipitais e as facetas superiores do atlas. Essas facetas, convergentes para a frente (Fig. 93), são côncavas em todos os planos. Todas as concavidades têm o mesmo raio e o conjunto das superfícies articulares inscreve-se em uma mesma esfera (Fig. 94). A cabeça repousa assim sobre o atlas como um ovo dentro de um porta-ovo (Fig. 95). Essa conformação confere ao conjunto C0-C1 possibilidades de escorregamentos em todos os sentidos.

Como dissemos, aqui o movimento maior é o de flexão e extensão.

– Na flexão do occipital (póstero-flexão da cabeça), os dois côndilos occipitais escorregam para a frente sobre o atlas. A concavidade faz com que subam para a frente. A linha curva occipital aproxima-se do arco posterior do atlas (Fig. 96) e o queixo avança e sobe. O movimento é freado pelo encontro entre os elementos ósseos.

– Na extensão do occipital (anteflexão da cabeça), os dois côndilos escorregam e sobem para trás (Fig. 97). A linha curva occipital afasta-se do arco posterior do atlas e o queixo aproxima-se do pescoço. O movimento é freado pela tensão dos ligamentos posteriores.

Basicamente diz-se que essa é a articulação do "sim". Ao lado desse movimento mais importante de razoável amplitude (15°), *um movimento menor*

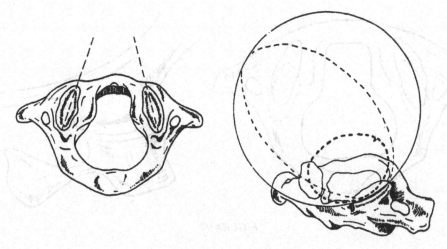

Inspirado em Kapandji

FIGURA 93 *FIGURA 94*

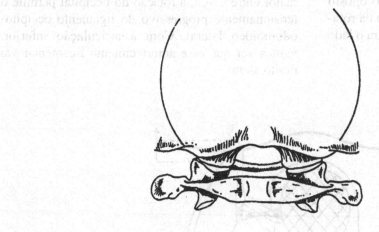

FIGURA 95

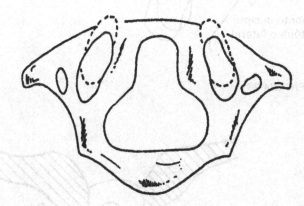

FIGURA 96

de rotação se constitui no sistema amortecedor da articulação atlas-áxis. Deve-se relembrar aqui que as duas articulações são desprovidas de disco.

– A rotação entre occipital e atlas é um micromovimento (4-5°) que acompanha a rotação do atlas sobre o axis. Os dois movimentos são indissociáveis. *Na rotação da cabeça, o côndilo occipital oposto à rotação escorrega para a frente, e o outro côndilo serve de ponto de apoio.* Esse escorregamento anterior do côndilo coloca sob tensão o ligamento occipito-odontoideano late-

95

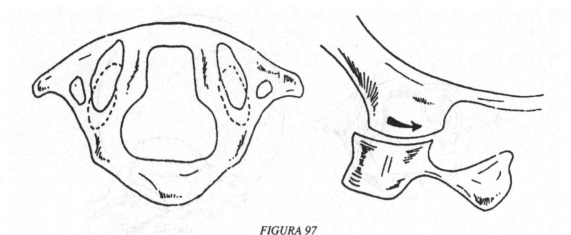

FIGURA 97

ral correspondente que se enrola ligeiramente em torno da odontóide. Esse enrolamento puxa o occipital e o faz escorregar para o lado oposto (Fig. 98). Dessa forma, ele sobe do lado da rotação, inclinando-se com toda a cabeça para o lado oposto (Fig. 99).

Nessa dupla rotação C1-C2 e C0-C1, o atlas comporta-se como um menisco. Completando a rotação maior entre C1-C2, a rotação do occipital permite o tensionamento progressivo do ligamento occipito-odontóideo lateral. Com a articulação inferior, vamos ver que esse amortecimento ligamentar vai muito além.

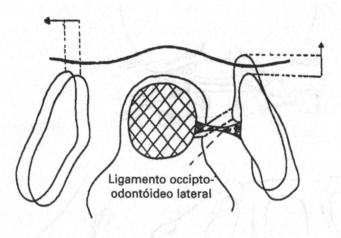

FIGURA 98

Articulação atlas-áxis

A articulação atlas-áxis é formada por dois sistemas articulares.

As duas articulações das massas laterais colocam frente a frente as facetas inferiores do atlas, convexas para baixo, e as facetas superiores do atlas igualmente convexas para cima no sentido antero-posterior. Essas duas articulações laterais situam-se à frente da apófise odontóide. Elas formam, como veremos, um sistema homogêneo com o arco anterior do atlas (Fig. 100).

A articulação atlas-áxis é a sede dos movimentos de rotação da coluna cervical superior. O con-

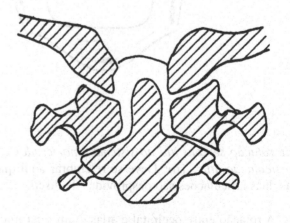

FIGURA 99

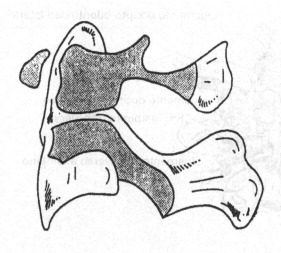

FIGURA 100

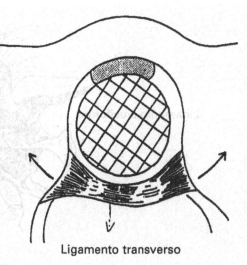

Ligamento transverso

FIGURA 101

junto atlas-áxis é considerado a articulação do "não". O odontóide apresenta duas superfícies articulares: uma faceta anterior que se articula com uma faceta do arco anterior do atlas e uma posterior que se articula com o ligamento transverso (Fig. 101). A articulação anterior é uma articulação verdadeira, isto é, com cápsula e sinóvia; a articulação posterior é uma falsa articulação por contato de superfícies fibrocartilaginosas.

Não se deve ver nessa rotação do atlas, um movimento circular de um anel em torno do seu eixo. A articulação anterior é um ponto fixo. A faceta articular do arco anterior do atlas "rola" sobre a faceta articular anterior da odontóide. A rotação do atlas ocorre em torno desse ponto fixo por um escorregamento lateral do ligamento transverso sobre a face posterior da apófise odontóide (Fig. 101).

Nesse movimento de rotação C1-C2, as massas laterais do atlas deslocam-se ao mesmo tempo sobre as massas laterais do áxis: para a frente do lado oposto à rotação, para trás do lado da rotação. *Levando em conta que as facetas articulares em presença são ambas convexas, nesse movimento, o atlas desce em relação ao áxis 1 ou 2 mm* (Fig. 102).

Tivemos ocasião de dizer que em fisiologia nada é inútil, até mesmo o menor dos detalhes. Na coluna cervical superior, o sistema ligamentar limita praticamente todos os movimentos (Fig. 103). Levando em conta a fragilidade dessa região, ele é bastante tensionado. Se as relações entre as peças ósseas permanecessem assim, nenhuma rotação seria possível. A descida do atlas e por meio desta, a descida do occipital, esse movimento de parafuso para baixo, relaxa a porção vertical occipito-

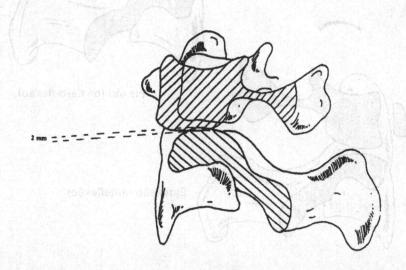

FIGURA 102

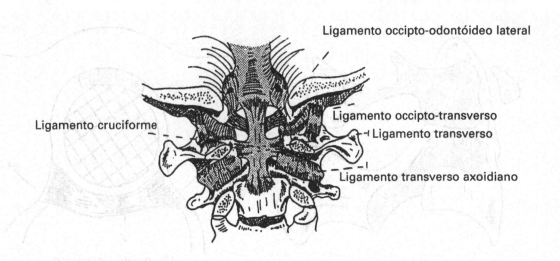

FIGURA 103

transversária e transverso-axoideana do ligamento cruciforme e dos ligamentos occipito-odontóideos laterais, isso progressivamente à medida que a rotação se estabelece. O tensionamento perdido com essa descida é recuperado com a rotação. A relação entre as peças ósseas é assim protegida durante todo o movimento, seja qual for a amplitude da rotação.

As flexo-extensões são os movimentos menores complementares e protetores dos movimentos da articulação entre occipital e atlas. As superfícies articulares das massas laterais do atlas rolam sobre as do áxis (Fig. 104). Na região da odontóide, o ligamento transverso é o sistema amortecedor. Ele coloca-se para baixo na flexão e para cima na extensão (Fig. 105).

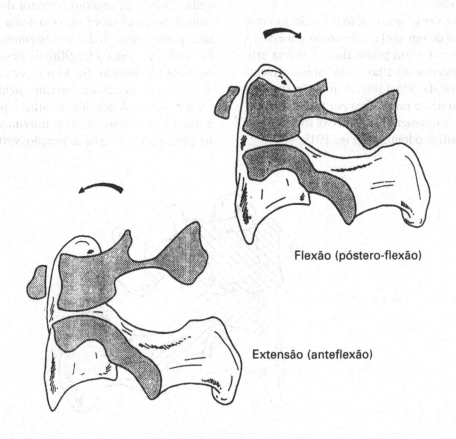

FIGURA 104

COLUNA CERVICAL INFERIOR

A coluna cervical inferior é constituída pelas articulações C2-C3, C3-C4, C4-C5, C5-C6, C6-C7, C7-D1 que, com exceção de alguns detalhes, apresentam as mesmas características mecânicas. A proteção do eixo espinhal condiciona a anatomia desse segmento.

1. Ao contrário das demais vértebras, os corpos vertebrais das cervicais articulam-se entre si.

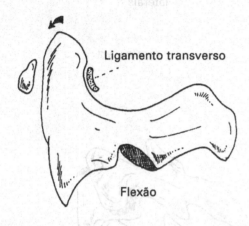

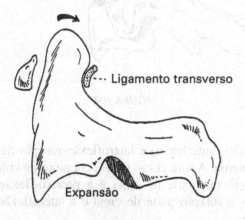

FIGURA 105

Essas articulações destinam-se a evitar todo e qualquer escorregamento lateral.

A superfície superior da vértebra de baixo é côncava transversalmente. Eleva-se de um lado e de outro pelas *apófises unciformes ou úncus* (Fig. 106). Essas duas apófises são côncavas transversalmente, mas também de trás para a frente, seguindo a forma do corpo vertebral. A superfície inferior da vértebra de cima é convexa transversalmente pelas duas facetas laterais convexas nos dois sentidos. Elas correspondem à concavidade formada pelos úncus.

Essa disposição articular transforma o escorregamento lateral em uma rotação-lateroflexão para o lado oposto. Se uma força qualquer empurra a vértebra para um lado, ela sobe lateralmente sobre a apófise unciforme e coloca-se em lateroflexão para o lado oposto, em um movimento comparável ao do escorregamento lateral do occipital. Quando estudarmos as facetas articulares, veremos que a vértebra cervical pode realizar apenas um movimento de lateroflexão-rotação para o mesmo lado. *O movimento de escorregamento lateral torna-se uma rotação-lateroflexão para o mesmo lado.*

2. A superfície superior da vértebra debaixo é convexa de trás para a frente. Na sua região anterior termina por um plano inclinado (Fig. 107). Este corresponde a uma saliência anterior em forma de bico da superfície inferior da vértebra de cima: que faz com que essa superfície seja côncava de trás para a frente (Fig. 107).

A concavidade da vértebra superior, escorregando para a frente ou para trás sobre a convexidade da vértebra inferior, aumenta ainda mais o movimento de báscula sobre o núcleo, movimento este já explicado no que diz respeito às vértebras lombares e dorsais. Isto faz com que os anéis ósseos que constituem o canal medular tornem-se oblíquos uns em relação aos outros, mas permaneçam sempre em um alinhamento perfeito. *Todos os movimentos vertebrais são em curvas que se abrem ou se fecham.*

– Na extensão cervical (anteflexão), as facetas articulares escorregam um pouco para cima em desabitação, mas sobretudo abrem-se atrás (Fig. 108).
– Na flexão cervical (póstero-flexão), as facetas articulares escorregam um pouco para baixo em imbricação, mas sobretudo abrem-se na frente (Fig. 109).
– Os movimentos de "bocejo" das facetas articulares explicam a presença dos meniscos na região de cada articulação interapofisária cervical.

3. Ao contrário das facetas das vértebras lombares e dorsais que são posteriores, as facetas articulares cervicais são dispostas lateralmente à junção do corpo vertebral e arco posterior (Fig. 106). Essa disposição faz com que durante as rotações que são bastante amplas nessa região, os anéis ósseos girem um sobre o outro e permaneçam alinhados. *Ela permite apenas um único parâmetro de escorregamento das facetas.*

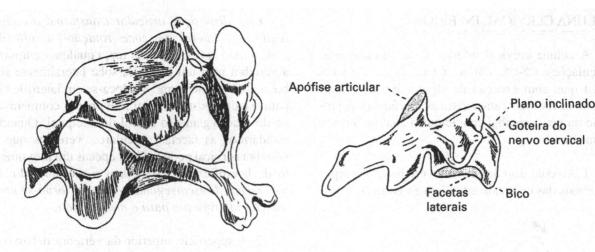

FIGURA 106 *FIGURA 107*

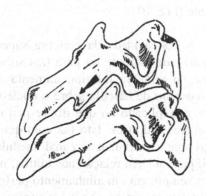 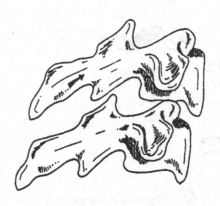

FIGURA 108 *FIGURA 109*

A orientação das facetas articulares cervicais tende à horizontalidade, inclinando-se para trás e para baixo, e não permite lateroflexão pura ou rotação pura. Permite apenas um movimento lateral comprometido com os dois movimentos. De um lado a faceta desce (lateroflexão) e recua (rotação), enquanto a faceta oposta sobe (lateroflexão) e avança (rotação) (Fig. 110).

A inclinação para trás das facetas aumenta de cima para baixo (Fig. 111). Na região das vértebras superiores C2 e C3, as facetas avançam e recuam mais do que sobem e descem. *A rotação cervical é sobretudo superior.* Na região das vértebras inferiores, C5, C6 e C7, as facetas sobem e descem mais do que avançam e recuam. *A lateroflexão cervical é sobretudo inferior.*

As vértebras da coluna cervical inferior deslocam-se apenas seguindo um único parâmetro de escorregamento das facetas articulares. Elas realizam apenas movimentos de flexão (póstero-flexão), extensão (anteflexão) e lateroflexão-rotação direita e esquerda. Assim como para o conjunto da coluna, a anteflexão parte de cima e a póstero-flexão de baixo, a rotação parte de cima e a lateroflexão de baixo.

O parâmetro único de escorregamento tem uma incidência muito importante em terapia manual. *A coluna cervical inferior só pode realizar um único movimento por vez.* Quando se encontra em extensão, não pode realizar lateroflexão nem rotação. Quando se encontra em lateroflexão-rotação, não pode realizar flexão ou extensão. *Para realizar passivamente o movimento da coluna cervical inferior em um sentido ou outro, o terapeuta deve obrigatoriamente passar pela posição neutra.*

As apófises transversas cervicais também são especiais. Parece que se implantam por intermédio de duas raízes entre as quais passa a artéria vertebral: uma sobre a face lateral do corpo, a outra sobre o maciço das apófises articulares. Orientam-se para

Lateroflexão (S)   Rotação (R)

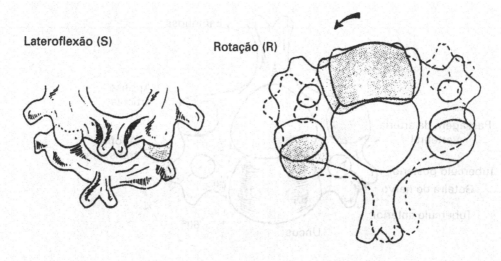

FIGURA 110

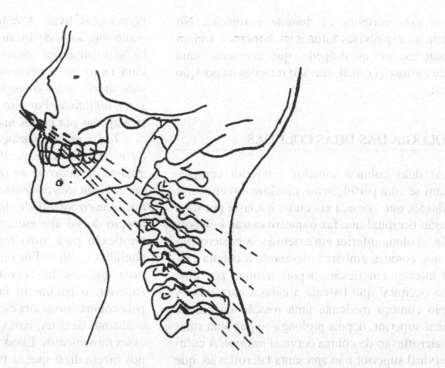

FIGURA 111

a frente e para fora e as apófises das vértebras superiores formam um ângulo de 60º (Fig. 112). Descendo, essas transversas se "dorsalizam" e tendem a tornar-se laterais. Apresentam sobre o bordo superior uma goteira de concavidade superior, na qual caminha o nervo cervical correspondente. Enfim, a extremidade externa apresenta dois tubérculos de inserção para os músculos do pescoço. Apenas as transversas de C7 são exceção.

As apófises espinhosas são, com exceção da de C7, bifurcadas. Isto se deve, acreditamos, à calcificação das inserções musculares e especialmente às inserções do ligamento cervical posterior, que prolonga os ligamentos supra-espinhais. Na região cervical, esse ligamento cervical posterior distancia-se das espinhosas e une-se a elas apenas por pequenos tratos fibrosos que abrigam numerosos receptores sensitivos. Estes informam os centros superiores a respeito dos movimentos da cabeça. A presença desses receptores explica o porquê de as lesões osteopáticas cervicais, especialmente as lesões de anteriorização, serem tão dolorosas. Essas bifurcações espinhosas se encaixam umas sobre as outras com exceção de C3 sobre C4, o que dá maior mobili-

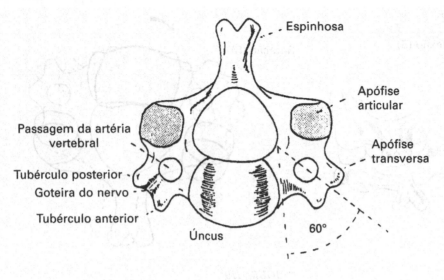

FIGURA 112

dade a esta vértebra C3 durante a rotação. No homem, as espinhosas bifurcadas limitam e freiam as rotações; no quadrúpede, que apresenta uma grande lordose cervical, elas são rotações na posição normal.

FISIOLOGIA DAS DUAS COLUNAS

As duas colunas superior e inferior complementam-se com perfeição nos movimentos ativos. A anteflexão, que começa em cima, inicia-se por uma extensão occipital que faz o queixo entrar, e depois enrola a coluna inferior em extensão. A póstero-flexão, que começa embaixo, desenrola a coluna cervical inferior em flexão, depois termina por uma flexão occipital que bascula a cabeça para trás. A rotação começa mediante uma rotação da coluna cervical superior, depois prolonga-se por uma rotação-lateroflexão da coluna cervical inferior. A coluna cervical superior não apresenta lateroflexão, que sempre é realizada pela coluna cervical inferior.

Os movimentos das duas colunas são sempre capazes de dissociarem-se: uma anteflexão ou uma póstero-flexão da coluna cervical inferior pode, para garantir a horizontalidade do olhar, associar-se a uma flexão ou a uma extensão occipitais. Em uma lateroflexão pura, é possível compensar-se o parâmetro rotação por uma rotação inversa da coluna superior. São possibilidades, mas requerem muita atenção porque não são naturais. Na vida diária a fisiologia é outra.

Devemos relembrar o que dissemos no início deste capítulo. A coluna cervical superior tem como função o equilíbrio vertical da cabeça durante os movimentos do corpo. Para preenchê-la, ela deve permanecer livre. A coluna cervical inferior tem como função os deslocamentos da cabeça e a orientação do olhar que comanda todos os nossos gestos. Para tanto, deve permanecer livre. *Nos gestos da vida diária, todo o conjunto cervical deve manter sua mobilidade.* Por isso pode manter uma posição fixa apenas por curtos instantes.

Todas as compensações das posições da cabeça e da coluna cervical, sejam elas estáticas ou dinâmicas, ocorrem na região da coluna dorsal em um sistema descendente. Em uma anteflexão, para que a horizontalidade do olhar seja conservada, a porção dorsal alta entra em extensão. Em uma lateroflexão pura, uma rotação inversa dos ombros equilibra o olhar. Em uma rotação pura, tendo em vista que não há lateroflexão da coluna cervical superior, o parâmetro lateroflexão é compensado pela coluna dorsal alta etc. Para se convencer do que acabamos de dizer, basta que se realize atentamente esses movimentos. Essas compensações dosais altas nos fazem dizer que as três vértebras dorsais situadas acima do centro de gravidade do equilíbrio D1, D2 e D3 são tanto vértebras cervicais em um sistema descendente quanto vértebras dorsais em um sistema ascendente.

A FUNÇÃO MOTORA

Assim como para todos os outros segmentos vertebrais, a função muscular é dupla: tônica e dinâmica. É curioso constatar, apesar de essa fisiologia não corresponder exatamente às possibilidades vertebrais, que a musculatura tônica de toda essa região é também "lateroflexora" de um lado e "rotadora" do outro. Voltaremos a ver essa particularidade com a função tônica que estudaremos com a estática. A musculatura dinâmica, como sempre, associa lateroflexão e rotação para o mesmo lado.

Na região cervical existem duas colunas distintas, e aí existem dois sistemas musculares fásicos: o da motricidade cervical e o da motricidade cefálica. No entanto, de forma comparável à associação coluna lombar-cintura pélvica, os dois sistemas musculares não são totalmente independentes. Os movimentos da cabeça provocam os da coluna cervical e vice-versa. Para melhor entendimento vamos dividir o estudo.

Motricidade cervical

A musculatura fásica da coluna cervical inferior é simples de ser entendida:

- Uma musculatura anterior realiza ao mesmo tempo a extensão cervical e a anteflexão. Ela é constituída pelo músculo *longo do pescoço*.
- Uma musculatura posterior realiza flexão e a póstero-flexão. Ela é constituída, antes de mais nada, pelos esplênios do pescoço, transverso do pescoço e porção cervical do músculo iliocostal.

A. O longo do pescoço é um músculo especial, constituído por três músculos separados, dois tônicos – *as porções oblíquas externas* – e um fásico – *a porção longitudinal mediana* (Fig. 113).

- A porção tônica, que controla a flexão da coluna cervical (póstero-flexão), é composta por dois músculos.
- A *porção oblíqua ínfero-externa*, que se fixa sobre os corpos das três primeiras vértebras dorsais, prolonga-se por três feixes tendinosos até os tubérculos anteriores das transversas de C7, C6 e C5. A *porção oblíqua súpero-externa*, cujo corpo é fixado aos tubérculos anteriores das transversas de C5, C4 e C3, termina por um tendão que se insere superiormente no tubérculo central do arco posterior do atlas.
- A porção fásica dita longitudinal e mediana é constituída por um longo corpo muscular que se fixa aos corpos das três primeiras vértebras dorsais e três últimas cervicais, assim como no tubérculo anterior de C4. Ela se insere superiormente por meio de três tendões sobre os corpos de C4, C3 e C2.

B. Os dois esplênios asseguram a motricidade posterior da cabeça e do pescoço. Suas fibras inserem-se ao longo das espinhosas de D4 até a metade do ligamento cervical posterior.

- As fibras que constituem o *esplênio do pescoço* partem das espinhosas das quatro primeiras vértebras dorsais e ligamentos supra-espinhais correspondentes, depois sobem e fixam-se sobre as transversas das três primeiras cervicais. Suas fibras mais inferiores chegam à terceira cervical, e assim por diante. Isso faz com que esse músculo pareça torcido sobre si mesmo moldando-se à forma do pescoço (Fig. 114).
- As fibras que constituem o *esplênio da cabeça* originam-se da espinhosa de C7 e da metade inferior do ligamento cervical posterior, inserindo-se superiormente na face externa e bordo posterior da apófise mastóide e nos dois terços externos da linha curva occipital superior (Fig. 114).

Em sua função bilateral, os dois músculos são póstero-flexores da cabeça e pescoço. Em sua fun-

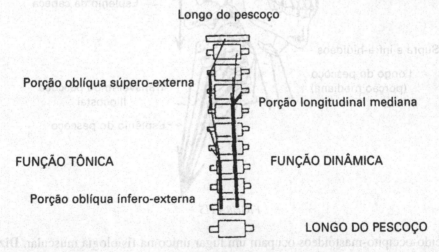

FIGURA 113

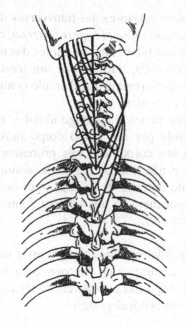

FIGURA 114

Motricidade da cabeça

Com a fisiologia do enrolamento, já examinamos a anteflexão. Vimos que ela é decorrente da sinergia dos músculos supra e infra-hióideos, complementada pela ação das porções longitudinais e medianas do longo do pescoço.

Acabamos de ver a póstero-flexão e as latero-flexões-rotações com os esplênios.

No endireitamento cervical que complementa o endireitamento do tronco, os dois sistemas anteflexor e póstero-flexor aliam-se para realizar o movimento. Esse endireitamento é composto por uma extensão occipital e uma extensão cervical puras. A extensão occipital é realizada pela sinergia dos supra e infra-hióideos, cuja ação é limitada pelos esplênios da cabeça, que impedem a anteflexão (Fig. 115). A extensão cervical é função das porções longitudinais e medianas dos longos do pescoço, cuja ação é controlada pelos transversos do pescoço, os iliocostais cervicais e os esplênios do pescoço que impedem a anteflexão e equilibram a ação lordosante dos esplênios da cabeça (Fig. 115).

Todos sabemos da importância da cabeça no equilíbrio geral do corpo. Ela tem a mesma importância para os deslocamentos no espaço. Todas as evoluções aéreas dos saltos dos ginastas, dos acrobatas, trapezistas, mergulhadores etc. são conduzi-

ção unilateral, ambos são lateroflexores do pescoço; o esplênio do pescoço é rotador do pescoço para o mesmo lado, e o esplênio da cabeça é rotador da cabeça.

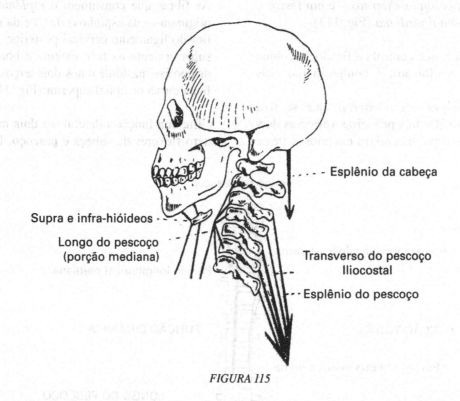

FIGURA 115

Os esternocleido-occipito-mastóideos ocupam um lugar único na fisiologia muscular. **Dizemos que são os músculos diretores de todos os nossos gestos.**

das por movimentos da cabeça. Os arranques, as freagens, as mudanças de direção na marcha e na corrida têm como ponto de partida um avanço, um recuo ou uma rotação da cabeça. *Os movimentos da cabeça encontram-se na origem dos movimentos dos sistemas cruzados.* Durante a locomoção, tudo aquilo que escapa ao automatismo é comandado pela cabeça.

Os esternocleido-occipito-mastóideos são formados por quatro músculos. Dois fixam-se embaixo sobre o esterno na região do manúbrio, dois sobre o terço ou quarto interno da clavícula. Dois fixam-se em cima sobre a mastóide, dois sobre a porção externa da linha curva occipital superior. Seus pontos fixos encontram-se embaixo, os móveis na região da cabeça (Fig. 116). *Esses quatro músculos não têm a mesma orientação e, portanto, não têm a mesma fisiologia.*

1. O *esternomastóideo*, ligeiramente oblíquo para a frente é lateroflexor de seu lado e levemente

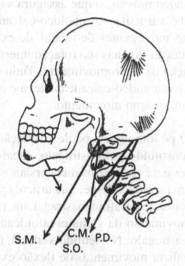

FIGURA 116

rotador para o lado oposto. Quando funciona bilateralmente de forma simétrica, puxa a cabeça ligeiramente para a frente. Em sinergia pode ser apenas lateroflexor com o seu homólogo oposto equilibrando o parâmetro rotação.

O cleidomastóideo tem uma orientação quase vertical. É antes de mais nada lateroflexor para o seu próprio lado. Isso nos faz pensar que os dois mastóideos são, antes de mais nada, lateroflexores da cabeça. A coluna cervical inferior, a única envolvida nessa lateroflexão, vê seu parâmetro de rotação para o mesmo lado compensado pela ligeira rotação oposta causada pelo esternomastóideo.

2. Os esterno-occipital e cleido-occipital são muito oblíquos para a frente. São rotadores para o lado oposto e levemente lateroflexores para seu próprio lado, especialmente o cleido-occipital. Em sinergia, podem ser apenas rotadores, o esternocleido-occipito-mastóideo do lado oposto equilibra o parâmetro lateroflexão. Em uma ação bilateral, são antes de mais nada flexores do occipital e basculam a cabeça para trás, depois, com essa posição estabelecida, tornam-se anteflexores da coluna cervical, os cleido-occipitais começam o movimento, os esterno-occipitais o terminam por um avanço completo da cabeça. Trata-se do movimento fisiológico de avanço da cabeça conservando o olhar horizontal.

Relembramos que nesta fisiologia dos ECOM, as duas porções esternais entrecruzam suas fibras na frente, o que corresponde às necessidades dos dois sistemas cruzados.

Os esternocleido-occipto-mastóideos são quem orientam a cabeça no espaço. Eles podem, sozinhos, realizar praticamente todos os movimentos.

105

O MEMBRO INFERIOR

Assim como para o eixo raquidiano, aqui também dividimos nosso estudo e o abordamos segmento por segmento. Sua função global é, como sempre, de dois tipos: dinâmica e estática. A função dinâmica é a marcha. Ela já foi tantas vezes descrita que não vamos retomá-la aqui. Vamos considerá-la apenas sob o ponto de vista de seus micromovimentos. Por outro lado, na terceira parte deste livro, a função estática vai constituir um capítulo importante e capital de nosso estudo.

O PÉ

O conjunto mecânico que denominamos pé é para nós um assunto de admiração permanente. É o conjunto arquitetural mais maravilhoso de nosso organismo. Temos a tendência de fazê-lo o segmento-rei dessa anatomia. Trata-se do elemento dinâmico da marcha. É a base de nossa estática. Não pode haver uma boa estática sem bons apoios no chão. Adiante voltaremos a considerar essa evidência.

O pé é, com freqüência, descrito pela constituição de três arcos ou três abóbadas, o que anatomicamente é verdadeiro, mas fisiologicamente é muito simplista.

Como a coluna, o pé é destinado a várias funções aparentemente contraditórias. É a alavanca de impulso para a marcha, e para tal função, deve ser sólido e rígido. É a base de sustentação, e para essa função, seus apoios no chão devem ser constantes, isto é, deve ser suficientemente flexível para adaptar-se à posição e às desigualdades do terreno. Ele é o ponto fixo do corpo. Deve ter micromovimentos de amortecimento que permitam ao sistema ligamentar absorver a inércia dos segmentos superiores em movimento.

Fisiologicamente, temos dois pés de cada lado: um pé externo que é a alavanca do impulso da marcha, um interno que é a do pé de adaptação. Os dois pés são reunidos por dois sistemas articulares: o sistema astrágalo-calcaneano que assegura o amortecimento nas inércias e o sistema mediotársico que compensa as desigualdades do chão.

I – O pé externo é a alavanca de impulso na progressão. Sobre ele se exerce a ação dos dois músculos do impulso: o tríceps sural e o fibular longo. Ele conta com poucos ossos: calcâneo, cubóideo e os dois últimos metatarsianos (Fig. 117). Suas articulações são pouco móveis, o que assegura sua rigidez. A principal é a articulação cubóideo-calcaneana. Ela tem ínfimos movimentos de flexão, de extensão de abdução-adução. Apenas sua rotação interna merece a qualificação de micromovimento. Tudo o que faz a articulação cubóideo-calcaneana leva o antepé externo em um mesmo movimento.

II – O pé interno é o pé de adaptação à gravidade. É constituído pelo astrágalo, escafóide, três cuneiformes e três primeiros metatarsianos. Trata-se da porção mais móvel do pé. Sua articulação principal é a articulação escafoideoastragaliana (Fig. 118), isto é, o movimento da glena-escafoideana sobre a cabeça do astrágalo. No sentido vertical, o escafóide pode realizar movimentos de flexão-extensão de grande amplitude (Fig. 119), abdução-adução muito mais reduzidas no plano horizontal (Fig.120), rotações interna e externa no plano frontal (Fig. 121). Todo o antepé interno é levado pelo escafóide e realiza os mesmos movimentos: a flexão e extensão num impulso sagital da marcha e adaptação à gravidade, abdução-adução e rotações num impulso lateral e adaptação às desigualdades do chão.

III – As articulações subastragalianas ligam o pé interno ao pé externo, e permitem o equilíbrio frontal da perna, o que vamos rever com a estática. Elas constituem o conjunto amortecedor da inércia dos segmentos superiores.

Na recepção anterior da marcha, o pé é brutalmente freado sobre o chão. Tendo em vista a inér-

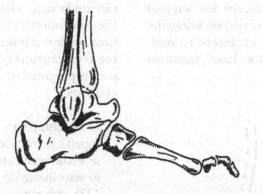

FIGURA 117

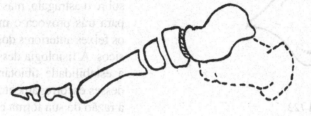

FIGURA 118

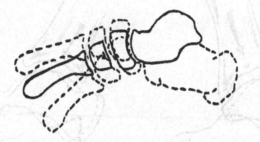

FIGURA 119

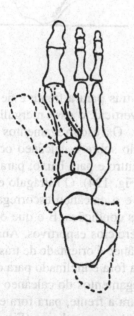

FIGURA 120

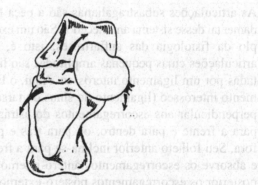

FIGURA 121

107

cia e o impulso posterior, ele recebe um impulso para a frente que é exercido na região do astrágalo. No impulso do passo posterior, ele recebe na mesma região um impulso posterior. Esses impulsos são ainda mais violentos nas corrida e nos saltos. Eles são amortecidos por microescorregamentos da tíbia sobre o astrágalo (Fig. 122) e do astrágalo sobre o calcâneo (Fig. 123), e permitem o tensionamento progressivo dos dois sistemas ligamentares elásticos.

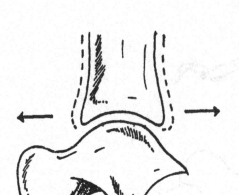

FIGURA 122

a) O impulso para a frente da tíbia faz escorregar sua superfície articular sobre o astrágalo (Fig. 122). Esse escorregamento acompanha um escorregamento semelhante do astrágalo sobre o calcâneo (Fig. 123), que vamos examinar. Esses dois escorregamentos tensionam os feixes posteriores dos ligamentos laterais da tibiotársica, que não se fixam sobre o astrágalo, mas sobre o calcâneo. O impulso para trás provoca o mesmo mecanismo. Tensiona os feixes anteriores dos ligamentos laterais tibiotársicos. A fisiologia desses ligamentos laterais não é a estabilidade tibiotársica, mas o amortecimento desses escorregamentos para a frente e para trás. É a razão de sua forma em "V" invertido.

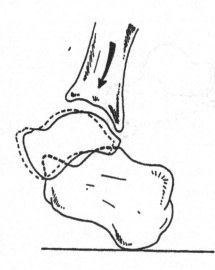
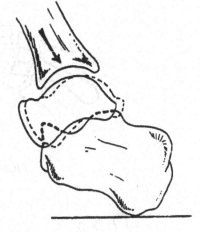

FIGURA 123

b) As articulações subastragalianas são a peça fundamental desse sistema amortecedor. São um exemplo da fisiologia das anfiartroses, isto é, das articulações cujas pequenas amplitudes são limitadas por um ligamento interósseo. Aqui, o ligamento interósseo (ligamento do sinus do tarso) é perpendicular aos escorregamentos do astrágalo para a frente e para dentro, ou para trás e para fora. Seu folheto anterior inclina-se para a frente e absorve os escorregamentos ântero-internos, o posterior os escorregamentos póstero-externos.

Anatomicamente, o eixo longitudinal do astrágalo tem, no plano horizontal, uma orientação oblíqua de trás para a frente e de fora para dentro. No plano vertical, o osso mergulha para a frente cerca de 50°. Os escorregamentos anteroposteriores do astrágalo sobre o calcâneo ocorrem: para a frente, para dentro e para baixo; para trás, para fora e para cima (Fig. 124). O astrágalo escorrega sobre o calcâneo, e o calcâneo escorrega sob o astrágalo nas mesmas condições. É o que ocorre com freqüência nos exercícios esportivos. Anatomicamente, o eixo do calcâneo é orientado de trás para a frente, de dentro para fora e inclinado para cima cerca de 35°. Os escorregamentos do calcâneo sob o astrágalo ocorrem: para a frente, para fora e para cima; para trás, para dentro e para baixo (Fig. 125).

IV – A articulação mediotársica, mas sobretudo a articulação de Chopart, reúne o antepé interno ao antepé externo.

A articulação subastragaliana anterior faz parte do conjunto articular que constitui a articulação escafóide-astragaliana. A superfície astragaliana é formada pela cabeça do astrágalo cujas três facetas: ântero-superior, póstero-inferior e média correspondem, respectivamente, ao escafóide (face posterior), ao calcâneo (subastragaliana anterior), ao ligamento calcâneo-escafoideano impregnado de cartilagem. A cabeça do astrágalo é assim recebida em uma verdadeira cavidade articular esférica, o ligamento calcâneo-escafoideano interno e inferior é com freqüência chamado ligamento glenóide. O eixo de rotação do escafóide encontra-se assim no centro da articulação.

A articulação cubóideo-calcaneana coloca em presença a face anterior da grande apófise, convexa transversalmente mas ondulada verticalmente, do calcâneo e a face posterior do cubóide de forma inversa. O eixo de rotação do cubóide situa-se próximo de seu bordo externo, entre a crista que separa as duas facetas metatarsianas na frente e o apoio de seu bordo póstero-externo sobre a face anterior da grande apófise calcaneana.

A chave desse sistema articular, é a articulação de adaptação escafóide-cuboideana, a verdadeira articulação de Chopart. Deve-se entender bem essa fisiologia do pé descrita por Chopart há muitos anos. Ela é dominada pela dupla escafóide-cubóide, e resume a adaptação do pé à gravidade, às desigualdades do chão, sobretudo traz a interdependência do antepé em relação ao retropé. Todos os movimentos do escafóide sobre o astrágalo levam o antepé interno no mesmo sentido. Todos os movimentos do cubóide sobre o calcâneo levam o antepé externo no mesmo sentido. No centro, o ligamento em "Y" de Chopart faz a junção entre os dois movimentos (Fig. 126).

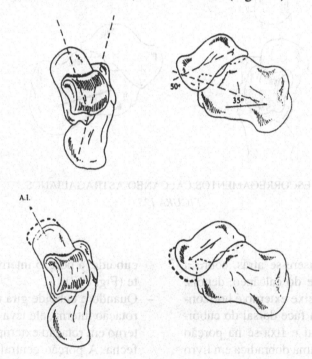

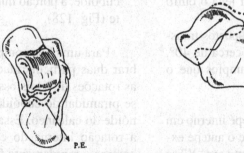

ESCORREGAMENTOS ASTRÁGALO-CALCÂNEOS
FIGURA 124

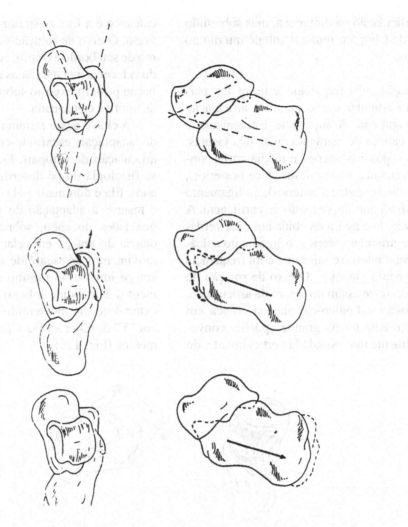

ESCORREGAMENTOS CALCÂNEO-ASTRAGALIANOS
FIGURA 125

O ligamento em "Y" insere-se atrás, sobre a face dorsal da grande apófise do calcâneo, depois, divide-se em dois feixes. O feixe externo é horizontal e liga-se na frente sobre a face dorsal do cubóide. O feixe interno é vertical e fixa-se na porção externa do escafóide. Como uma dobradiça em livro aberto, liga os dois ossos por suas porções centrais. É fácil entender que nas rotações, um leva o outro em sentido inverso (Fig. 126).

O escafóide e o cubóide estão dispostos transversalmente sobre um eixo inclinado cerca de 40°. O escafóide tem movimentos mais amplos que o cubóide.

– Quando o escafóide gira com o antepé interno em rotação interna, ele leva o cubóide e o antepé externo em rotação externa. O ligamento em "Y" se abre. A porção central do pé sobe, a abóbada aumenta. Como o escafóide gira mais do que o cubóide, a porção interna do pé sobe ligeiramente (Fig. 127).

– Quando o cubóide gira com o antepé externo em rotação interna, ele leva o escafóide e o antepé interno em rotação externa. O ligamento em "Y" se fecha. A porção central do pé desce, a abóbada se achata. Como o escafóide gira mais do que o cubóide, a porção interna do pé desce ligeiramente (Fig. 128).

Para uma boa compreensão, deve-se ainda lembrar duas particularidades anatômicas que limitam as rotações dos dois ossos. Na face plantar, a apófise piramidal do cubóide aloja-se na cavidade coronóide do calcâneo. Essa disposição faz com que, se a rotação interna do cubóide é fácil, sua rotação externa é rapidamente freada pelo encontro da apófise piramidal com o bordo da cavidade coronóide. Para o escafóide, a limitação é inversa. Na rotação

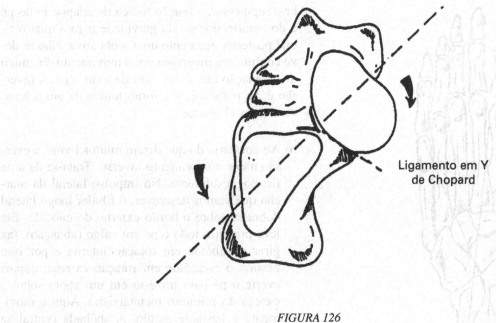

FIGURA 126

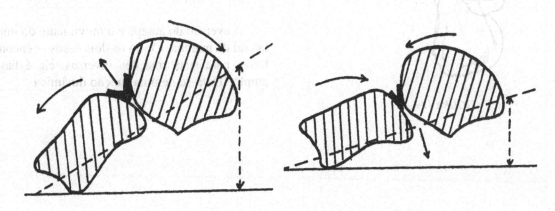

FIGURA 127   *FIGURA 128*

interna, a tuberosidade vem rapidamente ao encontro da convexidade da cabeça astragaliana. Por outro lado, a rotação externa é livre. Rotação interna do escafóide e rotação externa do cubóide correspondem a um movimento muito limitado do antepé. Veremos que é o movimento da inversão. Rotação externa do escafóide e rotação interna do cubóide correspondem a um movimento amplo, o da eversão. O achatamento da abóbada plantar é controlado pelo sistema musculoligamentar. O aumento da abóbada é limitado pelo encontro de elementos ósseos.

Os movimentos de inversão e eversão são, acreditamos, mal-entendidos. Eles se realizam em torno de dois eixos diferentes: um eixo extero-interno entre a tuberosidade externa do calcâneo e a cabeça do primeiro metatarsiano e um eixo íntero-externo entre a tuberosidade póstero-interna do calcâneo e a cabeça do quinto metatarsiano. Os dois eixos cruzam-se na região do ligamento em "Y" de Chopart (Fig. 129). A inversão ocorre em torno do eixo íntero-externo e a eversão em torno do eixo êxtero-interno.

a) A inversão resulta da tensão tônica do tibial posterior. O escafóide puxado para dentro, para trás e para baixo, escorrega sobre a cabeça do astrágalo. O antepé é levado em uma adução e flexão. A tuberosidade escafoideana sobre a qual se liga o tibial posterior é puxada para baixo: o escafóide gira em rotação interna e leva o cubóide em rotação externa. Isto, já vimos, estimula o aumento da abóbada (Fig. 130).

A inversão é um movimento do antepé em relação ao retropé. Ela tem pouca amplitude, e já vimos as razões com as rotações do escafóide-cubóide. Não é propriamente um movimento. É um equilí-

111

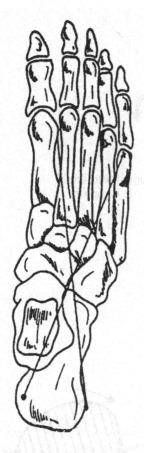

FIGURA 129

brio segmentar, a função tônica de adaptação do pé e do amortecimento da gravidade para a qual o tibial posterior age como uma mola ativa. Não se deve confundir a inversão com o movimento dinâmico de supinação que é um varo de todo o pé. A inversão é, na realidade, o retorno tônico de um achatamento das abóbadas.

b) Ao contrário do que dizem muitos livros, a eversão não é o movimento inverso. Trata-se de uma fisiologia diferente. No impulso lateral da marcha que vamos descrever, o fibular longo lateral dobra-se sobre o bordo externo do cubóide. Ele leva primeiro todo o pé em valgo (abdução), faz girar o cubóide em rotação interna e por isso mesmo o escafóide em rotação externa, depois everte o pé para trazê-lo em um apoio sobre a cabeça do primeiro metatarsiano. Aqui o movimento é bastante amplo. A abóbada central se achata (Fig. 131).

A eversão do antepé é o movimento do impulso lateral da marcha. Como os dois ossos se encontram livres para suas rotações inversas, ele é bastante amplo. Trata-se de uma função dinâmica.

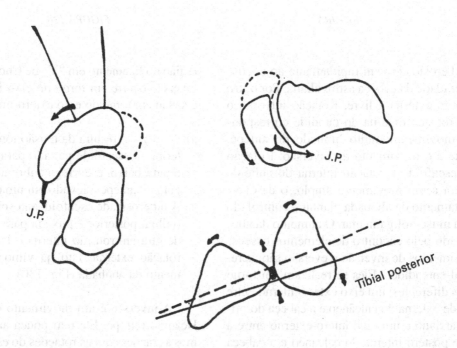

FIGURA 130

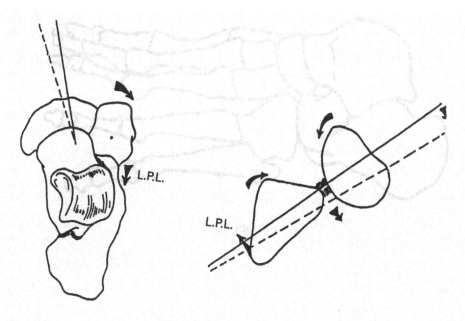

FIGURA 131

V – Para terminar essa importante fisiologia global do pé, relembremos rapidamente o arco anterior, que não deve ser visto constituído apenas pelas cabeças dos metatarsianos (Fig. 132). Não é um arco, mas uma abóbada. As cabeças metatarsianas não se encontram em contato.

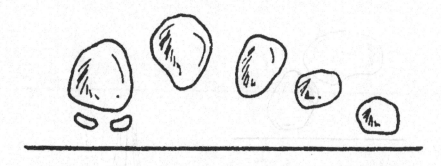

FIGURA 132

Este é um conjunto musculotendinoso constituído pelas cabeças dos metatarsianos, ligamentos glenóide e interósseos que servem de ponto de apoio para o músculo abdutor transverso do primeiro metatarsiano. É uma abóbada frágil. Ao contrário do que muitos desenhos de anatomia fazem pensar, o terceiro cuneiforme e o cubóide não se encontram em contato por uma pequena porção posterior. Sobretudo as bases do terceiro e quarto metatarsianos não têm nenhum contato ósseo e não se articulam entre si (Fig. 133). Essa separação faz com que os dois metatarsianos estejam mais livres no centro do pé e mais sensíveis à tensão dos flexores. Isso com freqüência leva a um apoio antifisiológico sobre suas cabeças (antepé desabado).

O verdadeiro arco transverso situa-se na região do metatarso entre o escafóide e o cubóide, entre os três cuneiformes e o cubóide (Fig. 134). Acabamos de ver que ele pode se modificar nas adaptações do pé. Aliás, mecanicamente, não é um arco que deixa supor a existência de dois pilares de apoio. A gravidade do corpo chega à região do segundo cuneiforme, e tende a desequilibrar-se internamente. Isso explica a tendência do valgo do pé. Acabamos de ver que seu equilíbrio repousa sobre a tensão do tibial posterior.

Toda essa mecânica do pé que nos causa tanta admiração nos leva a uma noção capital em osteopatia. Todos os ossos do pé repousam sobre o cubóide (Fig. 135), que é o elemento principal da estática do pé; seja qual for a função, ele está envolvido.

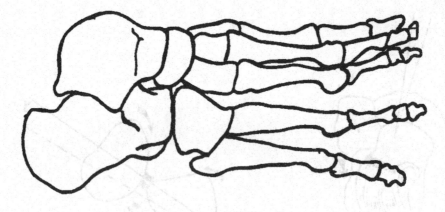

FIGURA 133

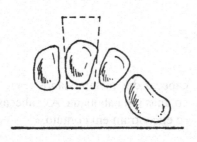

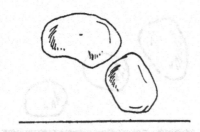

FIGURA 134

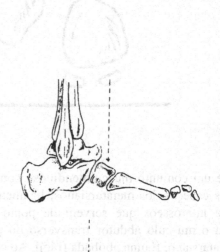

FIGURA 135

- No arco externo ele recebe o calcâneo que sustenta o astrágalo atrás e recebe o quarto e quinto metatarsianos na frente.
- No arco transverso, o escafóide repousa sobre ele atrás e os três cuneiformes sobre sua porção anterior.
- No arco interno todos os metatarsianos repousam sobre ele por intermédio dos cuneiformes e do escafóide.

Podemos facilmente admitir que o cubóide recebe o peso do corpo. Essa força descendente é submetida a muitas modificações e, por isso, podemos entender o porquê de o cubóide estar envolvido em todas as perturbações estáticas.

VI – Com exceção da fisiologia clássica dos livros, pouco há a dizer sobre o complexo articular denominado tarsometatarsiano. Ele coloca em presença o tarso anterior: cuneiformes e cubóide, e a base dos cinco metatarsianos. É constituído por artródias muito imbricadas umas nas outras e mantidas por um sistema ligamentar potente. Todas essas pequenas articulações são sede de leves movimentos de escorregamento que podem assumir diversas formas e acompanham as modificações da abóbada plantar.

DINÂMICA DO PÉ

A função dinâmica do pé é essencialmente o impulso posterior e a recepção anterior da marcha. Sua articulação principal é a tibiotársica à qual se juntam as duas articulações tibiofibulares e a articulação metatarsofalangiana do primeiro artelho.

Tibiotársica

A tibiotársica é, para o homem da cidade, a articulação do pé mais importante, a rainha como a denominava Ombredanne, a da marcha em terreno plano. Por seus movimentos de flexo-extensão, ela comanda toda a dinâmica.

A flexão aproxima a face dorsal do pé da perna (Fig. 136), e também é denominada "flexão dorsal". A extensão distancia a face dorsal do pé da perna (Fig. 136), é também denominada "flexão plantar", o que não é justificável no que diz respeito à tibiotársica. Essa denominação foi motivada pelo seguinte: quando o pé se coloca no prolongamento da perna, esse posicionamento é constituído pela extensão da tibiotársica, que acabamos de ver, e por uma flexão do conjunto mediotársico que contribui com uma importante amplitude para o movimento. A flexão é freada pelo encontro do colo do astrágalo com o bordo anterior da tíbia, mas, sobretudo, pela tonicidade do tríceps. A extensão é freada pelo encontro do tubérculo posterior do osso trígono do astrágalo e bordo posterior da tíbia.

A polia astragaliana tem uma orientação num eixo sensivelmente anteroposterior, enquanto o eixo do colo e da cabeça vai ligeiramente para dentro. Fato ainda mais importante é a polia astragaliana ser mais larga na frente por causa da obliqüidade para a frente e para fora da superfície maleolar externa. Essa conformação anatômica faz com que, na fle-

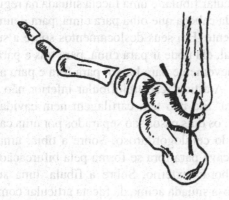

TIBIOTÁRSICA

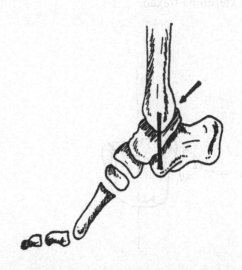

FIGURA 136

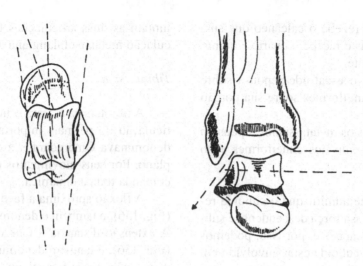

FIGURA 137

xão, o maléolo externo afaste-se abrindo a pinça. Ela se fecha na extensão (Fig. 137).

O maléolo externo é mais volumoso e desce mais que o interno. Por outro lado, situado ligeiramente para trás, dá ao eixo de flexão uma leve obliqüidade que posiciona o pé para fora cerca de 15° (ângulo do passo) (Fig. 138).

A estabilidade lateral da articulação é decorrente do encaixe ósseo, e também atribuída aos ligamentos laterais, o que não é correto. Esses ligamentos laterais não se inserem sobre o astrágalo. São estabilizadores das articulações subastragalianas das quais controlam os micromovimentos de escorregamento. Os verdadeiros estabilizadores da pinça maleolar são os ligamentos fíbulo-tibiais inferiores anterior e posterior (Fig. 139). São ligamentos potentes que contornam o maléolo externo. Levemente oblíquos para baixo e para fora, permitem, ao horizontalizar-se, o leve afastamento do maléolo externo na flexão.

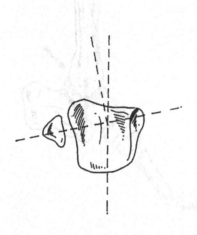

FIGURA 138

A horizontalização dos ligamentos tibiofibulares, assim como a do grande ligamento interósseo da perna fazem com que o afastamento do maléolo externo se acompanhe por uma ascensão da fíbula.

Articulações tibiofibulares

A tíbia e a fíbula são ligadas por duas articulações: uma superior e uma inferior. Os deslocamentos da fíbula em relação à tíbia são simultâneos nas duas articulações, a articulação superior absorve e compensa os deslocamentos da articulação inferior tributária da fisiologia do pé.

A articulação superior é uma artródia. A superfície articular tibial tem a forma de um feijão aberto para a frente e para cima. Situada sobre a tuberosidade externa e levemente para trás, ela olha para baixo, para trás e para fora (Fig. 140). A superfície articular fibular é uma faceta situada na região interna da cabeça que olha para cima, para dentro e para a frente. Em seus deslocamentos sobre a superfície tibial, ela pode ir para cima, para trás e para dentro, ou levemente para baixo, para fora e para a frente.

A articulação tibiofibular inferior não é verdadeira. Ela não tem cartilagem nem cavidade sinovial; os dois ossos são separados por uma camada de tecido celulogorduroso. Sobre a tíbia, uma goteira côncava para fora se forma pela bifurcação inferior do bordo externo. Sobre a fíbula, uma superfície rugosa situada acima da faceta articular com o astrágalo lhe corresponde.

Com a tibiotársica, acabamos de ver a pinça maleolar abrir-se na flexão e fechar-se na extensão. Esse movimento coloca em jogo as duas articulações tibiofibulares. Não apenas o maléolo se afasta, mas toda a fíbula afasta-se da tíbia embaixo. Todos

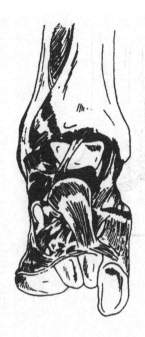
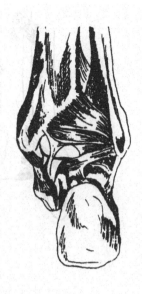

FIGURA 139

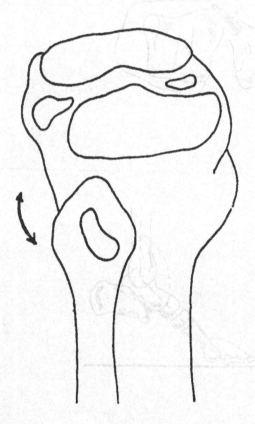

FIGURA 140

os ligamentos que ligam a tíbia à fíbula são, como já vimos, oblíquos para baixo e para fora.

– Quando a fíbula se afasta, todos os ligamentos horizontalizam-se e a fíbula sobe (Fig. 141). Si-multaneamente a esse movimento de ascensão e afastamento, a tensão do ligamento tibiofibular inferior e anterior puxa o maléolo externo em rotação interna (Fig. 142). A ascensão repercute-se na região da articulação superior: a cabeça fibular escorrega para cima, para trás e para dentro.

– Na extensão do pé, a pinça maleolar se fecha, os ligamentos verticalizam-se, a fíbula desce. Numa extensão forçada pode até mesmo descer abaixo de sua posição neutra. Na região da articulação superior, a cabeça escorrega ligeiramente para baixo, mas sobretudo para fora e para a frente.

Acreditamos que esses movimentos de ascensão e descida da fíbula são uma das chaves do automatismo da marcha.

Na fisiologia dinâmica do pé no chão, é indispensável associarmos os movimentos passivos da articulação metatarsofalangiana do primeiro artelho aos movimentos dinâmicos da tibiotársica. O último apoio sobre o chão é o da cabeça do primeiro metatarsiano. No desenrolamento do pé, as duas articulações encontram-se ligadas. Na extensão (impulso), a tibiotársica se abre, a metatarsofalangiana se fecha (Fig. 143). Na marcha, as duas articulações não podem ser dissociadas. Se a articulação metatarsofalangiana não pode se fechar (hálux rígido), a tibiotársica não pode se abrir.

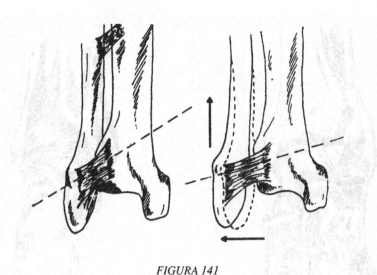

FIGURA 141

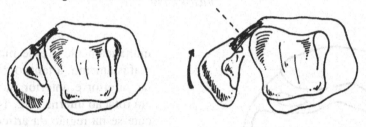

Ligamento fíbulo-tibial anterior

Metatarsofalangiana do primeiro artelho

FIGURA 142

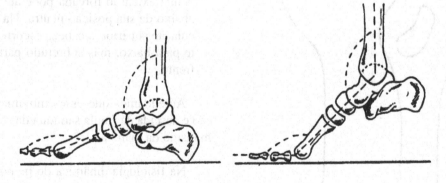

FIGURA 143

DINÂMICA DO IMPULSO

O impulso posterior que impulsiona o corpo para a frente não é estritamente sagital, mas uma sinergia articular e muscular para o impulso oblíquo. Na marcha, o peso do corpo deve ser impulsionado para a frente, mas também lateralmente de um pé para o outro (Fig. 144). O impulso posterior deve assim conjugar a extensão do pé ao movimento de valgo do retropé e uma eversão do antepé. Vamos descrever um impulso sagital e um impulso lateral.

Impulso sagital

O impulso sagital com freqüência é denominado erroneamente impulso tibiotársico. As fibras

DINÂMICA DO IMPULSO

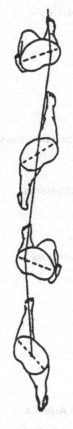

FIGURA 144

musculares dos gastrocnêmios, porção dinâmica do tríceps sural, são relativamente curtas. Nos quadrúpedes que se apóiam sobre os dedos, esse músculo é tônico e suspende a articulação tibiotársica. Ele permite a esta articulação uma extensão de cerca de 35°. A extensão total do pé no impulso posterior é uma sinergia dos gastrocnêmios e dos flexores comum e próprio. Os gastrocnêmios realizam a extensão tibiotársica e os flexores flexionam as articulações mediotársicas e de Lisfranc. Aplicam também os artelhos sobre o chão com a ajuda dos músculos lombricais. Na primeira parte do desenrolamento do pé sobre o chão, o flexor comum e o flexor próprio agem ao mesmo tempo, depois, com a evolução da eversão do antepé, os quatro últimos artelhos abandonam o chão. Permanecem em ação apenas o primeiro artelho e seu flexor próprio.

- Os gastrocnêmios originam-se em cima mediante dois fortes tendões: um sobre o côndilo interno, o outro sobre o côndilo externo; algumas fibras musculares originam-se diretamente sobre as regiões condilianas correspondentes. Os tendões alargam-se de um lado e do outro sobre a face posterior e lateral do músculo; as fibras musculares implantam-se sobre a face profunda desses dois tendões que descem até a porção média do músculo. Dessa inserção alta, as fibras convergem para a face posterior de uma lâmina tendinosa em duas porções em cima, depois, em posição única, embaixo na região média da perna. Ela se reúne em seguida a uma lâmina tendinosa do solear para formar o tendão de Aquiles (Fig. 145).

- O flexor longo comum origina-se da linha oblíqua do terço médio da porção posterior da tíbia, do septo fibroso que separa o tibial posterior e constitui uma arcada. Desce na região posterior da tíbia cruzando o tibial posterior que passa pela arcada. Seu tendão terminal reflete-se atrás do maléolo interno, escorrega em uma goteira no ápice da apófise menor do calcâneo e penetra obliquamente na face plantar do pé por meio de um tendão que se divide em quatro para formar os tendões perfurantes (Fig. 146).

- O longo flexor próprio do hálux nasce dos dois terços inferiores da face posterior da fíbula, dos septos fibrosos, do ligamento interósseo. Um tendão central recebe as fibras musculares, escorrega na região posterior do astrágalo, depois, em uma goteira da face interna do calcâneo. Ele é mantido nessa goteira por uma bainha muito forte. Na face plantar, ele ganha o primeiro artelho entre os sesamóides (Fig. 146).

A fisiologia da aplicação dos artelhos sobre o chão é complementada pelos músculos lombricais. Devemos entender bem as coisas. Os flexores flexionam todas as falanges umas em relação às outras. Para evitar a "garra dos artelhos", isto é, a flexão da segunda e terceira falanges, é necessária uma sinergia que mantenha suas articulações eretas, o que é possibilitado pelos lombricais (Fig. 147).

- Esses quatro pequenos músculos se originam dos tendões terminais do flexor longo comum e são ativados pela tensão destes. Na região dos artelhos, eles se fixam sobre a base das primeiras falanges, o que os torna flexores destas, mas, por uma expansão, também vão inserir-se sobre o tendão do extensor correspondente, o que os torna, ao mesmo tempo, extensores das duas últimas.

Como o primeiro artelho tem apenas duas falanges, a segunda sendo pouco móvel em extensão, esta sinergia torna-se inútil nessa região.

Impulso lateral

O impulso lateral ocorre graças ao músculo fibular longo. Já vimos essa fisiologia com a ever-

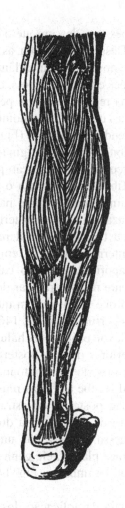
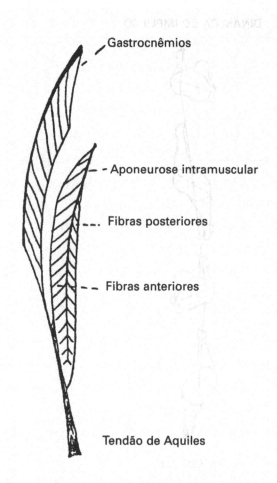

FIGURA 145

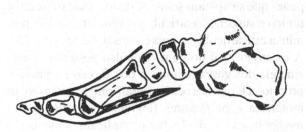

FIGURA 147

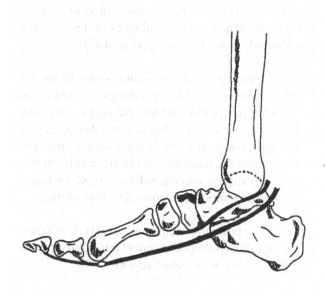

FIGURA 146

são. Em um primeiro tempo, por um movimento de valgo do retropé, ele leva o peso do corpo para o bordo interno do pé e depois realiza o impulso lateral pelo movimento de eversão que traz o pé em apoio sobre a cabeça do primeiro metatarso.

– O fibular longo origina-se superiormente na tuberosidade externa da tíbia, nas faces anterior e externa da cabeça da fíbula, da face externa da fíbula, dos septos intermusculares anterior e externo. Suas inserções sobre a fíbula são muito especiais. Elas permitem a passagem dos nervos ciático-poplíteo externo, tibial anterior e musculocutâneo. O músculo prolonga-se por um longo tendão que emerge sobre a face externa, passa atrás do maléolo externo, abaixo do tubérculo dos fibulares, dobra-se uma segunda vez para penetrar na goteira plantar do cubóide e vai obliquamente para a frente e para dentro implantar-se no tubérculo externo da extremidade posterior do primeiro metatarsiano (Fig. 148).

Desejou-se atribuir ao fibular longo o papel de sustentador do arco plantar. Fisiologicamente isso não é possível. O fortalecimento desse músculo permanece para muitos a base do tratamento do pé plano. Uma primeira teoria pretendia que sua porção tendinosa plantar sustentava o arco transversal. Músculo dinâmico, ele não tem praticamente nenhum poder tônico. Além disso, é um músculo do valgo, deformação que acompanha sempre o pé plano que na realidade é constituído por uma eversão. Uma teoria mais recente pretende que sua inserção sobre a base do primeiro metatarsiano lhe confia um parâmetro de flexão do antepé. É uma visão fantasiosa. Nem a alavanca sobre a base matatarsiana, nem sua obliqüidade lhe permitem tal função. Essa inserção sobre o pé interno lhe confere um ponto de apoio para elevar o bordo externo.

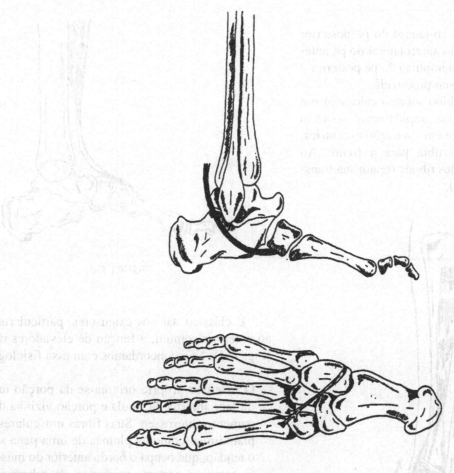

FIGURA 148

Coordenação dos impulsos

Os movimentos da fíbula não parecem ter intrigado muito os fisiologistas do movimento. Eles não parecem justificar-se pela mecânica articular tibiotársica nem pela proteção da articulação que eles tendem a tornar mais frágeis. No entanto, é seguro que, como para tudo na mecânica humana, esses movimentos tenham uma razão precisa de ser. Não há nada inútil em nossa anatomia nem em nossa fisiologia. A faceta articular astragaliana externa, oblíqua para baixo, funciona como um dispositivo mecânico que abre e fecha o maléolo fibular a cada passo. Pessoalmente, acreditamos que todo o mecanismo do automatismo da marcha encontra-se nessa fisiologia da fíbula.

Sabemos que a marcha é uma perda de equilíbrio constantemente recuperada. É desencadeada por um avanço da cabeça decorrente dos esternocleido-occipito-mastóideos. O pé posterior encontra-se achatado sobre o chão. Essa perda de equilíbrio para a frente coloca a tibiotársica em flexão. Essa flexão coloca o tríceps sural em tensão e provoca sua contração (impulso sagital). Ao mesmo tempo, ela faz subir a fíbula que ativa o fibular longo (impulso lateral). Esses dois impulsos são perfeitamente coordenados; os reflexos miotáticos são assim sincronizados. É a única explicação lógica para a ascensão da fíbula.

RECEPÇÃO ANTERIOR

A esse impulso póstero-lateral do pé posterior corresponde uma recepção anterolateral do pé anterior. Ela controla e freia o impulso do pé posterior e o desequilíbrio lateral assim produzido.

O pé anterior é recebido sobre o calcanhar e o impulso posterior o rebate rapidamente sobre o chão. O tríceps sural reage em contração excêntrica, freando a translação da tíbia para a frente. Ao mesmo tempo, os músculos tibiais freiam sua translação para fora (Fig. 149).

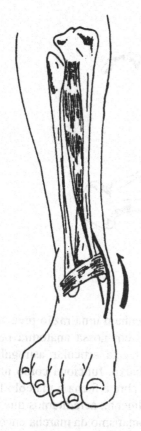

FIGURA 149

FASE OSCILANTE

A elevação do pé, a flexão tibiotársica necessária para a fase oscilante da marcha, é devida ao tibial anterior; seu parâmetro de varo é controlado pela sinergia do fibular longo.

– O tibial anterior origina-se superiormente sobre a tuberosidade externa da tíbia, sobre a porção superinterna do ligamento interósseo, e da face profunda da aponeurose da perna. O tendão aparece sobre a face anterior e vai inserir-se embaixo sobre a face interna do primeiro cuneiforme e porção interna da base do primeiro metatarsiano (Fig. 150).

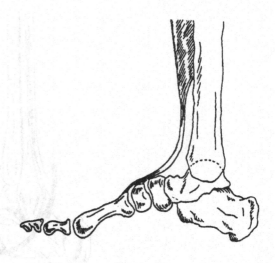

FIGURA 150

É clássico dar aos extensores, particularmente ao extensor comum, a função de elevadores do pé (Fig. 151). Não concordamos com essa fisiologia.

– O extensor próprio origina-se da porção média da face interna da fíbula e porção vizinha do ligamento interósseo. Suas fibras musculares implantam-se como as plumas de uma pena sobre o tendão, que ocupa o bordo anterior do músculo.
– O extensor comum origina-se da tuberosidade externa da tíbia, dos dois terços inferiores da face interna da fíbula, da porção externa do ligamento interósseo, da face profunda da aponeurose da perna. Suas fibras musculares implantam-se sobre um tendão situado no bordo anterior do músculo.

O tibial anterior é o músculo mais atingido pela poliomielite. Encontramos numerosos casos nos quais sua paralisia constituía a única seqüela. Nunca, apesar de os extensores estarem perfeitamente íntegros, a elevação do pé era possível. O paciente andava em marcha ceifante. Os músculos extensores têm dois longos tendões, mas fibras relativamente curtas, o que lhes confere uma possibilidade limitada de encurtamento. Elas possuem o comprimento de sua função: a elevação dos artelhos e não podem intervir na elevação do pé. A intervenção reparadora da paralisia do tibial posterior consistia justamente em implantar o tendão do extensor sobre o esqueleto dorsal do pé.

O JOELHO

NECESSIDADES FISIOLÓGICAS

Como sempre, são as necessidades fisiológicas que condicionam a anatomia e a fisiologia.

1. O joelho do homem é essencialmente uma articulação de carga. Com a estática, veremos que seu equilíbrio nada deve à musculatura periférica. No quadrúpede, a articulação encontra-se em flexão; a maior parte da gravidade é amortecida pela tonicidade do quadríceps. No homem em pé, ela é estritamente sustentada pelo contato das superfícies articulares. Na marcha, na corrida, no salto etc. podem receber um peso considerável. Essa solicitação de apoio faz com que as superfícies sejam largas e amplas, além de serem divididas tanto na região da tíbia quanto na do fêmur por duas pirâmides ósseas (Fig. 152).

2. Tendo em vista a largura da bacia, os dois joelhos apresentam-se em um duplo genuvalgo frontal, que tem como objetivo trazer os dois pés para o centro (Fig. 153). Dessa forma, ele reduz a largura do passo, o que limita as oscilações do tronco duran-

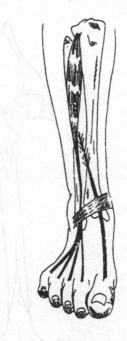

FIGURA 151

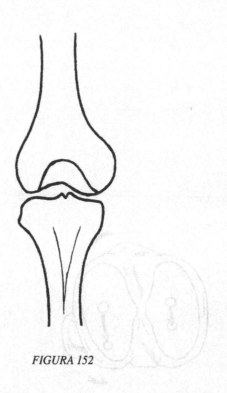

FIGURA 152

te a passagem do peso do corpo de um pé para o outro na marcha. Como a horizontalidade da linha articular deve ser respeitada para evitar o desequilíbrio das superfícies durante os apoios, os dois côndilos não têm a mesma forma. A pirâmide do côndilo interno é mais alongada para dentro, o que o faz parecer mais longo enquanto a diáfise é vertical (Fig. 154). O côndilo externo provavelmente se achatou durante a evolução humana no sentido do genuvalgo. Ele é elipsóide de forma alongada, enquanto o côndilo interno é muito mais esférico.

Os dois côndilos não têm a mesma forma; suas circunferências são diferentes, sendo a do côndilo externo maior. Nos movimentos de flexão, o côndilo externo desenrola-se mais do que o interno (Fig. 155). Indo mais para trás, ele "empurra" a superfície tibial externa mais para a frente do que o interno. É o que a fisiologia denomina "rotação automática do joelho". Durante a flexão, a tíbia realiza uma rotação interna sob o fêmur; durante a extensão, ela volta à sua posição por uma rotação externa. Isso não é um micromovimento, mas uma rotação de aproximadamente 20°.

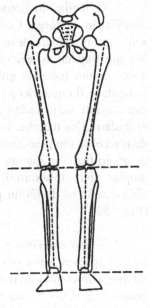
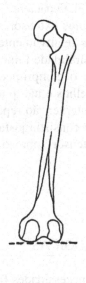

FIGURA 153 FIGURA 154

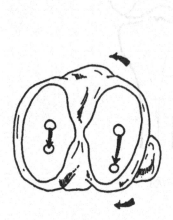
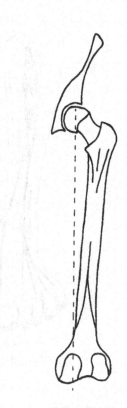

FIGURA 155 FIGURA 156

3. O genuvalgo desequilibrou os apoios. Devemos entender que nessa região a gravidade não segue o eixo diafisário (Fig. 156), mas é representada por uma vertical abaixada do ponto de apoio da cabeça femoral no acetábulo. Essa linha de gravidade passa na região do joelho interno que sustenta, assim, 70 a 75% da gravidade. Sendo simplista, poderíamos dizer que o joelho interno é o joelho de carga, e o externo, o joelho de movimento. A forma das superfícies articulares concretiza essa imagem.

a) O joelho interno tem uma anatomia típica de sua função de carga. O côndilo interno é, já vimos, uma elipse bastante esférica. Ele é recebido sobre a tíbia em uma superfície levemente côncava. Durante os movimentos de flexão que vamos examinar, ele roda pouco e escorrega muito. Serve de eixo para o rolamento do côndilo externo durante a rotação automática.

b) O joelho externo tem uma anatomia um pouco diferente. O côndilo externo é uma elipse alongada. Ele é recebido sobre uma superfície tibial levemente convexa, e rola mais do que o côndilo interno, o que acarreta a rotação automática (Fig. 155).

4. Como as superfícies articulares são muito largas e amplas, o joelho não pode ter um eixo de flexão fixo. Se esse fosse na frente ou mesmo central, ele limitaria as possibilidades de flexão pelo encontro dos bordos posteriores dos dois côndilos. Muito atrás ele comprometeria toda a estabilidade do movimento, visto que os contatos seriam assim progressivamente reduzidos apenas aos bordos posteriores. Essa impossibilidade de um eixo fixo proíbe um simples escorregamento das superfícies condilianas na glena tibial. Ele só é possível com um eixo fixo. O comprimento das superfícies condilianas é o dobro do comprimento das superfícies tibiais; apenas o rolamento também é impossível. Ele levaria rapidamente a uma perda de contato entre as superfícies (Fig. 157).

A necessidade, por um lado, de uma flexão de grande amplitude e, por outro, de uma estabilidade condicionada por um contato de superfícies, leva a uma associação de rolamento e escorregamento sobre as superfícies tibiais. O ponto de contato desloca-se para trás na flexão e volta para a frente na extensão.

Os dois movimentos, rolamento e escorregamento, não são simultâneos. Sob a ação dos flexores, os côndilos rolam primeiro em relação à superfície tibial. O ponto de contato, à frente do terço médio na extensão, passa para a frente do terço posterior na flexão. O ligamento cruzado ântero-externo tensiona-se e freia rapidamente esse movimento de rolamento. Se a tração continua, as superfícies condilianas escorregam então sobre as superfícies tibiais como uma roda que derrapa na areia, presas pelo ligamento cruzado ântero-externo (Fig. 158). Na extensão, o mecanismo é comparável mas não inverso. O quadríceps faz rolar os côndilos até a tensão do ligamento cruzado póstero-interno, que segura os côndilos fazendo-os em seguida escorregar sobre as superfícies tibiais (Fig. 159). Em ambos os casos, primeiro ocorre um rolamento e depois um escorregamento das superfícies.

5. Na fisiologia de apoio, o joelho pode ser considerado uma anfiartrose. As superfícies arti-

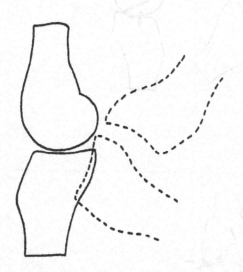

FIGURA 157

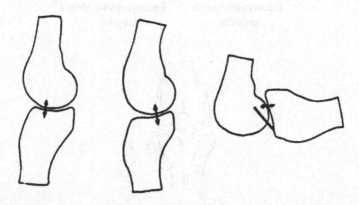

FIGURA 158

culares não são mantidas por uma musculatura tônica e suas formas não se correspondem. Durante os apoios, pequenos escorregamentos são necessários para a adaptação. A frouxidão articular, relativamente grande, permite essa adaptação. Os ligamentos cruzados fazem aqui papel de ligamentos interósseos (Fig. 160).

SISTEMA LIGAMENTAR

Sem encaixe ósseo, o joelho é uma articulação essencialmente ligamentar. Isso significa que nessa articulação os ligamentos têm uma importância fisiológica considerável.

1. Os ligamentos laterais impedem a lateralização apenas na extensão completa. Como são situados posteriormente (Fig. 161), a menor flexão os faz relaxar.

2. Os ligamentos cruzados são a peça mais importante da articulação do joelho (Fig. 162). É fácil entender por que a lesão deles é grave e compromete toda a estabilidade do membro inferior. Eles possuem múltiplas funções:

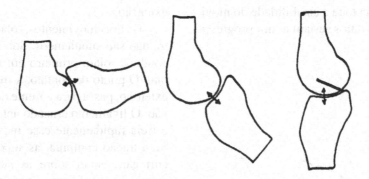

FIGURA 159

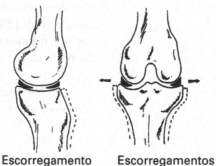

Escorregamento anterior　　Escorregamentos laterais

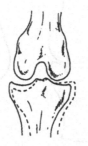

FIGURA 160

- prendem os côndilos durante a flexão e extensão;
- são o eixo das rotações axiais, mas também são o freio dessas rotações;
- durante os micromovimentos de abdução-adução e de escorregamentos laterais necessários para a adaptação das superfícies, desempenham um papel de ligamento interósseo; e
- nas posições com o joelho fletido, os ligamentos laterais encontram-se distendidos e eles sustentam sozinhos as solicitações para a estabilidade.

3. Os meniscos são com freqüência denominados terceira superfície articular. No plano transverso, as superfícies tibiais são levemente côncavas. No plano anteroposterior, a superfície interna é levemente côncava e a externa, levemente convexa. Por outro lado, os côndilos são muito convexos. Sem a presença dessas fibrocartilagens em forma de anel que são os meniscos, o contato entre as superfícies seria instável. Com superfícies inferiores relativamente planas eles se adaptam à tíbia e as superfícies côncavas adaptam-se ao fêmur. Eles se fixam à tíbia por meio de seus cornos internos, à cápsula pelas

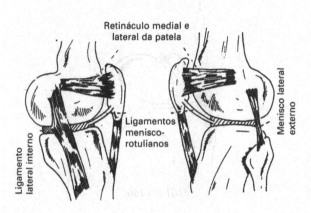

FIGURA 161

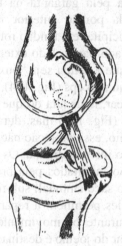

FIGURA 162

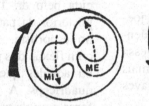
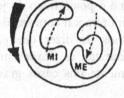

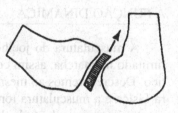
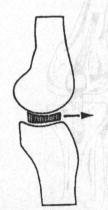

FIGURA 163

faces externas. Durante a flexão, são empurrados para trás pelo rolamento dos côndilos, escorregam sobre as superfícies tibiais e são trazidos de volta durante a extensão pelos ligamentos menisco-rotulianos (Fig. 163).

ARTICULAÇÃO FÊMORO-PATELAR

A articulação fêmoro-patelar situa-se na frente da tróclea femoral. Durante os movimentos de flexão e extensão do joelho, a patela escorrega em uma goteira formada pela garganta da tróclea, depois pela incisura da porção anterior intercondiliana. O tendão quadricipital e o tendão rotuliano formam um ângulo fechado para o lado externo. O vetor de força faz com que a rótula seja "puxada" para fora pela tensão do quadríceps (Fig. 164). A face externa da goteira troclear, mais alta do que a face interna, evita a luxação (Fig. 165) mas, durante as flexões maiores do joelho, essa proteção não mais existe na região da porção intercondiliana. Os escorregamentos da rótula são facilitados pela presença de dois fundos cegos do saco sinovial: sub-rotuliano e sub-quadricipital. Eles permitem a repartição das massas sinoviais durante os movimentos. O pequeno músculo articular do joelho é destinado ao tensionamento do fundo de saco subquadricipital. Enfim, o pacote e o ligamento adiposos protegem o tendão rotuliano dos atritos sobre a porção anterior da tíbia (Fig. 166).

Esse sistema mecânico é o ponto fraco do joelho. A face externa da goteira femoral com freqüência é insuficiente. Acabamos de dizer que essa proteção não mais existe durante as flexões mais importantes. Independentemente dos casos graves

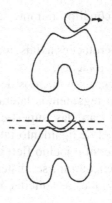

FIGURA 165

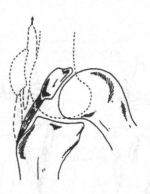

FIGURA 166

de verdadeiras "luxações congênitas", esse mecanismo é responsável por toda uma patologia esclarecida pelo dr. Trillat: a artrose patelar ou artrose posterior da patela. Ela é especialmente freqüente no esportista, sobretudo nos esportes praticados com flexão dos joelhos, como o esqui ou o ciclismo, ou aqueles que demandam grandes esforços dos quadríceps. A tensão prolongada desse músculo força a rótula para fora, que "entra em atrito" contra a face trocleana externa e desgasta sua cartilagem. Veremos no capítulo dedicado à estática que a derrotação tibial externa exagera ainda mais essa patologia, quando não é a única responsável.

A FUNÇÃO DINÂMICA

A musculatura do joelho tem um papel muito limitado na marcha, assim como no equilíbrio estático. Descreveremos ao mesmo tempo a musculatura fásica e a musculatura tônica. Tanto uma quanto a outra intervêm sobretudo durante a corrida, saltos, subidas e descidas etc., e são muito importantes nos esportes.

Durante a marcha em terreno plano, o quadríceps, músculo extensor, tem um papel relativamen-

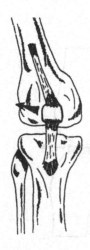

FIGURA 164

te secundário. Sua paralisia praticamente não a perturba. Durante o passo posterior, ele participa apenas da extensão final de todo o membro inferior, extensão sobretudo glútea. Durante a fase oscilante, o retorno do membro posterior para a frente é um movimento pendular do quadril e do joelho "lançado" pela rotação pélvica. Provavelmente apenas a tensão do retofemoral tem alguma participação. A maior ação do quadríceps ocorre durante a recepção anterior. Sua contração freia e bloqueia a flexão do joelho durante a translação para a frente. Ela continua durante o período de apoio unilateral, em que realiza a extensão do joelho que chega à posição vertical.

O papel dos isquiotibiais é ainda mais reduzido. A paralisia destes não perturba em nada a marcha. Durante o passo posterior, para horizontalizar o impulso, o bíceps crural flexiona o joelho ao mesmo tempo que ocorre a extensão do pé. Durante o período oscilante, o semitendinoso mantém a flexão e o membro encurtado durante a passagem para a frente.

Os músculos isquiotibiais, especialmente o bíceps crural, podem ter uma função ocasional durante a corrida rápida. Isso é algo que os treinadores esportivos com freqüência ignoram, o que usualmente leva a acidentes musculares.

Durante uma corrida normal, o impulso é posterior. Assim como na marcha, a fisiologia do impulso é dos extensores. Os extensores "empurram" atrás, recebem o peso do corpo na frente. Durante as corridas rápidas, na aceleração final, o comprimento do passo é alongado ao máximo e o pé é "lançado" longe à frente. O membro inferior pode assim participar da aceleração por meio de uma tração dos adutores da coxa e flexores do joelho, o que é facilitado pelo uso de sapatos de pontas. Os acidentes musculares nos momentos de aceleração são sempre localizados na região desses dois grupos musculares.

Extensão

O sistema extensor é o quadríceps. Trata-se de um conjunto potente composto por quatro músculos reunidos embaixo por um tendão comum, ou, mais exatamente, por quatro tendões reunidos. Três são monoarticulares e um, poliarticular.

A fisiologia do quadríceps torna-se evidente quando se conhece a anatomia desses músculos.

– O vasto intermédio envolve a diáfise femoral recobrindo as faces anterior e externa. Suas fibras implantam-se sobre os dois terços superiores dessas faces e inserem-se sobre a face profunda de uma lâmina tendinosa que sobe até os três quartos da face anterior do músculo. Os elementos contráteis são curtos (Fig. 167).

O vasto intermédio é um músculo tônico que controla as flexões em posições estáticas do joelho fletido.

– O vasto lateral e o medial são extensores dinâmicos. Em descrições clássicas são apresentados

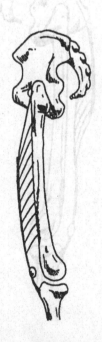

FIGURA 167

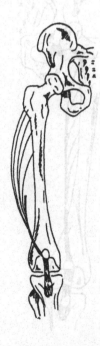

FIGURA 168

dispostos em V de um lado e outro da rótula, cada um tendo um parâmetro de tração lateral. Na realidade, encontram-se dispostos de um lado e outro do fêmur, mas o vasto interno é central em relação à coxa, de onde o seu nome, vasto medial. Eles se apresentam como duas faixas torcidas sobre si mesmas, e suas respectivas funções são complementares. São o exemplo clássico de dois músculos monoarticulares que se sucedem para realizar um movimento de grande amplitude; as fibras de cada um são muito curtas para realizar o movimento sozinhas.

O vasto externo tem uma constituição comparável à do crural.

– Suas fibras implantam-se sobre toda a face externa do fêmur logo após o trocanter maior. Embaixo, inserem-se sobre a face profunda de uma lâmina aponeurótica que constitui em sua porção inferior o centro externo no tendão quadricipital (Fig. 168).

Suas fibras musculares são relativamente curtas e suas possibilidades de encurtamento, limitadas. Elas iniciam a extensão do joelho.

O vasto interno possui uma anatomia diferente

– Ele é constituído por fibras longas que se implantam superiormente sobre o maciço trocanteriano, e depois deixando livre toda a face interna do fêmur terminam embaixo sobre o tendão quadricipital (Fig. 169).

É o músculo do quadríceps que tem a maior possibilidade de encurtamento. Ele realiza quase a extensão completa, mas, sobretudo, a conclui sozinho.

– O retofemoral, cuja anatomia particular assinala sua função, origina-se superiormente sobre a espinha ilíaca ântero-inferior por meio de dois tendões: um direto e um fletido que, ao se reunirem formam uma lâmina tendinosa descendente. As fibras musculares implantam-se sobre essa lâmina e, depois, vão reunir-se a uma segunda lâmina tendinosa ascendente que forma a porção superficial do tendão quadricipital (Fig. 170).

Várias funções são atribuídas ao retofemoral; entre outras a flexão do quadril. Já dissemos o que pensamos dos músculos poliarticulares. Seus elementos tensionados pela posição do quadril em extensão

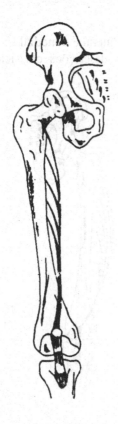

FIGURA 169

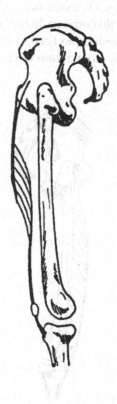

FIGURA 170

no passo posterior fazem-no participar do movimento pendular da fase oscilante da marcha. No entanto, o retofemoral é um músculo tônico que controla as posições do joelho em leve flexão. Sua porção central contrátil entre duas lâminas fibrosas dá a imagem de um freio elástico.

Flexão

Os músculos da região posterior têm praticamente um tendão comum sobre a tuberosidade isquiática. Descem inicialmente juntos, depois, separam-se. Os tônicos semitendinoso e semimembranoso dirigem-se para a região interna; os fásicos, as duas porções do bíceps longo, dirigem-se para a região externa.

– O semimembranoso é formado por fibras musculares curtas que reúnem na região média do músculo duas lâminas: uma descendente fibrosa e a outra ascendente tendinosa, que, embaixo, termina em três tendões (direto, fletido, recorrente) (Fig. 171).

Além de suas inserções sobre a tuberosidade interna da tíbia, esses três tendões (pata de ganso) aderem à cápsula e têm inserções diretas sobre a aponeurose. Eles constituem um ponto de apoio inferior sólido para a ação do músculo. O semimembranoso, verdadeiro ligamento fibroso, é o músculo da manutenção tônica da bacia em sua tendência à anteversão. No quadrúpede, em que o quadril se encontra em flexão e a bacia horizontal, a alavanca superior é importante. O músculo é suficiente para tal função. No homem em pé, ele é incapaz de preenchê-la.

– O semitendinoso, entre a tuberosidade isquiática e a pata de ganso, é constituído por um corpo carnudo que possui na região média uma lâmina aponeurótica que termina inferiormente por um tendão longo e fino (Fig. 172).

É um músculo tônico de manutenção da flexão do joelho.

– O bíceps é o músculo dinâmico da flexão. O movimento é desencadeado pelas fibras do bíceps curto que partem da linha áspera e vão inserir-se inferiormente sobre o tendão terminal. Ele se finaliza pelo bíceps longo (Fig. 173). A ação sucessiva desses dois músculos permite a flexão de grande amplitude.
– O poplíteo, oblíquo de fora para dentro e de cima para baixo (côndilo externo, face posterior da tíbia), é o protetor tônico da tendência à rotação externa da tíbia (Fig. 174).

Rotações

Dissemos que a rotação do joelho de cerca de 20° não podia ser considerada um micromovimento. No entanto, ela não é resultado de uma tensão muscular, mas trata-se simplesmente de um fenômeno mecânico. Não existe músculo rotador do joelho, mas praticamente todos os músculos periféricos

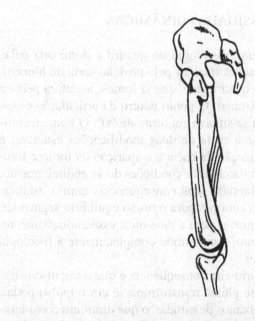

FIGURA 171

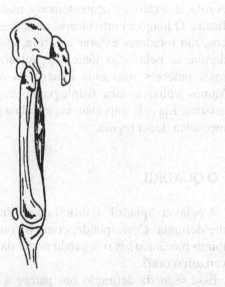

FIGURA 172

dessa região têm um parâmetro de rotação em um sentido ou outro. Eles são todos tônicos com exceção do bíceps. Essa tonicidade deveria segurar o equilíbrio horizontal dessa rotação. No entanto, infelizmente, não é o caso. Voltaremos a ver detalhes a respeito com a estática do joelho.

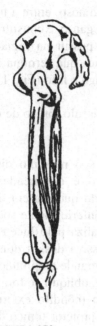

FIGURA 173

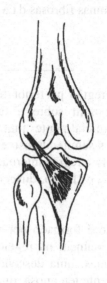

FIGURA 174

- O semitendinoso e o semimembranoso, influenciados pela posição do quadril e do joelho, são relativamente pouco eficientes no sentido da rotação interna. O poplíteo é mais bem colocado mecanicamente. Trata-se de um pequeno músculo cujas alavancas de ação foram reduzidas pela posição do homem com o joelho em extensão. No plano horizontal, a função tônica desses músculos é a de equilibrar a potente ação do solear no sentido de uma rotação externa.
- A rotação externa é aparentemente mais diversificada. O longo e curto bíceps, músculos dinâmicos, são rotadores externos. A rotação externa é dominada pela ação tônica do solear, um dos mais potentes músculos tônicos da anatomia. Vamos voltar a essa fisiologia no capítulo da estática. Ela é de importância capital na patologia mecânica dessa região.

O QUADRIL

A palavra "quadril" é difícil de ser anatomicamente definida. Corresponde, como o "ombro", ao conjunto mecânico? É o segundo nome da articulação coxofemoral?

Essa segunda definição nos parece a mais comum, e é ela que utilizaremos aqui. Para o conjunto mecânico coxofemoral, cintura pélvica, coluna lombar, preferimos a denominação "segmento fêmur-tronco". Já falamos sobre esse conjunto com a cintura pélvica, e voltaremos a falar sobre ele no capítulo sobre a estática. Neste capítulo, estudaremos sobretudo a fisiologia dinâmica da coxofemoral, no entanto, os movimentos pélvicos são inseparáveis.

NECESSIDADES DINÂMICAS

Toda a fisiologia do quadril é dominada pelas perturbações trazidas pela posição ereta do homem.

No quadrúpede, que já fomos, a cintura pélvica era horizontal. O ponto neutro da articulação coxofemoral se situava em torno de 90°. O homem endireitou-se à custa de duas modificações estáticas: a verticalização da bacia e a aparição da lordose lombar. Estudaremos as condições desse endireitamento, mas sobretudo suas conseqüências com a estática. Elas são enormes para o nosso equilíbrio segmentar. Menos graves para a dinâmica, esse endireitamento, no entanto, transformou completamente a fisiologia muscular.

A primeira consequência é que o impulso originalmente glúteo transformou-se em impulso podal, que acabamos de estudar, o que diminuiu consideravelmente a potência desse impulso. A segunda é que os flexores foram tensionados e os extensores relaxados. Os primeiros tornaram-se muito curtos e muito fortes, os outros muito longos e muito fracos. Sobretudo, as alavancas de ação foram alteradas. Nosso quadril encontra-se normalmente ereto numa posição que seria uma extensão quase completa para o quadrúpede. Os extensores têm apenas uma pequena amplitude de ação. O que nós denominamos extensão do quadril é o retorno da flexão. Além disso, eles adquiriram uma obliqüidade de tração que os enfraquece ainda mais. Os flexores não mais são flexores nessa posição ereta. O homem encontra-se em grande desvantagem nessa evolução que o faz pular três vezes menos alto e três vezes menos longe que o mais fraco animal.

O quadril nos traz um exemplo perfeito dos sistemas cruzados e a confirmação que éramos e continuamos a ser quadrúpedes em todos os nossos gestos. Na marcha, o sistema cruzado anterior "lança" o membro oscilante para a frente, enquanto o sistema cruzado posterior equilibra o tronco a cada passo.

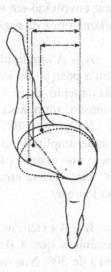

FIGURA 175

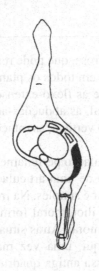

FIGURA 176

Durante o desenrolar das quatro fases da marcha, a bacia gira obliquamente na horizontal a cada passo (Fig. 175). Essa obliqüidade, que aumenta o comprimento do passo, foi denominada "passo pélvico" em fisiologia. Ele é realizado por uma rotação interna do quadril de apoio (Fig. 176) que "lança" para a frente o membro oscilante.

A rotação horizontal pélvica (Fig. 177) começa pelo impulso do membro posterior (1), depois, desde que este se torne oscilante (2), ela é retomada pelo sistema glúteo oposto. O membro oposto, agora em apoio unipodal, termina sua fase de recepção mediante uma extensão completa (3), o período da vertical, causado em parte pela contração do grande glúteo. Ao mesmo tempo, o glúteo médio equilibra o desequilíbrio frontal da bacia por meio de suas fibras médias, e realiza a rotação interna que projeta o quadril oposto para a frente pelas fibras anteriores (4).

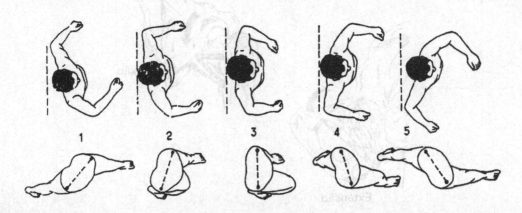

FIGURA 177

A contração dessa massa glútea ativa o sistema cruzado posterior; o ombro oposto ao quadril de apoio recua (4). Esse movimento equilibra-se pelo sistema cruzado anterior; o ombro do lado de apoio se anterioriza (4) e se aproxima do quadril oscilante lançado para a frente (5). Nessa fisiologia do passo, o membro de apoio, ombro e braços opostos vão para trás; o membro oscilante, ombro e braços opostos vão para a frente (Fig. 177). Essa é a marcha típica do quadrúpede.

A COXOFEMORAL

A coxofemoral é uma enartrose, que pode realizar deslocamentos segmentares em todos os planos. Um eixo frontal fictício permite as flexo-extensões no plano sagital; um eixo sagital, as abduções-aduções no plano frontal; e um eixo vertical, as rotações no plano horizontal.

A coxofemoral é uma articulação perfeitamente encaixada. Além disso, trata-se de uma articulação de apoio. Seu sistema ligamentar é simples. Na frente os dois feixes do ligamento iliofemoral formam um V com o ligamento pubofemoral. Atrás situa-se o ligamento isquiofemoral. Aqui, uma vez mais, encontramos uma prova de nossa antiga quadrupedia. Durante o endireitamento, o quadril colocou-se em extensão. Os ligamentos enrolaram-se em torno do colo. Em extensão, o enrolamento exagerou-se e eles se tensionam ainda mais; em flexão, eles se distensionam (Fig. 178).

Entre o ligamento iliofemoral e o ligamento pubofemoral situa-se uma bolsa serosa freqüentemente em comunicação com a cavidade sinovial. Ela corresponde à passagem do músculo iliopsoas. A aponeurose do psoas drena toda essa região para baixo, o que permite entender que o quadril possa estar envolvido em todos os problemas irritativos e inflamatórios da região lombar.

A – A amplitude da flexão coxofemural varia com a posição do joelho, isto é, com a tensão ou o relaxamento dos isquiotibiais. Com o joelho em extensão, ultrapassa raramente 90°. Com o joelho fletido, atinge 140°. Além disso, nessa flexão, de grande amplitude, o movimento ativo é menor do que o movimento passivo. Nos dois casos, além de 90°, ela acarreta uma retroversão pélvica e a extensão lombar.

B – A extensão é submetida às mesmas regras mecânicas que a flexão. Passivamente, ela atinge cerca de 30°. Nos movimentos ativos, é mais ampla

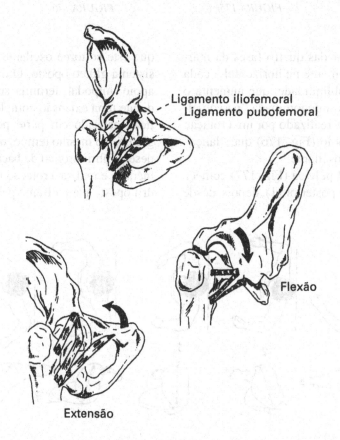

FIGURA 178

e, sobretudo, mais potente com o joelho em extensão por causa do relaxamento do quadríceps. Ela acarreta anteversão pélvica e flexão lombar desde a posição ereta.

C – No plano frontal, é impossível dissociar os movimentos pélvicos dos movimentos do quadril oposto em abdução coxofemoral. Se a abdução aparente da coxa é 90°, essa amplitude é a soma de vários movimentos frontais (Fig. 179). No primeiro tempo, a coxofemoral considerada realiza uma abdução de 25°; depois, uma abdução de 25° do quadril oposto coloca a bacia em uma obliqüidade frontal de 40°. Os 90° se decompõem então em: abdução coxofemoral de 25°; báscula frontal da bacia de 40°; abdução da coxofemoral oposta de 25°. Passivamente, com a bacia bloqueada, a abdução pode atingir 40 a 45°. Ela é freada pela tensão do ligamento pubofemoral que não devemos esquecer nas lesões que dizem respeito ao que denominamos pubalgia.

D – A adução pura é impossível, a não ser que o outro membro seja afastado em flexão ou extensão. Ela pode atingir então 25 a 30°. Nos gestos da vida diária ela se combina, em geral, com a flexão para o cruzamento dos membros inferiores. Combinada com a extensão, ela é rapidamente limitada pelo tensionamento do ramo superior do ligamento iliofemoral.

E – A rotação externa leva a ponta do pé para fora; a rotação interna, para dentro (Fig. 180). Nas rotações do quadril deve-se prestar atenção à posição do indivíduo que está sendo examinado. Os

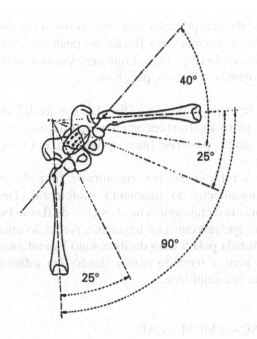

FIGURA 179

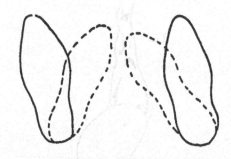

FIGURA 180

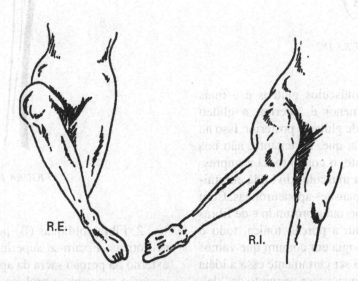

FIGURA 181

erros de interpretação são numerosos. Quando o joelho se encontra em flexão, na posição sentada, por exemplo (Fig. 181), a rotação externa leva o pé para dentro; a interna, para fora.

Nos apoios do passo (Fig. 182), o quadril anterior (passo anterior) encontra-se em rotação externa, e o quadril posterior (passo posterior), em rotação interna.

A rotação externa encontra-se limitada pelo tensionamento do ligamento iliofemoral. Dessa forma ela é mais ampla nas posições de flexão (sentado), que relaxam esse ligamento. A rotação interna é limitada pela tensão do ligamento isquiofemoral, mas nem a extensão nem a flexão têm influência sobre sua amplitude.

FUNÇÃO MUSCULAR

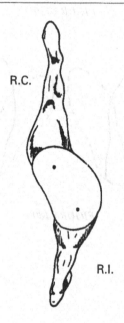

FIGURA 182

O grupo dos três músculos glúteos é o mais importante. O glúteo menor é anterior, o glúteo médio é central e o grande glúteo é posterior. Isso na visão anatômica clássica, que, no entanto, não nos satisfaz. Fisiologicamente, o conjunto dá a impressão de uma única massa muscular dividida em unidades funcionais por expansões aponeuróticas. Com exceção do glúteo menor, mais profundo e de fibras mais curtas que constitui a porção tônica, todo o conjunto tem uma fisiologia em comum que vamos descrever. Aliás, deveria ser certamente essa a idéia de Farabeuf que denominava esse conjunto de "deltóide pélvico".

A – O grande glúteo é o mais potente dos três. Fisiologicamente é um músculo complexo. Suas fibras têm quatro diferentes orientações que correspondem, aparentemente, a quatro inserções diferentes em cima e quatro inserções diferentes embaixo. Tudo se apresenta como se quatro músculos se encontrassem entrecruzados (Fig. 183).

1. Fibras bastante verticais (A) parecem implantar-se superiormente sobre o quarto posterior da crista ilíaca e da fossa ilíaca externa, atrás da linha semicircular posterior. Embaixo inserem-se sobre o lábio externo da linha áspera.

Trata-se da porção dinâmica mais bem disposta para realizar a extensão da coxa.

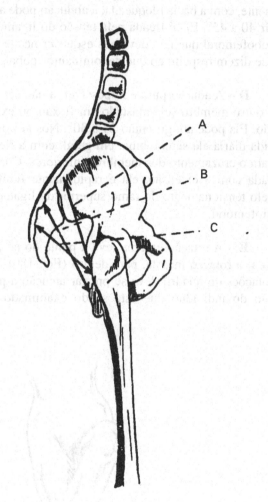

FIGURA 183

2. Fibras oblíquas (B) possuem inserções aponeuróticas. Fixam-se superiormente sobre o bordo externo da porção sacra da aponeurose lombar. Essa inserção superior se prolonga sobre a crista sacra e ao longo das espinhosas lombares e dorsais. Embai-

xo, unem-se ao septo intermuscular externo da coxa, o que prolonga essa inserção até o joelho.

Incluídas entre duas grandes formações aponeuróticas, podemos considerar que são um elemento tônico para a manutenção do segmento fêmur-tronco.

3. Fibras bastante horizontais (C) fixam-se superiormente sobre o bordo lateral do sacro e sobre sua face posterior. Embaixo, inserem-se sobre a trifurcação externa da linha áspera.

São destinadas ao parâmetro rotação externa que veremos equilibrar o psoas e as fibras anteriores do glúteo médio.

4. Fibras circulares bastante superficiais partem da face posterior do sacro e ligamento sacrociático. Elas se fixam sobre a face profunda da aponeurose glútea na região de sua junção com o glúteo médio.

Nós as veremos participar do equilíbrio frontal pélvico.

É clássico citar os isquiotibiais para a extensão do quadril. Pessoalmente, negamos essa função, pois uma vez mais, nos parece teórica. Em trinta anos de reeducação de casos de poliomielite, vimos milhares de paralisias do grande glúteo, mas nunca vimos os isquiotibiais serem capazes de, sozinhos, realizar a extensão. Os pacientes portadores de miopatia cujos isquiotibiais estão muito retraídos não podem, apesar disso, equilibrar a bacia na sua tendência em queda anterior. A tuberosidade isquiática não representa uma alavanca suficiente para permitir tal função.

B – O glúteo médio recobre o glúteo menor e situa-se mais atrás. Origina-se superiormente da fossa ilíaca externa entre as duas linhas semicirculares, nos três quartos anteriores do lado externo da crista ilíaca, na face profunda da aponeurose glútea. Seu tendão terminal fixa-se sobre a face externa do trocanter maior (Fig. 184). É o músculo abdutor da coxa sobre a bacia. Mecanicamente é o mais bem colocado para a manutenção frontal da bacia, mas deveremos rever essa importante fisiologia. Suas fibras anteriores são responsáveis pela rotação interna horizontal da bacia durante a marcha.

Há tempos o equilíbrio frontal da bacia suscitou muitas discussões, e abriu muitas polêmicas das quais participamos. Elas deram lugar a várias descrições de alterações na marcha, sendo que a mais freqüentemente citada, a de Trendelenburg, é absolutamente falsa. Na realidade, antes de todos, Duchenne de Boulogne havia visto o assunto de forma acertada.

Muitos cometem um duplo erro: atribuir o equilíbrio frontal da bacia a uma única ação muscular – a do glúteo médio –, e pensar que esse equilíbrio é um problema estático, portanto, tônico.

Na origem das artroplastias do quadril, muitos cálculos matemáticos foram feitos em torno do braço de alavanca da potência, do comprimento do colo

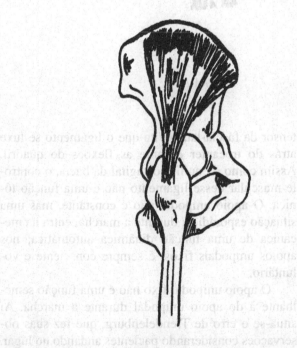

FIGURA 184

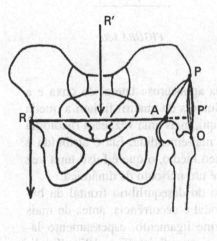

FIGURA 185

femoral e da força dos abdutores. Considerado sob esse ângulo, o equilíbrio unipodal é simples; trata-se de uma alavanca de interapoio sobre a cabeça femoral (Fig. 185). Raciocinar dessa forma é não ter jamais observado um indivíduo de frente durante a marcha.

O equilíbrio frontal da bacia é, como todos os equilíbrios e todos os gestos humanos, um conjunto fisiológico global do qual participa todo o conjunto do corpo.

1. O peso do corpo e dos segmentos superiores coloca-se sobre o pé de apoio, base da sustentação (Fig. 186). O quadril em apoio coloca-se em leve abdução, o que lateraliza a bacia. A coluna lombar inclina-se para o mesmo lado por uma translação lateral do tórax, o que leva o centro de gravidade (levemente à frente de D4) para cima do pé de apoio. Essa translação reduz de forma considerável o desequilíbrio da bacia, mas, sobretudo, ao equilibrar o tórax, proporciona um ponto de apoio superior para o quadrado lombar. O ilíaco no vazio encontra-se assim suspenso ao gradeado costal (Fig. 186). Nas paralisias totais dos músculos abdutores do quadril, tais como as da poliomielite, a marcha permanecia possível com uma inclinação dos ombros para o lado do apoio (marcha de Duchenne de Boulogne); e era impossível nas paralisias associadas à paralisia do quadrado lombar.

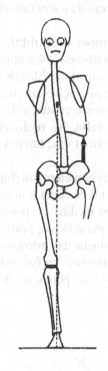

FIGURA 186

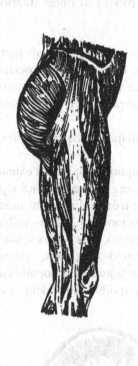

FIGURA 187

2. A tensão da aponeurose lateral da coxa e a contração dos abdutores do quadril freiam a queda lateral da bacia. Aqui, mais uma vez, essa fisiologia é com freqüência mal-entendida. Ela é atribuída à tonicidade do glúteo médio, o que é falso uma vez que esse músculo é um músculo da dinâmica.

A manutenção do desequilíbrio frontal da bacia no apoio unipodal é decorrência, antes de mais nada, de um enorme ligamento, espessamento lateral da aponeurose superficial (Fig. 187). Tal ligamento é constituído em cima pela fáscia-lata, inferiormente pelo trato iliotibial. Em cima fixa-se à crista ilíaca, embaixo à tuberosidade externa da tíbia. Em sua porção superior, um músculo tônico, o tensor da fáscia-lata, evita que o ligamento se luxe atrás do trocanter durante as flexões do quadril. Assim como o equilíbrio sagital da bacia, o controle muscular desse ligamento não é uma função tônica. O apoio unipodal não é constante, mas uma situação esporádica: durante a marcha, entra na mecânica de uma função dinâmica automática; nos apoios unipodais fixos, é sempre consciente e voluntário.

O apoio unipodal fixo não é uma função semelhante à do apoio unipodal durante a marcha. Aí situa-se o erro de Trendelenburg, que fez suas observações considerando pacientes andando no lugar. Num apoio unilateral fixo, o paciente utiliza sua musculatura o mínimo possível. Deixando cair seu quadril no vazio, ele tensiona o grande ligamento lateral oposto que acabamos de descrever e apóia-se sobre essa tensão. Sua cintura pélvica coloca-se numa oblíqua frontal, o que compensa uma concavidade vertebral do lado do pé de apoio (Fig. 188). Durante a marcha, essa queda do quadril e do membro inferior oscilante tornaria impossível a passagem do membro para a frente. Ele inevitavelmente se chocaria com o membro de apoio.

É no controle muscular do equilíbrio frontal pélvico na marcha que a denominação "deltóide pélvico" de Farabeuf assume todo o seu valor. Ele é realizado pelo conjunto dos músculos glúteos. Sua peça central é o glúteo médio. No entanto, as fibras anteriores desse músculo que chegam praticamente até a espinha ilíaca anterior são, antes de mais nada, destinadas à rotação interna. Em sinergia com as fibras da rotação externa do grande glúteo, elas formam um verdadeiro deltóide do quadril. As fibras circulares do grande glúteo que tensionam a aponeurose glútea e femoral também participam dessa manutenção. Enfim, o glúteo menor, abdutor tônico, age de forma evidente no controle da adução.

C – A flexão é decorrência do conjunto muscular psoas-ilíaco. Ela é um exemplo de dois músculos que se sucedem para uma mesma função.

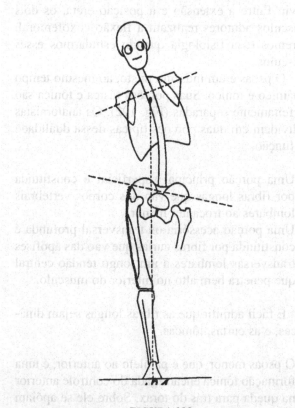

FIGURA 188

1. O ilíaco é um músculo em leque que, em cima, se insere praticamente sobre toda a fossa ilíaca interna e sobre seu contorno, sobre os ligamentos iliolombares e a base do sacro. Suas fibras descem verticalmente à frente da coxofemoral até a face anterior do trocanter menor (Fig. 189).

Mecanicamente, este é o músculo mais bem situado para iniciar a flexão do quadril. Ele se flete ligeiramente sobre o bordo anterior do osso coxal e sobre a articulação da qual é separado por uma bolsa serosa. Tendo em vista que é constituído por fibras relativamente curtas, seu papel flexor é breve e rapidamente substituído pelo psoas.

Assim como o psoas, ele apresenta uma porção tônica: o ilíaco menor. Este músculo se situa entre a espinha ilíaca ântero-superior e o trocanter menor e é destinado ao controle da retroversão da bacia. A tendência constante da cintura pélvica é a anteversão; por isso, com freqüência, ele se encontra encurtado e doloroso.

2. O psoas ocupa um lugar importante em nossa patologia. Na maioria dos livros, ele é considerado rotador externo, conceito esse que não é lógico, mas transmite-se de livro para livro. Em uma obra que foi referência para os testes musculares, o psoas é dado como rotador externo e o ilíaco, como rotador interno, sendo que ambos têm a mesma função e o mesmo tendão terminal. Há dezenas de anos, a flexão-rotação interna dos quadris em paralisias espásticas é atribuída, com justa razão, ao psoas, e sua correção é realizada pelo alongamento de seu tendão.

O psoas e o ilíaco são, antes de mais nada, flexores da articulação coxofemoral. O ilíaco começa essa flexão a partir do quadril ereto e o psoas a continua a partir de 20 a 25°. Eles não são rotadores internos nem externos. Durante a flexão aparece um parâmetro de rotação interna e de adução. Ele é equilibrado pela rotação externa do grande glúteo, o que permite a harmonia do movimento. A rotação interna é devida à forma do fêmur. Vimos com o joelho que a linha de gravidade do quadril vai do apoio da cabeça femoral até o côndilo interno (Fig. 156). Esta é também o eixo dos movimentos do fêmur. Como todos os segmentos rígidos não retilíneos, seu eixo mecânico reúne suas duas extremidades. Assim, é fácil entender que tudo o que "puxa" o maciço trocanteriano para a frente leva o quadril para uma rotação interna. É o caso do psoas (fig. 190).

Para entender bem as coisas, devemos ainda considerar o problema mecânico do quadril, ao que voltaremos mais detalhadamente quando falarmos

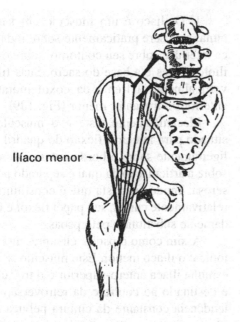

Ilíaco menor

FIGURA 189

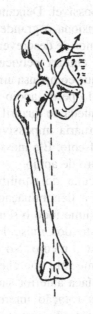

FIGURA 190

da estática. O endireitamento colocou a coxofemoral em uma posição de extrema extensão, e a flexão tornou-se o único movimento fisiológico. O que denominamos extensão é, na realidade, o retorno da flexão. Essa extensão fez com que o eixo articular do acetábulo seja orientado para a frente cerca de 50°, mas a cabeça femoral será igualmente orientada para a frente cerca de 15° (Fig. 191). Os dois eixos articulares não se encontram no prolongamento um do outro, o que mecanicamente não tem sentido. É fácil de entender que durante a flexão, que é o movimento principal, o parâmetro rotação interna dos flexores seja indispensável para recolocar os eixos em suas condições mecânicas ideais. É suficiente um breve cálculo para constatar que é necessária uma rotação interna de 50 a 55° para que eles reencontrem um alinhamento. Uma rotação externa tornaria toda a flexão impossível.

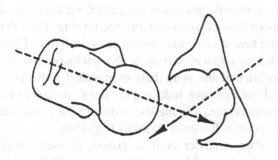

FIGURA 191

Da posição ereta até uma flexão de 25° o ilíaco se contrai. Além de 25° o psoas garante o movimento; resta saber quem responde pela flexão entre a extensão completa e a posição ereta. Nem o ilíaco, muito menos o psoas são flexores nessa amplitude. Antes da posição ereta do quadril, sua porção terminal comum dobra-se sobre o ramo iliopubiano sem que a tensão passiva dos dois músculos possa intervir. Entre a extensão e a posição ereta, os dois músculos adutores realizam a flexão coxofemoral. Veremos essa fisiologia quando estudarmos esses músculos.

O psoas é um músculo misto, ao mesmo tempo dinâmico e tônico. Suas porções fásica e tônica são perfeitamente separadas (Fig. 192). Os anatomistas o dividem em duas porções típicas dessa dualidade de função.

– Uma porção principal superficial é constituída por fibras longas que vão dos corpos vertebrais lombares ao trocanter menor.
– Uma porção acessória ou transversal profunda é constituída por fibras curtas que vão das apófises transversas lombares a um longo tendão central que penetra bem alto no interior do músculo.

É fácil admitir que as fibras longas sejam dinâmicas, e as curtas, tônicas.

– O psoas menor, que é paralelo ao anterior, é uma formação tônica encarregada do controle anterior na queda para trás do tórax. Sobre ele se apóiam os portadores de paralisias glúteas (miopatas)

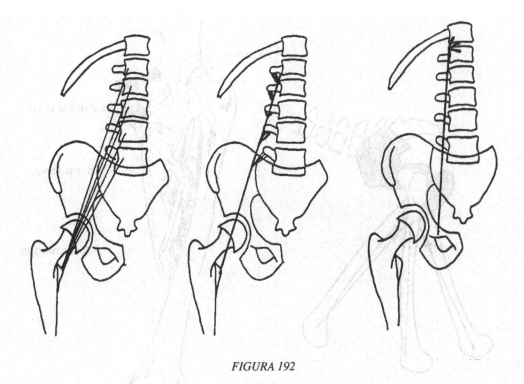

FIGURA 192

durante a marcha. Ele é constituído por fibras curtas que se originam de D12, L1 e do disco que separa essas duas vértebras e implantam sobre um longo tendão que vai fixar-se embaixo, sobre a eminência iliopectínea.

A sinergia dinâmica corrige o parâmetro rotação interna dos flexores durante os movimentos de flexão pura, ou, mais exatamente, equilibra-a e orienta-a de acordo com as necessidades do gesto. Essa sinergia é principalmente assegurada pelas fibras da rotação externa do grande glúteo. Fisiologicamente, um extensor controla sempre a ação do flexor que lhe corresponde e vice-versa. É o que a fisiologia denomina "a sinergia antagonista". Aqui, o músculo grande glúteo "controla" os dois parâmetros flexão e rotação interna do psoas ilíaco.

D – A função dos adutores do quadril no homem ereto é desconcertante. Essa massa muscular parece desproporcional às necessidades de adução do homem.

Para o quadrúpede, os músculos adutores são um elemento importante para a rapidez e a potência da corrida. Se visualizarmos bem as inserções dos adutores sobre o ramo isquiopubiano, constataremos que a maioria delas, em torno de uma flexão de 90° que é a do animal, torna-se posterior quando aumentamos a flexão, e anterior quando a diminuímos. Po-

dem assim ser alternativamente extensores ou flexores. Quando são extensores, participam da tração anterior sobre o membro; quando flexores trazem rapidamente a coxa para a frente (Fig. 193). Essa disposição anatômica é a mesma no homem. Os adutores participam ativamente dos esforços de subida.

A função dinâmica dos adutores não é grande no homem. Acabamos de ver que estes realizam a flexão do quadril da extensão até a atitude ereta e tornam-se extensores nas posições de flexão. Eles assumem muita importância nas corridas rápidas, o que já dissemos.

– Os adutores têm suas inserções superiores distribuídas ao longo do ramo isquiopubiano: o adutor magno sobre a tuberosidade isquiática e os dois terços posteriores desse ramo, o adutor curto à frente do anterior, o pectínio sobre a eminência iliopectínea e a espinha do púbis, o longo adutor sobre o púbis e a massa fibrosa anterior (Fig. 194).

Os quatro músculos encontram-se dispostos sobre três planos e fixam-se todos os três sobre os três quartos superiores da linha áspera e sua trifurcação superior. Essa disposição em leque, na qual as fibras musculares são mais verticais quanto mais inferior for sua inserção, permite ao quadril grandes possibilidades de adução. Ela faz também com que as fibras anteriores (adutores pubianos), que puxam

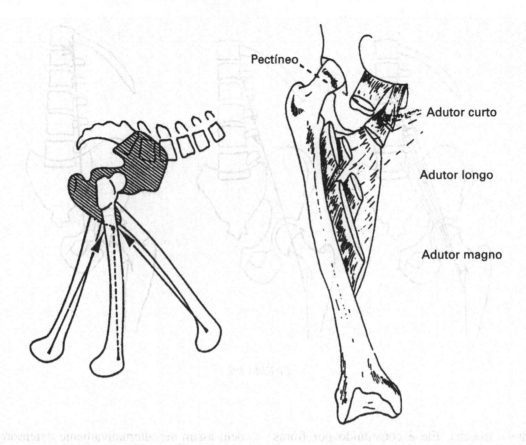

FIGURA 193

FIGURA 194

a diáfise para a frente, tenham um parâmetro de rotação interna, sobretudo em extensão, e as fibras posteriores, que puxam a diáfise para trás, tenham um parâmetro em rotação externa. Estas últimas participam do equilíbrio do psoas ilíaco durante a flexão.

O MEMBRO SUPERIOR

A função do membro superior não é comparável à do inferior. A preensão é função fina e sutil que requer um movimento voluntário e um objetivo final. Ela requer treino e experiência que evoluem durante toda a vida: trata-se da "habilidade manual" e exige grandes amplitudes articulares e um sistema muscular muito diversificado.

Todos os deslocamentos do membro superior são sinergias, sinergias de dois, três ou quatro músculos. Existem uma cadeia muscular de flexão e uma cadeia muscular de extensão que vimos com os sistemas cruzados, mas elas estão longe de ser absolutas. Nos gestos da vida diária todos os segmentos são totalmente independentes.

No plano da função muscular, a tonicidade postural é reduzida a sua mais simples expressão. O tônus postural é uma função adquirida que se instala progressivamente após o nascimento de acordo com as necessidades funcionais. Não há equilíbrio estático na região do membro superior. O único problema tônico é a suspensão dos segmentos. Um músculo por articulação é suficiente para assegurar essa função. Com exceção da suspensão escapular que deveremos estudar com a estática cervical, a tonicidade do membro superior limita-se a três músculos: o deltóide profundo que suspende o braço à escápula; o braquial anterior que suspende o antebraço no braço; e o palmar longo que suspende a mão ao antebraço. Veremos esses músculos com suas respectivas articulações. O membro superior acompanha os movimentos do tronco por meio de deslocamentos pendulares. O balanceamento dos braços na marcha, por exemplo, é decorrência apenas das rotações do tronco e ombros. Uma tonicidade mais importante interromperia essa inércia.

A fisiologia do membro superior é essencialmente uma fisiologia dinâmica. O segmento-rei é a mão, à qual pertence o gesto nobre da preensão. Todos os outros segmentos e todas as outras articulações encontram-se a serviço da mão. A abdução do ombro e a extensão do cotovelo distanciam a mão para o objeto a ser tomado. A adução do ombro e a flexão do cotovelo trazem o objeto para o corpo. A prono-supinação, as rotações do ombro e os movimentos do punho orientam o objeto. Enfim, com o membro superior vemos aparecer uma nova função muscular: a manutenção da posição articular. Aqui resume-se toda a fisiologia do membro superior.

O OMBRO

O ombro é um conjunto mecânico destinado a "lançar" os movimentos do membro superior. É seu elemento diretor. O ombro e a mão são os dois sistemas articulares indispensáveis à preensão. Os portadores de poliomielite conservavam uma possibilidade de função com uma escapuloumeral fixada em abdução ou o cotovelo bloqueado em flexão de 90°.

Contrariamente ao quadril, os movimentos escapulares e os movimentos da escapuloumeral são independentes. Os movimentos do braço não levam necessariamente o ombro e os movimentos escapulares não envolvem obrigatoriamente a escapuloumeral. A articulação escapuloumeral permite os movimentos do braço em relação à escápula, e os deslocamentos escapulares orientam a escapuloumeral em diversos planos do espaço. Cada sistema tem sua musculatura própria.

O MOVIMENTO ESCAPULAR

A cintura escapular faz parte de vários sistemas fisiológicos. Vimos, com os sistemas cruzados, que ela pertence à dinâmica do tronco. Veremos que faz parte do sistema estático cervicocefálico, mas não de seu sistema dinâmico. Todos os músculos tônicos cervicais inserem-se sobre a cintura escapular, mas nenhum dos músculos dinâmicos. Neste capítulo, vamos estudar sua fisiologia como segmento do membro superior.

O movimento escapular encontra-se sob a dependência de dois sistemas articulares que se complementam e não podem realizar nada independentemente: o sistema clavicular e o sistema torácico.

Sistema clavicular

A clavícula funciona como as bielas de direção dos carros modernos. Suas duas extremidades articuladas permitem à escápula todos os seus movimentos sobre o gradil costal: para cima, para o lado e em báscula externa e interna.

A – Com suas duas superfícies em forma de selas opostas, a articulação *esternoclavicular* é completamente comparável a um cardã mecânico, pois permite escorregamentos articulares em dois planos: vertical e horizontal (Fig. 195). Todos os seus movimentos são limitados pelo *ligamento costoclavicular*. Ele se insere embaixo para fora da articulação na junção da cartilagem e da costela, depois, sobe obliquamente para fora e fixa-se sobre o bordo inferior da clavícula.

– Como a superfície esternal é côncava verticalmente, no movimento vertical a superfície clavicular convexa verticalmente escorrega para baixo quando a extremidade externa sobe, e escorrega para cima quando a extremidade desce (Fig. 196). O ligamento costoclavicular serve de eixo para esses escorregamentos (Fig. 197).

– Como a superfície esternal é convexa horizontalmente, durante o movimento horizontal a super-

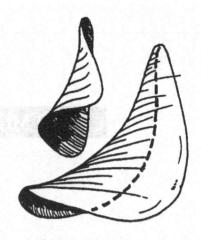

FIGURA 195

fície clavicular côncava horizontalmente escorrega para a frente ou para trás com toda a clavícula. O ligamento costoclavicular inclina-se para a frente ou para trás (Fig. 198).

B – A articulação externa acromioclavicular é constituída por duas superfícies levemente convexas complementadas por um menisco. A superfície acromial olha para cima, para a frente e para dentro. A clavícula repousa sobre o acrômio (Fig. 199). Nos deslocamentos verticais, a superfície clavicular escorrega para cima e para fora durante a elevação, e para baixo e para dentro durante o abaixamento. Nos deslocamentos horizontais que acompanham os escorregamentos laterais da escápula, o acrômio gira sob a clavícula: em rotação interna nos escorregamentos para a frente e para fora, e em rotação externa nos escorregamentos para dentro.

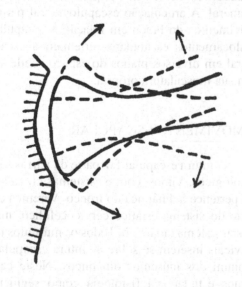

FIGURA 196

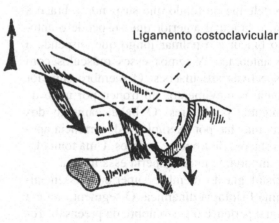

FIGURA 197

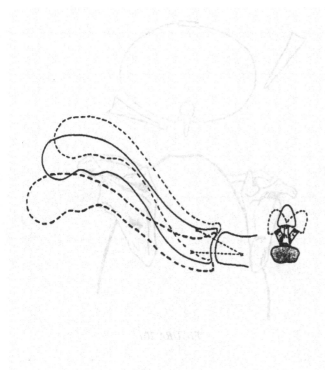

FIGURA 198

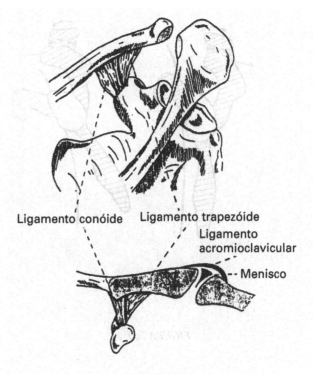

FIGURA 199

Todos esses movimentos são limitados por dois ligamentos que ligam a clavícula à apófise coracóide: o ligamento trapezóide e o ligamento conóide. O ligamento trapezóide, de orientação sagital, controla os escorregamentos para fora e para dentro; o ligamento conóide, de orientação frontal, os movimentos para a frente e para trás da clavícula (Fig. 199).

A todos esses movimentos clássicos, deve-se acrescentar os micromovimentos de rotação anterior e posterior da clavícula sobre seu eixo longitudinal, que se tornam possíveis por sua forma em "manivela" e pela plasticidade do osso vivo. Durante os movimentos extremos de antepulsão, a elevação forçada do braço e a descida da escápula levam o acrômio e a clavícula em uma rotação posterior (Fig. 200). A rotação da clavícula é forçosamente muito limitada, e o acrômio escorrega mais para trás em relação a ela. Na retropulsão extrema, a rotação é anterior e, pelas mesmas razões, o acrômio vai mais longe para a frente (Fig. 200). Esses movimentos ínfimos são passivos e merecem ser citados porque são a causa de lesões dolorosas e de bloqueios articulares. No retorno do braço desses movimentos forçados, a clavícula permanece mal posicionada sobre o acrômio: muito para a frente na antepulsão; muito para trás na retropulsão. Muitos "entorses acromioclaviculares" são apenas essas pequenas lesões osteopáticas.

Sistema escapulotorácico

Os deslocamentos da escápula – para cima, para baixo, em báscula frontal interna e externa – têm como objetivo apenas a orientação da cavidade glenóide nos diferentes planos do espaço.

I – A denominação de escorregamento para fora ou para dentro, ainda mais a de escorregamento lateral, dá uma falsa imagem dos deslocamentos da escápula. A escápula não escorrega lateralmente, *mas escorrega em torno do gradeado costal*. Para fora, *tende a tornar-se sagital e a cavidade glenóide a levará para a frente*. Para dentro, *torna-se frontal e a cavidade olha lateralmente* (Fig. 201).

II – O mesmo ocorre com os deslocamentos ditos verticais. Os escorregamentos para baixo são muito pequenos, mas os para cima são bastante amplos, de 7 a 8 cm. Aqui, uma vez mais, o escorregamento não é vertical, mas ocorre em torno do gradeado costal (Fig. 202). Para cima, é acompanhado por uma báscula anterior da porção superior. O ângulo inferior torna-se saliente para trás.

III – Os movimentos de báscula frontal denominados "em badalo" levam a cavidade glenóide para cima ou para baixo (Fig. 203). As opiniões divergem entre os autores quanto ao centro dessa

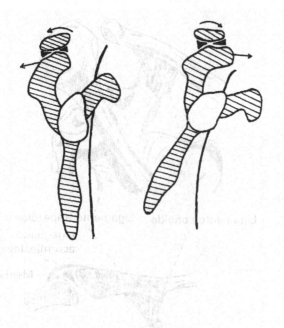
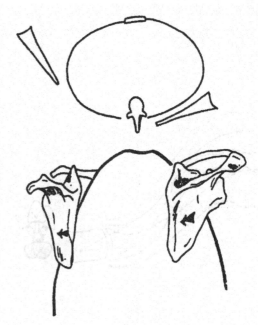

FIGURA 200   FIGURA 201

báscula. É evidente que se trata de um eixo móvel porque, como veremos, todos esses movimentos se associam nos deslocamentos do braço. *Pessoalmente, o situamos na região do ângulo súpero-interno mantido por todos os lados por um sistema muscular tônico.* Basta raciocinar e olhar a anatomia. A escápula não pode manter-se sozinha contra o gradeado costal. Para permanecer no lugar, ela deve ser mantida por todos os lados, mas esta fixação deve ser suficientemente flexível e adaptável para permitir os escorregamentos. Por outro lado, os movimentos de báscula só podem permitir um único ponto de fixação.

Essa fixação é realizada por quatro músculos de função tônica que se inserem na região do ângulo súpero-interno (Fig. 204). O elevador suspende a escápula na coluna cervical por meio do ângulo súpero-interno. O trapézio inferior, que se insere sobre a extremidade interna da espinha da escápula, fixa-a para baixo. O rombóide menor, porção superior com fibras curtas, completamente independente do resto do músculo e que se insere sobre o bordo espinhal do ângulo súpero-interno, fixa-a para dentro. A porção superior do serrátil anterior, igualmente separado do resto do músculo e que se insere sobre a porção anterior do ângulo, fixa-o para a frente. Esse ângulo súpero-interno encontra-se assim "puxado" para as quatro direções por uma suspensão elástica. Essa suspensão do ângulo súpero-interno se encontra, aliás, intacta nos quadrúpedes.

IV – Nos gestos cotidianos, os movimentos escapulares nunca são puros; associam-se uns aos outros, em parâmetros variáveis, para orientar a glenóide (Fig. 205).

- Na antepulsão, o escorregamento para fora se associa à báscula externa; na retropulsão, é o inverso: escorregamento para dentro e báscula interna.
- Na abdução, o movimento de báscula é teoricamente único. Na realidade, ele se acompanha sem-

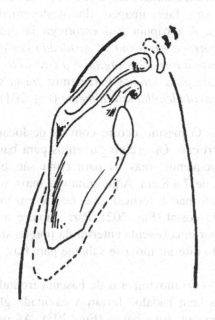

FIGURA 202

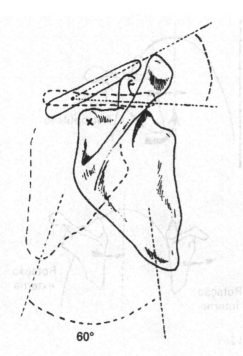
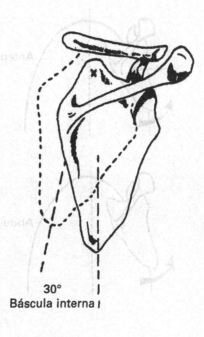

60°   30° Báscula interna

FIGURA 203 – INSPIRADO EM KAPANDJI

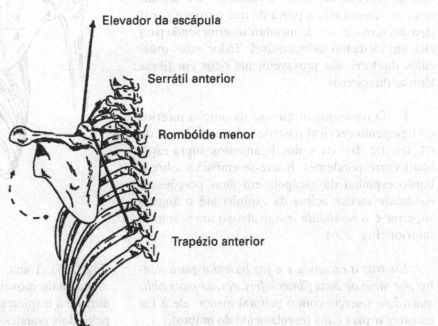

Elevador da escápula
Serrátil anterior
Rombóide menor
Trapézio anterior

FIGURA 204

pre por um escorregamento para cima mais importante quanto maior é a abdução.
– Nas rotações, a elevação e o escorregamento para a frente completam a rotação interna, enquanto o escorregamento para dentro facilita a rotação externa.

147

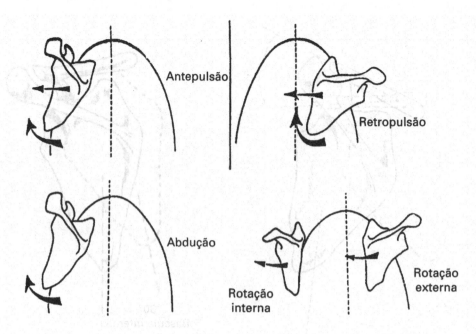

FIGURA 205

Musculatura escapular

A dinâmica escapular é simples. Depende de dois músculos do tronco já citados quando abordamos os sistemas cruzados: o rombóide e o serrátil anterior. Constituem a prova de que o tronco participa dos movimentos do membro superior sendo para eles um elemento indispensável. Todos esses músculos diretores são provavelmente ricos em fibras tônicas direcionais.

I – O rombóide origina-se da porção inferior do ligamento cervical posterior, das espinhosas de C7, D1, D2, D3, D4 e dos ligamentos supra-espinhais correspondentes. Insere-se embaixo sobre o bordo espinhal da escápula em duas porções: o *rombóide menor* acima da espinha até o ângulo superior e o *rombóide maior* abaixo até o ângulo inferior (Fig. 206).

Ele traz a escápula e a faz bascular para dentro por meio de suas fibras inferiores, as mais oblíquas. Em sinergia com o peitoral menor, ele a faz escorregar para cima (enrolamento do ombro).

A sinergia rombóide maior-peitoral, menor durante a elevação do ombro, nos faz abordar esse músculo. Durante a ascensão da escápula e seu enrolamento para cima e para a frente, ele equilibra o parâmetro báscula interna do rombóide. *"Puxando" para baixo a coracóide, ele faz a escápula bascular para a frente sobre a convexidade torácica*

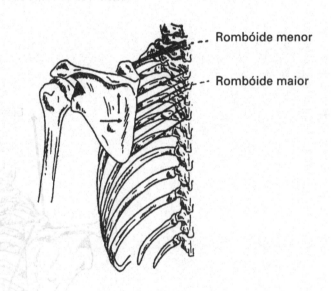

FIGURA 206

(Fig. 207). Toma, então, ponto fixo sobre o tórax, muito mais móvel que a escápula. Já vimos que durante a inspiração voluntária, a escápula é fixada pelos dois grandes músculos inspiratórios, *e participa da elevação das costelas.*

– Embaixo insere-se por meio de três lingüetas sobre os bordos superiores e faces externas das terceira, quarta e quinta costelas, na junção das cartilagens costais e superiormente insere-se por um tendão achatado sobre o bordo interno da apófise coracóide (Fig. 207).

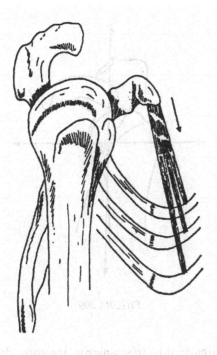

FIGURA 207

Apesar de ser músculo da dinâmica, o peitoral menor com freqüência se retrai, retração que acompanha a dos escalenos que mantêm o tórax em posição alta. Essa ascensão o encurta e o enfraquece. O enrolamento do ombro para a frente e a saliência posterior do ângulo inferior da escápula, com freqüência atribuídos erroneamente a uma cifose, são apenas o resultado desse encurtamento. A caixa torácica é muito menos móvel do que a escápula, e é fácil entender que o encurtamento do músculo puxe esta última para a frente e para cima (escápula alada). Por outro lado, seu contexto anatômico demonstra que ele é feito para puxar para baixo.

II – O serrátil anterior faz escorregar a escápula para fora, o que traz a cavidade glenóide para a frente e a báscula externamente. Suas fibras inferiores, mais verticais, são responsáveis pelo fraco escorregamento da escápula para baixo.

– O serrátil anterior é constituído por três músculos (Fig. 208).

1. A porção superior origina-se do bordo externo da primeira costela, face externa da segunda e de um arco fibroso entre essas duas inserções. Ela se insere sobre o bordo anterior do ângulo superior da escápula.

Suas fibras têm uma direção anteroposterior. *Nós já dissemos que ela é a porção tônica que participa da fixação da escápula sobre o gradeado costal.*

2. A porção média é formada por três feixes originários das faces externas das segunda, terceira e quarta costelas, que terminam sobre o lado anterior de todo o bordo espinhal da escápula.

Suas fibras superiores são praticamente horizontais. *São elas que fazem a escápula escorregar para fora.* Suas fibras inferiores são levemente oblíquas para baixo. *São elas que levam a escápula para uma báscula externa.*

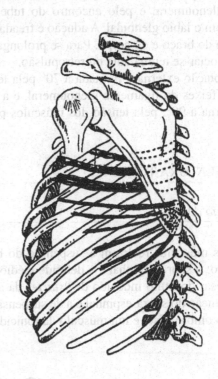

FIGURA 208

3. A porção inferior origina-se das faces externas das costelas de nºˢ 5, 6, 7, 8, 9 e 10, por meio de seis digitações distintas, que se entrelaçam com as do oblíquo externo.

Esses feixes convergem para o ângulo inferior da escápula. Suas fibras superiores originadas das costelas de nºˢ 5, 6 e 7 são horizontais. *Eles provocam a báscula para fora.*

As fibras inferiores tornam-se mais verticais e são responsáveis pelo fraco escorregamento para baixo. *Toda essa porção inferior se liga com o oblíquo externo no sistema cruzado anterior.*

O MOVIMENTO ESCAPULOUMERAL

A articulação escapuloumeral é uma enartrose cujas superfícies esféricas dão grande liberdade aos movimentos. Descrevemos esses movimentos de acordo com três eixos (Fig. 209): um eixo frontal que permite ante e retropulsão; um eixo sagital que permite abdução e adução; e um eixo vertical que permite as rotações.

A antepulsão e a retropulsão são limitadas pela tensão do ligamento coracoumeral: feixe do tubérculo maior para a antepulsão, feixe do tubérculo menor para a retropulsão.

A abdução é freada a 90° pela tensão do ligamento glenoumeral e pelo encontro do tubérculo maior com o lábio glenoidal. A adução é freada pelo encontro do braço e do corpo. Para se prolongar ela deve associar-se a uma ante ou retropulsão.

A rotação externa é limitada a 70° pela tensão dos três feixes do ligamento glenoumeral, e a rotação interna a 90°, pela tensão dos músculos posteriores.

MUSCULATURA TÔNICA

Suspensão do braço

Dois músculos realizam a suspensão do braço no ombro: o supra-espinhal e o deltóide médio.

Apesar do título indevido de *"starter* da abdução" a função do supra-espinhal é a de suspensão do braço no ombro. Este é um músculo da tonicidade.

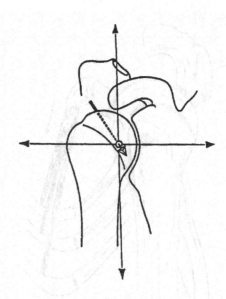

FIGURA 209

– Origina-se dos três quartos internos da fossa supra-espinhal e da face profunda da aponeurose. Insere-se sobre o tubérculo maior por meio de um tendão muito aderente à cápsula articular (Fig. 210). Essa aderência à cápsula, ao "manguito rotador", é fisiologicamente sua inserção principal.

O supra-espinhal é um pequeno músculo. Sua participação direta na suspensão do braço é certa-

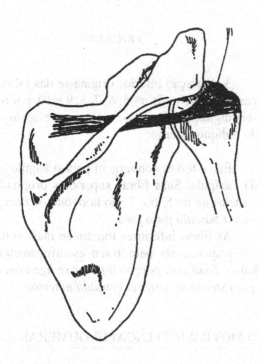

FIGURA 210

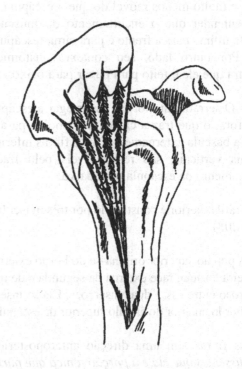

FIGURA 211

150

mente pequena. Por outro lado, veremos que a coaptação articular pelos músculos infra-espinhoso e subescapular tende a puxar esse manguito para baixo. *A verdadeira fisiologia do supra-espinhal é a de manter o "manguito rotador".*

O deltóide médio, que preferimos denominar *deltóide profundo*, recobre o tendão do músculo precedente. Tem uma estrutura típica de sua função tônica.

– Ele é constituído por três ou quatro lâminas tendinosas colocadas em leque, que se inserem no ápice e bordo externo do acrômio, e das quais partem, como plumas de uma pena, curtas fibras musculares. Seu tendão terminal insere-se entre os dois ramos do V do deltóide (Fig. 211). Veremos que ele prolonga exatamente o trapézio médio. *A sinergia desses dois músculos suspende o membro superior nas espinhosas de C7, D1, D2 e D3.*

Coaptação articular

Tendo em vista a falta de encaixe ósseo, o sistema ligamentar seria insuficiente para a manutenção das superfícies articulares escapuloumerais. A coaptação é possível mediante um sistema muscular tônico de três músculos, cujos tendões terminais aderem-se à cápsula que, dessa forma, se espessa para formar o "manguito rotador". O supra-espinhal é, já vimos, o suspensor do braço e o mantenedor do manguito. A fixação escapuloumeral é feita pelo subescapular e infra-espinhal cujos tendões superiores abraçam a cabeça umeral (Fig. 212 e 213).

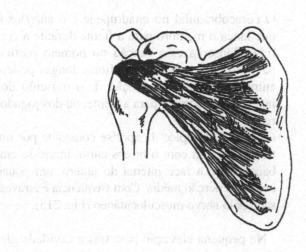

FIGURA 212

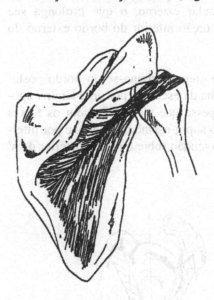

FIGURA 213

– O subescapular é constituído por fibras que se inserem ao longo de toda a face anterior da escápula: por meio de lâminas aponeuróticas sobre as cristas da fossa subescapular, por inserções diretas entre as cristas. O largo tendão terminal fixa-se na cápsula e termina sobre o tubérculo menor (Fig. 212).

Rotador interno tônico, ele é coaptador da cabeça umeral e controla tonicamente as rotações internas.

– A textura do infra-espinhal é o mais típico de seu papel tônico.
– Ele se origina por dois feixes: um superior do lado inferior e bordo posterior da espinha da escápula, o outro da fossa infra-espinhal e septos aponeuróticos. Esses dois feixes convergem para uma lâmina tendinosa que aparece do meio da fossa infra-espinhal e fixa-se sobre o tubérculo maior depois de ter aderido à cápsula (Fig. 213).

Além de sua função de fixação da cabeça umeral, ele exerce um controle tônico sobre as rotações internas.

MUSCULATURA DINÂMICA

A motricidade escapuloumeral é a de uma articulação de grande amplitude em todos os planos. Ela é inteiramente constituída por músculos diretores, sendo que os movimentos escapuloumerais são praticamente indissociáveis dos deslocamentos do tronco.

I. A abdução é o movimento mais importante do ombro. Ao distanciar o braço do corpo, ela é a base de todos os movimentos do membro superior. É produzida pela contração dos dois deltóides anterior e posterior.

- O deltóide anterior origina-se do terço externo do bordo anterior e da face superior da clavícula onde fixa-se por meio de curtas fibras tendinosas. Insere-se por um tendão sobre o ramo anterior do V do deltóide.

Os feixes mais superficiais terminam sobre o septo intermuscular externo, o que prolonga sua inserção até a porção inferior do bordo externo do úmero.

- O deltóide posterior origina-se do bordo posterior da espinha da escápula por uma lâmina aponeurótica espessa que ele divide com os feixes superiores do supra-espinhal. Insere-se por intermédio de um tendão sobre o ramo posterior do V do deltóide.

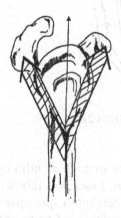

FIGURA 214

A interpretação da abdução é sempre assunto controverso. Não entendemos bem o que mecanicamente motiva essa discussão. Existem três deltóides. Apenas a orientação do deltóide médio pode fazer pensar em uma ação de luxação para cima. Vimos que se trata sem dúvida de um músculo tônico responsável pela suspensão do braço. A abdução é a resultante de duas forças divergentes: o deltóide anterior que puxa o úmero para cima e para a frente, o deltóide posterior que puxa para cima e para trás (Fig. 214). Neste movimento de grande amplitude, as ações das fibras musculares sucedem-se. As mais curtas que são mais externas e as mais verticais iniciam o movimento. Seu vetor de tração passa nitidamente acima do eixo sagital de abdução. Os médios e posteriormente os longos se revezam para o movimento.

A abdução pode tornar-se uma elevação para a frente ou antepulsão. Classicamente, se atribui tal movimento apenas ao deltóide anterior e coracobraquial. É uma versão errônea da fisiologia. Nessa elevação para a frente, o escorregamento para fora e para a frente da escápula orienta a cavidade glenóide para a frente. A escápula torna-se mais sagital (movimento escapulossagital). A antepulsão é uma abdução para a frente. A sinergia dos dois deltóides, anterior e posterior, permanece a mesma.

- O coracobraquial no quadrúpede é o anteflexor que lança o membro para a frente durante a corrida. Conserva essa função no homem participando da antepulsão. Suas fibras longas podem entrar rapidamente em ação. É o músculo dos lançadores do braço para a frente, ou dos jogadores de boliche.
- Origina-se do ápice da apófise coracóide por um tendão comum com o bíceps curto. Insere-se embaixo sobre a face interna do úmero, um pouco acima da porção média. Com freqüência é atravessado pelo nervo musculocutâneo (Fig. 215).

Na pequena elevação para trás a cavidade glenóide não pode se posteriorizar. O movimento é devido apenas ao deltóide posterior (10°), mas sobretudo a um enrolamento do ombro para a frente (peitoral menor), o que permite ao grande dorsal intervir puxando o braço para trás.

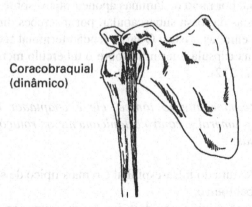

FIGURA 215

II – A adução do braço não deve ser vista anatomicamente. No homem ela é com freqüência passiva e não justifica uma musculatura tão importante. Para entender a fisiologia dos três músculos adutores: peitoral maior, redondo maior e grande dorsal, deve-se ainda voltar ao quadrúpede. Nele, o membro anterior puxa o corpo para a frente durante a corrida. Essa tração é realizada pela ação sucessiva dos três músculos do tronco: primeiro o peitoral maior de fibras mais curtas, o redondo maior e depois o grande dorsal de fibras mais longas. O redondo maior assegura assim o revezamento entre o anterior e o posterior. No homem, encontramos exatamente esta fisiologia nos exercícios de puxar, de subir, nos apoios de Georges Hebert, o pai do Método Natural de Educação Física, que havia judiciosamente classificado na família de exercícios da quadrupedia. Em todos os exercícios de ginástica em aparelhos, estes três músculos tomam ponto fixo sobre o braço e puxam o tronco para cima.

O peitoral maior é um músculo em leque.

- Insere-se no tórax por uma curva: dois terços internos do bordo anterior da clavícula, face anterior do esterno, cinco primeiras cartilagens costais, bainha do reto anterior do abdome. Os feixes musculares convergem para fora para o lábio anterior da goteira bicipital por meio de duas lâminas tendinosas que se sobrepõem (Fig. 216).

A inferior segue as fibras descendentes claviculares e esternais altas, a posterior as fibras ascendentes originárias das cartilagens costais e bainha do reto abdominal. Essa disposição permite ao grande peitoral ser sempre adutor e rotador interno, seja qual for a posição do úmero.

O *redondo maior* insere-se na porção ínfero-externa da fossa infra-espinhal, sobre a face profunda da aponeurose superficial e sobre o septo intermuscular (Fig. 217). Após afastar-se do redondo menor e formar assim o espaço escapuloumeral, ele vai se inserir sobre o lado interno da goteira bicipital.

O *grande dorsal*, pela aponeurose lombar, fixa-se nas apófises espinhosas e nos ligamentos supra-espinhais das seis últimas vértebras dorsais, das lombares, na crista sacra e no terço posterior da crista ilíaca. Liga-se também às faces externas das quatro últimas costelas, misturando suas inserções com as do oblíquo externo. O músculo envolve o tronco e se torce sobre si mesmo; o bordo inferior torna-se superior e vice-versa. Termina por um largo tendão no fundo da goteira bicipital. Uma arcada fibrosa une sempre esse tendão à longa porção do bíceps braquial. Por outro lado, desse tendão também se destaca um feixe tensor da aponeurose braquial (Fig. 218).

III – As rotações escapuloumerais acompanham-se por um escorregamento escapular para a frente e por uma leve báscula interna durante as rotações internas, para trás para as rotações externas.

- A rotação interna é a mais potente. É devida aos três grandes músculos: grande peitoral, redondo maior e grande dorsal, que acabamos de examinar para a adução. Os dois movimentos se combinam com freqüência durante os apoios e as trações.
- A rotação externa é devida a um músculo de fibras longas, os mais externos e mais verticais da musculatura escapuloumeral: o *redondo menor*.

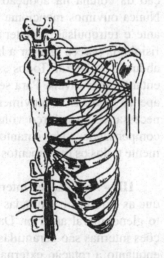

FIGURA 216

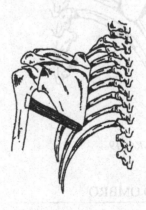

FIGURA 217

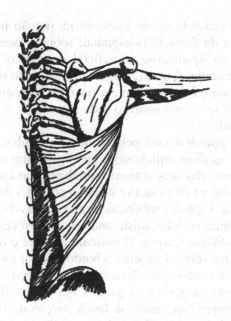

FIGURA 218

– Ele se origina por meio de uma estreita faixa externa da fossa infra-espinhal, da metade superior do bordo axilar, da face profunda da aponeurose superficial e de tabiques intermusculares. Dessas inserções, ele parte, para cima e para fora, para implantar-se sobre a faceta inferior do tubérculo maior do úmero, após ter aderido à cápsula (Fig. 219).

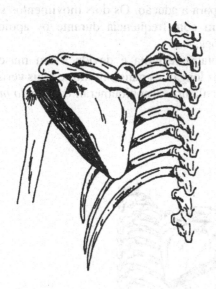

FIGURA 219

OS MOVIMENTOS DO OMBRO

Descrever os movimentos do ombro obriga a considerar os deslocamentos dos dois sistemas articulares que acabamos de estudar, que não são sucessivos como se afirmou durante muito tempo. Como a abdução escapuloumeral não é maior que 90°, o movimento é acompanhado por uma báscula externa da escápula. Poderíamos pensar, em um primeiro tempo, que a escapuloumeral leva o braço a 90°, depois, em um segundo tempo, a escápula báscula. Há muito tempo, quando fizemos nossos estudos, aprendemos essa falsa teoria fisiológica. Sabe-se agora que a báscula da escápula acompanha a abdução escapuloumeral desde o início, é até provável que a preceda.

I – A abdução total parece ser 180°, isto é, o braço na vertical. Não é assim. A escapuloumeral permite 90° de abdução. A báscula da escápula é cerca de 60°, o que leva a verdadeira abdução a 150°. Os 30° restantes são compensações raquidianas. Esses são apenas uma falsa abdução constituída primeiro pelo endireitamento da coluna dorsal de 5°, depois, por uma lordose lombar durante a elevação simultânea dos dois membros superiores, uma lateroflexão do tronco durante a elevação unilateral.

II – A antepulsão tem um mecanismo comparável ao da abdução. A escapuloumeral participa com 70°. Além disso, isto é, até 130°, uma báscula externa e um escorregamento para a frente da escápula completam o movimento. Acima de 130° não há mais antepulsão, e o braço passa para uma abdução a fim de continuar sua elevação.

A retropulsão é de pequena amplitude. O movimento escapuloumeral é de cerca de 10 a 15°. Os 20° restantes são conseqüência de uma elevação e de uma báscula interna da escápula.

É clássico, como já dissemos, citar a participação da coluna na abdução e antepulsão extremas. Nunca ouvimos mencionar as torções do tronco na ante e retropulsão unilaterais. Da mesma forma, a fisiologia parece ignorar a lateroflexão do tronco na abdução unilateral. Todos esses movimentos são, no entanto, inevitáveis. Para se convencer é necessário apenas realizar o movimento sobre si mesmo. É necessário um esforço voluntário para evitar essas compensações. No entanto, no dia-a-dia, praticamente todos os movimentos do braço são unilaterais.

III – As rotações internas são mais amplas do que as externas e limitadas pela tensão do ligamento glenoumeral anterior. Da mesma forma, as rotações internas são garantidas por músculos potentes, enquanto a rotação externa, por músculos bastante fracos. Nos dois casos a rotação escapuloumeral é acompanhada por um escorregamento da escápula: para cima na rotação interna, para baixo na rotação externa.

IV – Para concluir, devemos dizer algo sobre os movimentos essencialmente escapulares: a elevação e o abaixamento do ombro. A elevação alia o escorregamento para cima a uma báscula externa; o abaixamento, um escorregamento para baixo a uma báscula interna. Esses movimentos entram na fisiologia do carregar e do apoiar. Nessas duas funções não há, na realidade, movimento, mas, sim, fixação da escápula em um sentido ou outro. Ao carregar, o peitoral menor, o elevador, o trapézio superior e o rombóide resistem ao abaixamento do ombro. Ao apoiar, são os grandes músculos úmero-torácicos, grande dorsal, peitoral maior e serrátil anterior que resistem à elevação.

O COTOVELO

O cotovelo é um conjunto articular que continua a fisiologia do ombro. Seu movimento de flexão e extensão completa a abdução-adução. A extensão leva a mão ao objeto a ser tomado, a flexão traz de volta esse objeto para o corpo. A prono-supinação completa as rotações escapuloumerais para orientar o objeto tomado. Cada função tem sua articulação própria e seu sistema muscular particular. Isso é perfeitamente descrito nos livros. Seremos sucintos quanto a essa fisiologia clássica.

FLEXÃO-EXTENSÃO

A articulação umeroulnar é a articulação da flexão-extensão, que coloca em presença a tróclea do úmero e a grande incisura radial da ulna. Na flexão, o antebraço recobre o braço. As duas epífises articulares são orientadas para a frente, o que deixa o espaço livre entre as diáfises para recobrir as massas musculares. Na extensão, como a garganta da tróclea umeral é oblíqua para fora, o antebraço forma um ângulo com o braço: o "valgo fisiológico" (Fig. 220).

A articulação umeroulnar é aquela cujo encaixe ósseo é o mais perfeito. Suas superfícies articulares correspondem-se quase totalmente. *Trata-se de uma articulação de grande frouxidão articular*. A única tonicidade presente é uma tonicidade de suspensão; não há coaptação das superfícies. Sua manutenção é assegurada essencialmente pelos ligamentos laterais. Além disso, o trilho da incisura radial da ulna tem muita liberdade na garganta da tróclea. *Essa*

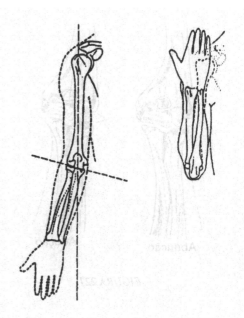

FIGURA 220

frouxidão é uma necessidade fisiológica. Uma articulação excessivamente "justa" acarretaria "atritos" das superfícies excessivamente encaixadas e um uso rápido das cartilagens (artrose). Por outro lado, veremos que o "jogo" articular permite para a prono-supinação vários eixos de rotação que não seriam possíveis com uma articulação muito ajustada (Fig. 220). A frouxidão fisiológica manifesta-se por micromovimentos de abdução (valgo) e adução (varo). São perceptíveis na região do olécrano, que é levado para dentro nos movimentos de valgo, para fora nos movimentos de varo (Fig. 221). Ela permite também rotações axiais da ulna sobre seu eixo longitudinal, rotações que acompanham e harmonizam os movimentos de prono-supinação. Durante a rotação interna que completa a pronação, o olécrano vai para dentro, na rotação externa que completa a supinação o olécrano vai para fora (Fig. 222).

A articulação radioumeral não participa da flexo-extensão. A cúpula radial pode escorregar sobre o côndilo umeral, mas as duas superfícies têm apenas um pequeno contato incompleto durante os movimentos extremos.

Função muscular

A musculatura do membro superior apresenta uma particularidade própria à função de preensão. Nessa região certos músculos são quase unicamente destinados à manutenção da posição articular. Não se trata de uma função tônica. Essa fixação de posição é ocasional; os músculos envolvidos não estão

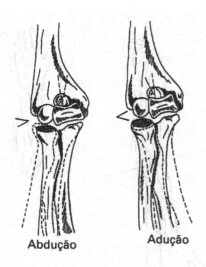

FIGURA 221 — Abdução / Adução

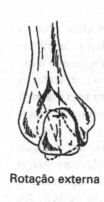 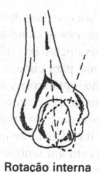

FIGURA 222 — Rotação externa / Rotação interna

em atividade 24 horas por dia. São músculos dinâmicos que, por decisão voluntária, fixam uma posição necessária para a função. Sua contração isométrica prolongada é mantida pelo reflexo miotático fásico. Ela entra no campo do automatismo funcional. Trata-se de músculos de fibras relativamente curtas. Os dois vastos realizam a extensão do cotovelo, mas a longa porção do tríceps braquial fixa essa extensão nos apoios ou nos impulsos. O bíceps é flexor do cotovelo, mas o braquiorradial tem apenas a função de manter essa flexão. O bíceps é o supinador ativo, mas uma posição em supino é fixada pelo pronador quadrado. Além disso, se a pronação é realizada pelo pronador redondo, ela é fixada pelo supinador curto nos gestos usuais.

Assim como a "dualidade muscular" fásica-tônica, a especialização muscular é uma aquisição pós-natal.

I – A musculatura tônica do braço é relativamente simples de ser analisada. Ela comporta um único músculo realmente tônico: o músculo braquial, *que é suspensor do antebraço no braço.* No repouso, o braço solto ao longo do corpo, o cotovelo encontra-se em leve flexão. Sua anatomia é típica de sua função de suspensor.

– O *braquial* origina-se do bordo anterior das faces interna e externa do úmero abaixo do V do deltóide. Ele se origina, sobretudo, da face anterior dos dois septos intermusculares interno e externo. Embaixo, insere-se sobre a apófise coronóide, mas envia uma expansão para a aponeurose superficial dos músculos epicondilianos externos do antebraço.

Reúne dessa forma dois sistemas aponeuróticos do braço e do antebraço (Fig. 223).

II – A flexão do antebraço sobre o braço é uma sinergia, composta por dois flexores: o bíceps braquial e o pronador redondo. Trata-se de uma sinergia muito importante na compreensão da preensão.

O bíceps é o músculo principal dessa flexão, mas sua ação é bastante especial. Como quase todos os músculos, possui dois parâmetros de movimento, mas esses dois parâmetros não são simultâneos como os do psoas. Sucedem-se. *Antes de flexionar o antebraço, o bíceps leva-o para uma supinação.* O pronador redondo é, antes de mais nada, pronador, e seu parâmetro de flexão é mínimo. *Antes de flexionar o antebraço, ele o leva para uma pronação.*

a) Apesar de seu nome, o *bíceps braquial* pode ser considerado um músculo único com dois tendões superiores. Ele é citado como exemplo na coordenação motora da fáscia. É o elemento principal do "trazer a si", isto é, do comer e do beber. Superiormente, seu tendão se confunde com o do coracobraquial que eleva o braço para a frente. Embaixo, envia uma importante expansão para a aponeurose dos epicondilianos mediais que asseguram a flexão dos dedos e punho, portanto, da preensão dos objetos.

– A porção interna curta liga-se ao ápice da apófise coracóide pelo mesmo tendão que o coracobraquial. A longa porção externa origina-se do lábio glenoideano e da cavidade glenóide; seu tendão atravessa a cavidade escapuloumeral e segue a goteira bicipital. As duas cabeças

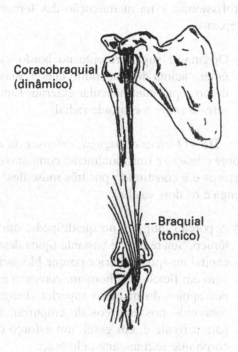

FIGURA 223

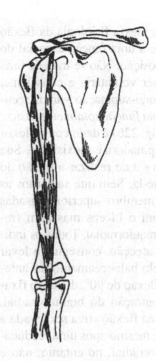

FIGURA 224

musculares reúnem-se em uma única porção na região média do braço. O tendão terminal fixa-se sobre a tuberosidade bicipital do rádio, após ter sofrido uma torção externa, que lhe permite compensar a torção interna da pronação (Fig. 224).

b) O pronador redondo apresenta duas cabeças superiormente. A mais volumosa e mais superficial origina-se juntamente com os músculos epicondilianos mediais, do bordo superior e da face anterior do epicôndilo medial do úmero, do septo intermuscular interno. A cabeça profunda é delgada e origina-se da apófise coronóide. As duas inserções reúnem-se após haver dado passagem ao nervo mediano, e as fibras musculares vão implantar-se na porção média da face externa do rádio no ápice da convexidade externa (Fig. 225).

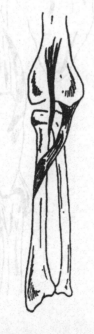

FIGURA 225

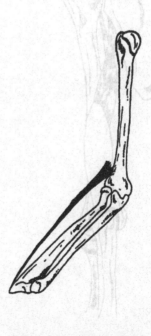

FIGURA 226

Devemos acrescentar a essa fisiologia da flexão um músculo que pertence a uma função especial do antebraço: a fixação da posição. Não se trata de uma fisiologia estática visto ser voluntária e consciente. Quando estudarmos a prono-supinação vamos reencontrá-la. *A preensão é uma função totalmente fásica.*

O *braquiorradial* (Fig. 226) é dado como flexor do cotovelo; sua ação supinadora é inexistente. Sua verdadeira fisiologia não é a de realizar a flexão do cotovelo, mas a de mantê-la. Sem que saibamos as causas, as paralisias do membro superior causadas pela poliomielite atingiam o bíceps mas com freqüência preservavam o braquiorradial. Todos os indivíduos portadores dessa afecção, conseguiam levar o cotovelo em flexão pelo balanceamento do antebraço que lançavam em flexão de 90°, depois o fixavam por uma brusca contração do braquiorradial. Em caso algum vimos uma flexão ativa ser levada a cabo pelo braquiorradial, mesmo após uma reeducação bem-feita. O braquiorradial, no entanto, não é um músculo tônico. O transplante muscular clássico realizado na poliomielite nos traz a prova. Ele consiste em transpor a inserção alta do braquiorradial um pouco mais acima sobre o úmero. Com esse novo braço de alavanca, ele se torna imediatamente flexor do cotovelo. Trata-se de um músculo dinâmico trabalhando em estática. É importante nos gestos profissionais e na manutenção das ferramentas de impacto.

– Origina-se superiormente no bordo externo do úmero acima do epicôndilo lateral, mas sobretudo no septo intermuscular externo. Embaixo, insere-se sobre a estilóide radial.

III – O *tríceps braquial*, extensor do antebraço sobre o braço, é funcionalmente comparável ao quadríceps e é constituído por três músculos: a porção longa e os dois vastos.

a) A porção longa é, no quadrúpede, um músculo tônico. Sua textura é bastante típica dessa função capital no apoio anterior porque bloqueia o cotovelo em flexão. No homem, conserva esse papel nos apoios do membro superior (bengala), mas sobretudo nos esforços de empurrar. Empurrar para a frente é, em geral, um esforço de todo o corpo que se transmite pelo braço.

– A porção longa origina-se superiormente da tuberosidade infraglenoideana e da extremidade superior do bordo axilar, por meio de duas lâminas tendinosas anterior e posterior. O corpo muscular torce-se sobre si mesmo, as fibras

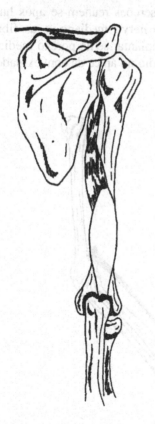

FIGURA 227

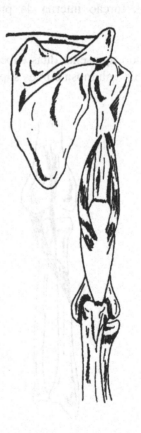

FIGURA 228

anteriores tornam-se posteriores e vice-versa, e isso permite uma tensão permanente, seja qual for a posição da escapuloumeral. Embaixo, as fibras musculares relativamente curtas implantam-se sobre uma lâmina tendinosa que aparece nos três quintos superiores do músculo. Ela se fixa embaixo sobre a face superior do olécrano (Fig. 227).

b) O vasto externo origina-se da face posterior do úmero, acima da goteira radial. Embaixo, implanta-se sobre a face profunda de uma lâmina tendinosa que se confunde com a da porção longa (Fig. 228).

c) O vasto interno origina-se da face posterior do úmero abaixo da goteira radial, mas também de toda a face posterior dos dois tabiques intermusculares interno e externo. Dessas inserções, as fibras descem verticalmente e implantam-se sobre a face profunda da lâmina terminal; as mais inferiores fixam-se diretamente sobre os bordos laterais do olécrano (fig. 228).

Os dois vastos realizam a extensão do antebraço sobre o braço. Assim como para o quadríceps crural, o vasto interno termina sozinho essa extensão.

IV – O *ancôneo* ocupa um lugar à parte na fisiologia do cotovelo. É um pequeno músculo triangular de fibras muito curtas.

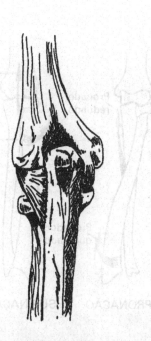

FIGURA 229

– Vai do epicôndilo lateral do úmero para a face externa do olécrano e porção superior da face posterior da ulna sob a grande incisura radial deste osso (Fig. 229).

Suas fibras mais superiores que vão ao olécrano são transversais, e as inferiores que vão à ulna são oblíquas para baixo. Este é evidentemente um músculo tônico que controla o valgo e o varo da articulação umeroulnar e as rotações axiais da ulna. As fibras superiores transversais tensionam-se nos movimentos de valgo do antebraço e rotações externas da ulna. Suas fibras inferiores oblíquas tensionam-se nos movimentos de varo e nas rotações internas. *O ancôneo é um ligamento ativo.*

PRONO-SUPINAÇÃO

Os movimentos de prono-supinação são destinados a orientar o punho e a mão e completam os movimentos de rotação da escapuloumeral. Eles são medidos com o cotovelo fletido em 90° e o braço junto ao corpo. A supinação é realizada quando a palma da mão olha para cima, o polegar, para fora, rádio e ulna, paralelos. A pronação é o movimento inverso, a extremidade inferior do rádio gira para a frente em torno da estilóide ulnar. A amplitude total é próxima de 180° (Fig. 230).

A prono-supinação é resultado de possibilidades conjugadas das duas articulações radioulnares superior e inferior. O eixo geral desse movimento passa em cima pelo centro da cúpula radial e embaixo pela epífise inferior da ulna e prolonga-se pelo terceiro dedo (Fig. 231). Na realidade existem vários eixos possíveis. Apoiando-se sucessivamente a extremidade de cada um dos dedos contra um plano vertical, percebemos que cada dedo pode ser um eixo. Essa possibilidade é permitida pelos micromovimentos de abdução-adução e das rotações da articulação umeroulnar.

Na articulação radioulnar superior, o movimento principal é a rotação da cabeça radial no anel osteofibroso constituído pela incisura radial da ulna e ligamento anular. Tendo em vista a forma oval da cabeça radial e a disposição oblíqua do rádio em relação à ulna, *distinguimos na pronação dois movimentos secundários.* O eixo de rotação radial desloca-se para fora (por causa da forma oval), o que permite a passagem da tuberosidade bicipital entre o rádio e a ulna. *Para nós são mais importantes os escorregamentos da cabeça radial para a frente e para trás.* Durante a pronação forçada, a cabeça radial anterioriza-se acompanhando

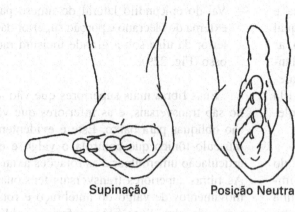
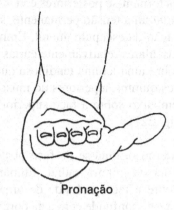

Supinação Posição Neutra Pronação

FIGURA 230

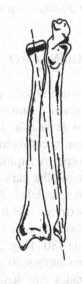
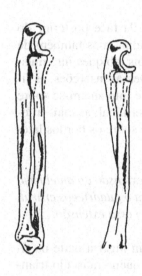

FIGURA 231 *FIGURA 232*

a rotação interna da ulna. Na supinação forçada, ela se posterioriza acompanhando a rotação externa da ulna (Fig. 232).

Função muscular

Assim como para a flexão-extensão, a musculatura da prono-supinação destina-se a duas funções: a orientação do punho e da mão, a fixação da posição (Fig. 233).

I – Com a flexão, acabamos de ver a orientação da mão. Ela é resultado da dupla fisiologia dos dois músculos flexores: o bíceps braquial e o pronador redondo. Quando a prono-supinação é a única que interessa, o cotovelo é bloqueado em sua posição funcional, o bíceps é o supinador e o pronador redondo, o pronador.

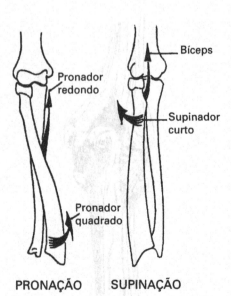

PRONAÇÃO SUPINAÇÃO

FIGURA 233

II – A manutenção da posição do punho e da mão é necessária em todos os gestos da vida diária, especialmente nos gestos profissionais. Tendo em vista que no membro superior todos esses gestos são voluntários, mesmo aqueles dos movimentos automáticos, não podemos falar em tonicidade. A manutenção da posição é função de dois músculos curtos que agem seja por contração estática, seja por contração excêntrica. Eles se enrolam em torno do rádio, um na porção inferior – o pronador quadrado –, o outro na porção superior – o supinador.

O pronador quadrado é um músculo quadrilátero que vai do quarto inferior do bordo interno e da face anterior da ulna até o quarto inferior da face anterior e bordo externo do rádio (Fig. 234).

– O supinador origina-se do epicôndilo lateral do úmero por meio de um tendão que reforça o ligamento lateral externo e de uma superfície triangular sob a incisura radial da ulna. Ele se divide em duas camadas entre as quais caminha o ramo posterior do nervo radial. O músculo enrola-se em torno do rádio. A porção superficial vai inserir-se sobre o bordo anterior do rádio. As fibras originadas no epicôndilo da porção profunda implantam-se sobre o colo do rádio acima da tuberosidade bicipital. As fibras ulnares implantam-se sobre o rádio para fora dessa tuberosidade sobre a face externa (Fig. 234).

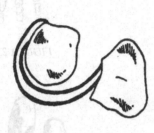
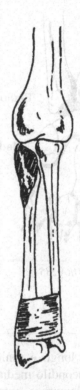

FIGURA 234

O PUNHO

O punho é o elemento principal da orientação da mão. As rotações escapuloumerais e a prono-supinação estão ao seu serviço. Ele pode realizar movimentos de flexão, extensão, abdução ou inclinação radial, adução ou inclinação cubital. *O mais importante é que ele pode combinar todos esses movimentos*. Desse modo ele não apenas cobre todas as orientações, mas seu sistema muscular lhe permite passar de uma para a outra sem voltar ao ponto neutro articular. Essa possibilidade vai até uma circundução completa.

O punho não é uma articulação, mas duas articulações distintas, o que, com freqüência, é esquecido nos tratamentos de reabilitação. A radiocarpiana é composta por uma glena do antebraço, formada pela superfície inferior do rádio e ligamento triangular, e por um côndilo carpiano, formado pelas faces superiores do escafóide, do semilunar e do piramidal nivelados por uma cartilagem. A mediocarpiana reúne as duas fileiras do carpo com exceção do pisiforme (Fig. 235). As duas articulações participam de todos os movimentos:

– A flexão de cerca de 85°: 50° para a radiocarpiana, 35° para a mediocarpiana.

- A extensão é também de cerca de 85°: 35° para a radiocarpiana e 50° para a mediocarpiana.
- A abdução ou inclinação radial é de 15° e para ela as duas articulações contribuem em proporções iguais. A adução é de cerca de 45°: 30° para a radiocarpiana e 15° para a mediocarpiana. Nos movimentos de inclinação, descrevemos torções das duas fileiras sobre eixos inversos. Isso, uma vez mais, é importante na reabilitação do punho uma vez que essas rotações inversas são a única forma para se liberar a articulação mediocarpiana. Na inclinação radial, a fileira superior gira em pronação e a inferior, em supinação. Na inclinação ulnar os dois movimentos são inversos.

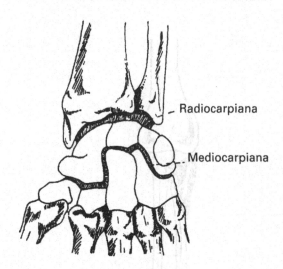

FIGURA 235

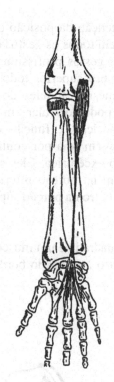

FIGURA 236

Função muscular

O músculo palmar longo é tônico. De fibras curtas, origina-se do epicôndilo medial do úmero e da face profunda da aponeurose superficial, assim como dos septos intermusculares. O corpo muscular muito curto não desce além de um terço do músculo (Fig. 236). Ele continua por meio de um longo tendão chato e delgado que se abre em leque na região do carpo e se perde na aponeurose palmar (fig. 237).

Não há dúvida de que ele era, para a pata do quadrúpede, o que o solear é para o nosso pé. *No homem em pé, tornou-se suspensor da mão*. Na posição de repouso, o braço solto ao longo do corpo, o punho e os dedos colocam-se em leve flexão e a palma, em concha.

II – A musculatura dinâmica é típica dos movimentos que acabamos de descrever. *Cada movimen-

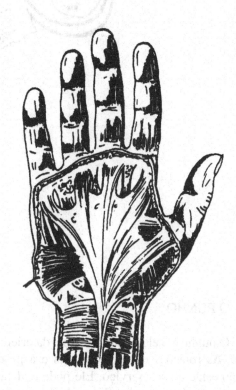

FIGURA 237

to é garantido por dois músculos sinérgicos:* dois flexores, dois extensores, dois abdutores e dois adutores. *Cada músculo tem duas funções*: um flexor-abdutor, um flexor-adutor, um extensor-abdutor, um extensor-adutor. Essa disposição, modelo da mecânica humana e da sinergia muscular, permite todos os movimentos sob todos os ângulos, e dá à preensão sua precisão e sua habilidade. Todos esses músculos se inserem, em grande parte, sobre a face profunda da aponeurose e dos tabiques intermusculares.

1. A flexão é realizada por dois músculos anteriores: o flexor radial do carpo e o flexor ulnar do carpo; o primeiro é abdutor, o segundo, adutor.

– O *flexor radial* do carpo origina-se do epicôndilo medial do úmero por meio de um tendão comum com os músculos epicondilianos mediais. Seu tendão terminal insere-se sobre a base da face anterior do segundo metacarpiano (Fig. 238).
– O *flexor ulnar* do carpo origina-se superiormente por meio de duas cabeças: uma umeral sobre o epicôndilo medial, e uma ulnar por meio de uma lâmina tendinosa que se implanta sobre o bordo interno do olécrano, sobre a apófise coronóide e sobre os dois terços superiores do bordo posterior da ulna. As duas cabeças reúnem-se em uma arcada que dá passagem ao nervo ulnar, depois o músculo desce verticalmente para terminar em um tendão forte sobre a face anterior do pisiforme (Fig. 239).

2. A extensão é realizada por duas formações musculares posteriores: os radiais exteriormente e o extensor ulnar do carpo internamente. Os dois primeiros são abdutores, o segundo, adutor.

– O extensor radial curto do carpo origina-se do tendão comum dos músculos epicondilianos laterais do úmero e inferiormente insere-se sobre a face dorsal da estilóide da base do terceiro metacarpiano (Fig. 240).

O extensor radial longo do carpo, o mais externo, origina-se do bordo externo da extremidade inferior do úmero e insere-se inferiormente sobre a face dorsal da base do segundo metacarpiano (Fig. 240).

– O extensor ulnar do carpo origina-se do epicôndilo lateral do úmero, bordo posterior da ulna e tabiques intermusculares (Fig. 241). Termina por meio de um tendão sobre o tubérculo interno da base do quinto metacarpiano.

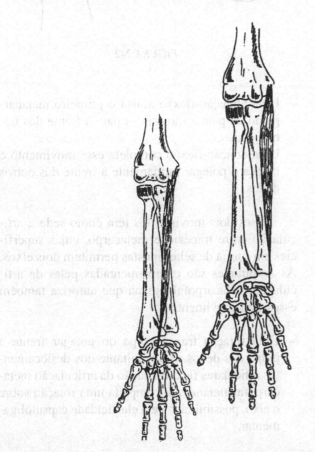
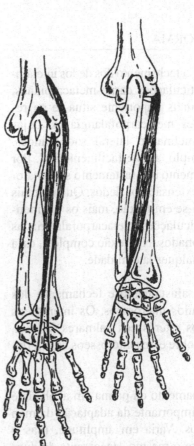

FIGURA 238   *FIGURA 239*   *FIGURA 240*   *FIGURA 241*

3. A abdução é realizada pela sinergia dos dois radiais atrás e flexor radial do carpo na frente. A adução pela sinergia do extensor ulnar do carpo atrás e flexor ulnar do carpo na frente.

A MÃO

A mão é evidentemente o segmento mais importante da preensão. Na realidade, não é um segmento, mas um verdadeiro órgão. Cada dedo é um membro independente que se compõe de três segmentos e três articulações que têm cada uma sua autonomia funcional. Isso nos permite dizer que a mão comporta seis dedos sendo que um deles fixa-se no ombro. Sua função alia a fisiologia mecânica, certamente a mais complexa e a mais bonita de toda a nossa anatomia, à fisiologia sensitiva que faz dela não apenas uma "ferramenta" de precisão, mas também um órgão inteligente. Seu lugar em nossa fisiologia ultrapassa a simples função de preensão que iremos estudar.

Para melhor compreensão vamos dividir a "preensão" em duas funções: a adaptação à forma do objeto e a pinça.

ADAPTAÇÃO À FORMA

A – A abertura e o fechamento dos dedos iniciam-se na região das articulações carpo-metacarpianas, mas o movimento mais importante situa-se na região das articulações metacarpofalangianas, cujas possibilidades de inclinação lateral são grandes. No médio, por exemplo, atinge facilmente 30°. Por ou-tro lado, o movimento de afastamento será maior quanto maior for a extensão dos dedos. Quanto mais os dedos encontram-se em flexão, mais os ligamentos laterais das articulações metacarpofalangianas encontram-se tensionados. Na flexão completa, essa extensão impede qualquer lateralidade.

Os motores de afastamento e fechamento dos dedos são os músculos interósseos. Os interósseos dorsais afastam e os interósseos palmares fecham. Voltaremos a falar sobre esses interósseos com a flexão-extensão.

B – O posicionamento da palma em abóbada é o movimento mais importante da adaptação da mão à forma dos objetos. Varia em amplitude, mas o mecanismo é sempre o mesmo, *decorrente de duas oposições: a oposição do polegar e a oposição do quinto dedo.*

Oposição do polegar

A oposição do polegar aos outros dedos representa 90% do valor funcional da mão. Nesse movimento, o polegar opõe sua face palmar à face palmar dos outros dedos, seja um a um, seja a vários dedos ao mesmo tempo. A fisiologia permanece a mesma seja qual for o dedo oposto. Trata-se de um movimento complexo, somatório de vários componentes simples (Fig. 242).

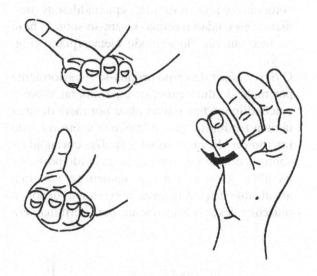

FIGURA 242

- Uma abdução-flexão afasta o primeiro metacarpiano da palma trazendo-o para a frente dos outros dedos.
- Uma adução-flexão completa esse movimento e coloca o polegar nitidamente à frente dos outros dedos.

Esses dois movimentos têm como sede a articulação entre trapézio e metacarpo, cujas superfícies em forma de selas opostas permitem dois eixos. As amplitudes são complementadas pelas da articulação metacarpofalangiana que autoriza também esses dois movimentos.

- Uma rotação traz a polpa do polegar frente à polpa dos dedos. É a resultante dos deslocamentos articulares flexão-adução da articulação metacarpofalangiana que completa uma rotação sobre o eixo, possibilitada pela elasticidade capsuloligamentar.

Dinamicamente, a oposição não deve ser vista como uma seqüência de ações, mas como um conjunto sinérgico coordenado. Quatro músculos concorrem para a realização dessa função. Suas ações complementam-se, cada uma assumindo uma importância própria de acordo com o dedo que se encontra oposto ao polegar.

- O abdutor longo do polegar traz o primeiro metacarpiano para fora e para a frente da palma. Ele é, portanto, abdutor, mas também flexor.
- O grupo externo da eminência tenar, denominado dessa forma por causa das inserções dos seus músculos sobre a face externa do primeiro metacarpiano e da primeira falange, sucede o abdutor longo do polegar. Faz bascular o metacarpiano para a frente e para dentro. Tendo em vista suas inserções externas, também lhe confere o movimento de rotação axial. Ele se compõe de:

- oponente do polegar que é adutor, flexor e rotador do primeiro metacarpiano;
- abdutor curto do polegar, mal denominado porque se trata de um adutor, flexor e rotador do primeiro metacarpiano. Por outro lado, é também flexor da primeira e extensor da segunda falange; e
- flexor curto do polegar; apesar deste nome é o mais adutor e rotador dos três, mas o menos flexor do metacarpiano. Na realidade, é flexor da primeira falange.

Oposição do quinto dedo

Funcionalmente muito menos importante que a oposição do polegar, a oposição do quinto dedo é, no entanto, indispensável para as preensões grosseiras, as preensões dos cabos das ferramentas, por exemplo. Ela é, antes de mais nada, conseqüência de uma flexão para a frente do quinto metacarpiano, flexão esta que acarreta a do quarto e, em um grau menor, a do terceiro metacarpiano. Essas três flexões sucessivas dão à palma seu aspecto cavo (Fig. 243). Elas se prolongam e se acentuam levemente pela flexão das primeiras falanges correspondentes. Por outro lado, para completar a concavidade do conjunto, a flexão é acompanhada de uma leve derrotação sobre o eixo.

Os músculos da eminência hipotenar realizam essa oposição.

- O oponente do dedo mínimo flexiona o quinto metacarpiano e, como a articulação carpometa-

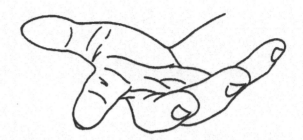

FIGURA 243

carpiana do quinto é levemente oblíqua, leva-a para fora. Esse músculo também é responsável por uma leve derrotação.
- O flexor curto e o adutor abrem o dedo.

A PINÇA

A pinça, isto é, a preensão dos objetos, segue-se à oposição. Nessa segunda parte da função, o polegar e os dedos se fecham sobre o objeto a ser segurado depois de ter realizado uma abertura proporcional ao tamanho do objeto. Existem duas ações musculares: uma abertura da pinça decorrente dos músculos extensores e interósseos dorsais, um fechamento causado pelos flexores e interósseos palmares.

Para resumir essa fisiologia de flexão-extensão dos dedos, diríamos que:

- a extensão da primeira falange se deve ao extensor longo dos dedos, a extensão da segunda e da terceira, às expansões dos interósseos;
- a flexão da primeira falange se deve aos interósseos e lombricais, a da segunda ao flexor superficial, a da terceira ao flexor profundo.

Na realidade, as coisas não são tão simples. Para melhor entendimento da flexão-extensão dos dedos devemos abordar a fisiologia dos interósseos. Retomando os trabalhos de Sterling e Bunnel, o dr. Kapandji descreveu-a muito claramente. Uma vez que nos intimidaria retomá-la aqui, solicitamos ao leitor que consulte essa obra, que demonstra que os interósseos são os músculos-chave da função dos dedos. Além do afastamento e fechamento que permitem à mão adaptar-se, deles depende toda a habilidade digital, e não apenas a independência de cada dedo, mas também a independência de cada falange.

LIVRO III

A ESTÁTICA

A fisiologia estática não parece ter interessado muito aos autores, pois os únicos escritos a respeito encontram-se nos tratados terapêuticos e são com freqüência muito sucintos. É uma área em que o conhecimento da dualidade muscular assume uma grande importância. Não podemos entender a estática e sobretudo suas perturbações, que são o nosso trabalho cotidiano, sem uma clara visão sobre a tonicidade. Todos os métodos globais modernos a que se atribuem valores posturais apóiam-se sobre essa fisiologia. Quem os promove, quase sempre com boa-fé, tende a adaptar a fisiologia à sua própria técnica, não sua técnica à fisiologia. Por isso escrevemos este capítulo.

Como todos os sólidos, o corpo humano encontra-se submetido às leis da gravidade. O teorema que aprendemos ainda na escola primária assume aqui toda a sua importância: *o corpo encontra-se em equilíbrio quando a vertical abaixada do centro de gravidade cai em sua base de sustentação*. Toda a fisiologia estática encontra-se nesse velho adágio. Quando estudamos um corpo, assim como suas perturbações, devemos considerar sua base de sustentação e seu centro de gravidade.

Essa primeira noção elementar nos leva a uma primeira lei da estática, "a lei das compensações". *Para que nosso corpo permaneça em condições de equilíbrio, todo o desequilíbrio deverá ser compensado por um desequilíbrio inverso*. Toda a compreensão da patologia estática encontra-se nessa simples lei. Em pé, não há desequilíbrio segmentar sem compensação.

Essa segunda noção nos leva a uma terceira: *as posições humanas não são posições fixas*: são equilíbrios controlados constituídos por desequilíbrios permanentes que se corrigem ou compensam-se. *Toda função tônica encontra-se nessa noção*, que corrige os desequilíbrios quando isso é possível, controla-os e limita-os quando necessário. Não existe uma linha de gravidade imutável. *Em pé, o corpo humano oscila permanentemente sobre sua base*. As oscilações variam evidentemente de acordo com a forma dessa base e sua orientação.

Estudar a função estática não é estudar uma posição estrita, mas considerar os desequilíbrios possíveis, suas razões de ser, as forças que os controlam. Esse estudo vai abordar duas grandes funções: *o equilíbrio dos segmentos uns sobre os outros, e as condições de adaptação desse equilíbrio segmentar às modificações contínuas da base de sustentação*.

Centros de gravidade

Para o nosso estudo, a primeira coisa a definir é centro de gravidade.

Nosso corpo é um sólido articulado. Como todos os sólidos articulados, seu centro de gravidade geral é condicionado pela posição de seus diversos segmentos no espaço. *O centro de gravidade geral é a resultante de todos os centros de gravidade segmentares. Em nossa estática, existem tantos centros de gravidade quanto posições*.

Nesse estudo consideraremos apenas o centro de gravidade em pé, relembrando que ele é diferente do centro de gravidade na posição inclinada para a frente ou sentado. Isso nos leva, uma vez mais, a uma reflexão prática importante. Todos os exercícios de reequilíbrio postural, base de todos os métodos globais, empregam a morfologia para avaliar as posições segmentares. Esta não pode ser a mesma para todos os indivíduos. Por exemplo, a raça negra tem curvas vertebrais, especialmente a lombar, mais acentuadas do que as da raça branca. Para os asiáticos, ocorre, em geral, o inverso. Uns e outros não podem ter a mesma aparência estática. Por outro lado, esta não pode ser a mesma na posição sentada e na posição em pé, em posição deitada ou sentada etc. Antes de falar em deformação estática, temos de refletir.

OS BLOCOS ESTÁTICOS

Para entender a função estática e sobretudo sua fisiologia, o corpo deve ser dividido em três blocos segmentares, cada um com uma função particular nessa estática. Os membros inferiores são a base sólida: o pedestal. O tronco é o elemento móvel que desloca o centro de gravidade. Cabeça e pescoço controlam a coordenação do conjunto.

A – Os membros inferiores encontram-se em apoio no chão. Sua posição condiciona a forma, o tamanho e a orientação da base de sustentação. Esta pode ser um trapézio regular mais ou menos largo numa posição imóvel, um quadrilátero irregular durante o passo ou um pequeno triângulo na situação unipodal (Fig. 245). Ela pode assumir mil formas variadas, maiores ou menores, que tornam o equilíbrio mais ou menos fácil de ser controlado. Em situações extremas, é o caso no equilíbrio unipodal, a função tônica de reações lentas pode tornar-se insuficiente. Ela demanda então uma função dinâmica consciente e rápida. É praticamente impossível permanecer em apoio sobre um pé sem prestar muita atenção.

As variações dessa base de sustentação e sobretudo sua estabilidade são os elementos capitais de nossa estática. O pé é o órgão determinante. *Sem bons apoios dos pés no chão, não há estática.* Esses bons apoios dependem do equilíbrio do pé, mas podem ser perturbados por desequilíbrios subjacentes. *Os apoios do pé devem ser a primeira preocupação do terapeuta nos tratamentos de reabilitação estática.*

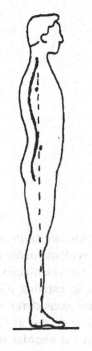

FIGURA 244

Na posição vertical, o centro de gravidade de nosso corpo no espaço situa-se na região do corpo da terceira vértebra lombar. Em balística é ele que consideramos (Fig. 244). No entanto, nosso corpo "flutua" raramente no espaço. Na posição em pé, os pés encontram seu apoio no chão, e vamos ver que transmitem esse apoio à cintura pélvica. *Na nossa posição ereta, não é o centro de gravidade no espaço que devemos considerar, mas o centro de gravidade do tronco e segmentos superiores em equilíbrio sobre as articulações coxofemorais.* Este se situa ligeiramente à frente do corpo da quarta vértebra dorsal (Fig. 244).

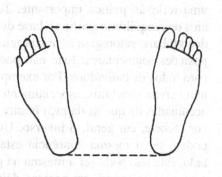 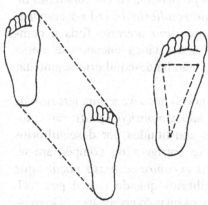

FIGURA 245

170

O equilíbrio do joelho encontra-se intimamente ligado ao do pé num sistema ascendente e ao do quadril num sistema descendente.

B – O centro de gravidade do equilíbrio (D4) situa-se na região do tronco. *As oscilações do tronco permitem que ele seja mantido acima da base de sustentação.* Controlado pela musculatura tônica, ele se desloca inconscientemente em todos os planos (Fig. 246): sagital, frontal e horizontal. *Todos os segmentos empilhados uns sobre os outros participam dessas oscilações em um equilíbrio ascendente* (Fig. 246).

Esses dois primeiros conjuntos segmentares realizam o que a fisiologia denomina equilíbrio estático. Como já dissemos, trata-se de um equilíbrio controlado. Cada segmento equilibra-se sobre o subjacente em um processo ascendente. O pé equilibra-se e adapta-se ao chão, a perna, sobre o pé, a coxa, sobre a perna, a cintura pélvica, sobre o ou os membros inferiores, a coluna lombar, sobre a bacia, a coluna dorsal, sobre a lombar, sendo o objetivo no final desse equilíbrio a boa posição do centro de gravidade acima da base de sustentação. Para o indivíduo normal que estudamos aqui, o centro de gravidade encontra-se à frente de D4. Em casos de deformação permanente, é fácil entender que sua posição pode modificar-se ligeiramente em um sentido ou outro.

O equilíbrio estático é uma função ascendente. Cada articulação de carga tem, assim, uma função tônica. *O sistema ativo dessa função é o reflexo miotático que já estudamos com a fáscia.* Vamos examinar essa fisiologia segmento por segmento. *Todos os pontos fixos musculares encontram-se embaixo e todos os pontos móveis, em cima.* A razão dessa obrigação mecânica é fácil de ser entendida. O segmento suprajacente é levado em um desequilíbrio anterior, por exemplo. A tonicidade posterior aumenta a sua tensão (reflexo miotático) e o traz de volta à sua posição de equilíbrio fisiológico ou o mantém em desequilíbrio de acordo com as necessidades estáticas. Esse equilíbrio tônico é exercido em três planos: sagital para os desequilíbrios anteroposteriores, frontal para os laterais e horizontal para as rotações.

C – Acabamos de dizer que o equilíbrio humano era um equilíbrio controlado. Isso supõe um sistema de controle que a fisiologia denomina *adaptação estática. A posição da cabeça rearmoniza o conjunto estático.*

A cabeça tem dois imperativos indispensáveis para o bom funcionamento dos órgãos que ela contém: *a verticalidade dela mesma e a horizontalidade do olhar.* A coluna cervical e todos os segmentos subjacentes devem adaptar-se, mediante um equilíbrio descendente, a esses dois imperativos. Ela modifica e coordena o equilíbrio ascendente.

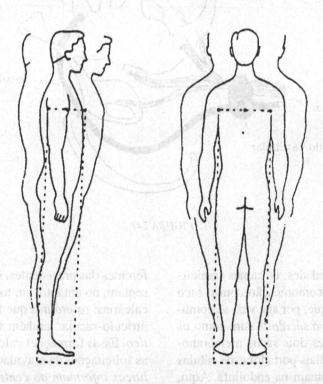

FIGURA 246

A fonação e a adequada abertura das vias respiratórias superiores, a flutuação do líquido cefalorraquidiano, a circulação craniana, o equilíbrio ocular, o bom equilíbrio das sístoles e diástoles dos hemisférios cerebrais, a das percepções auditivas, os movimentos mandibulares etc., todas essas funções vitais exigem a verticalidade da cabeça. Por outro lado, trabalhos ao longo desses últimos quinze anos demonstraram que praticamente todos os movimentos dinâmicos conscientes tinham como ponto de partida a visão foveal. A orientação dessa visão é feita graças a movimentos da cabeça que exigem também a horizontalidade do olhar. Esses dois imperativos da posição da cabeça são tão "imperativos" que dispõem cada um de um sistema neurológico particular.

I – A posição vertical da cabeça encontra-se sob controle do sistema vestibulolabiríntico. Este é composto por um receptor sensitivo, o labirinto membranoso, e por um centro nervoso, os núcleos vestibulares. Praticamente toda a musculatura tônica encontra-se sob sua dependência.

1. *O labirinto membranoso* encontra-se alojado em uma cavidade óssea do ouvido interno: o labirinto ósseo de quem possui a mesma forma. Ele flutua em um líquido de proteção: *a perelinfa*, e é constituído por duas partes de fisiologia um pouco diversas: os canais semicirculares e o conjunto membranoso *utrículo-sacular* (Fig. 247).

Os três canais semicirculares encontram-se orientados nos três planos do espaço: um sagital, um frontal e um horizontal. Como todo o conjunto labiríntico, é preenchido por um líquido neutro: *a endolinfa*, que em uma das extremidades apresenta um aumento de volume: *a ampola que encerra as células sensitivas*. Estes receptores são em forma de pêlo: *as células ciliadas*, que flutuam na endolinfa. Cada movimento da cabeça leva a uma flutuação dessa endolinfa, e as células ciliadas são levadas como algas no fundo do mar. *Esses canais semicirculares informam o centro nervoso vestibular sobre os movimentos da cabeça.*

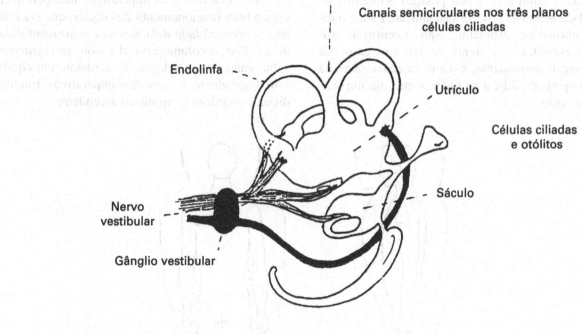

FIGURA 247

Por suas duas extremidades, os canais semicirculares encontram-se em comunicação com o saco membranoso: o utrículo, que, por sua vez, se comunica com o segundo saco: *o sáculo*. Assim como os canais semicirculares, estes dois sacos membranosos encerram dobras epiteliais portadoras de células sensitivas ciliadas que flutuam na endolinfa. Aqui, as flutuações são pouco importantes. Um pouco diferentes das precedentes, essas células ciliadas apresentam, no entanto, em toda a sua altura, formações calcárias: *os otolitos* que fazem com que o conjunto utrículo-sacular também se denomine *sistema otolítico*. Essas formações calcárias respondem, é lógico, às solicitações da gravidade. *As células ciliadas otolíticas informam ao centro vestibular a posição da cabeça em relação à gravidade.*

As sensações recolhidas pelo labirinto membranoso são transmitidas ao centro vestibular pelo nervo vestibular que se origina do gânglio vestibular. Ele forma com o nervo coclear o oitavo par craniano: o nervo auditivo. Independentemente dos núcleos vestibulares, ele projeta diretamente sobre o centro vestibular contralateral, sobre o cerebelo e sobre a formação reticular.

2. O *centro nervoso vestibular* é formado por quatro núcleos (Fig. 248): o núcleo vestibular lateral, o maior deles; o núcleo vestibular médio; o núcleo vestibular superior; e o núcleo vestibular espinhal, ou da raiz descendente. Esses núcleos não são simples pontos de revezamento motores, mas centros de elaboração que recebem as influências do núcleo rubro, dos núcleos motores oculares, do cerebelo, e, sobre-

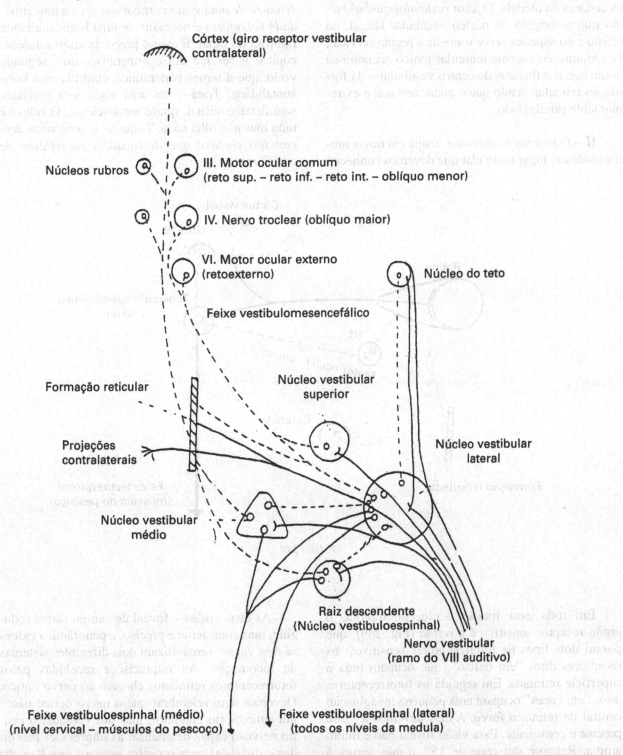

FIGURA 248

tudo, da formação reticular. Em atividade constante, projetam, para o centro vestibular cortical, os núcleos motores oculares, o cerebelo e a formação reticular.

A projeção mais importante é a que se dá para baixo, para a medula espinhal, por dois feixes descendentes. *O feixe vestibuloespinhal lateral*, originado do núcleo vestibular lateral, distribui para todos os andares da medula. *O feixe vestibuloespinhal médio* que se origina do núcleo vestibular lateral, do médio e do superior serve somente à região cervical. O conjunto do sistema muscular tônico encontra-se assim sob a influência do centro vestibular e da formação reticular, sendo que o andar cervical é extremamente privilegiado.

II – *O sistema oculomotor* ocupa em nossa motricidade um lugar particular que devemos conhecer.

Por sinal, ainda é sede de muitas incógnitas fisiológicas, como o papel exato do cerebelo. Praticamente todos os nossos gestos voluntários têm como ponto de partida os movimentos da cabeça. Assim, a marcha inicia-se por um avanço da cabeça e interrompe-se pelo seu recuo. Esses movimentos da cabeça encontram-se a serviço da visão foveal que é o "*starter*" das atividades dinâmicas conscientes. *Trata-se de uma visão cortical que leva a uma atividade voluntária* e necessita de uma horizontalidade rigorosa do olhar. É esse o preço da visão estereoscópica. A serviço desse imperativo, uma segunda visão, que diremos panorâmica, controla essa horizontalidade. Trata-se de uma visão sem precisão, sem detalhe visual, quase inconsciente. O olho vê tudo mas não olha nada. *Trata-se de uma visão sem conexão cortical que desencadeia os reflexos de equilíbrio.*

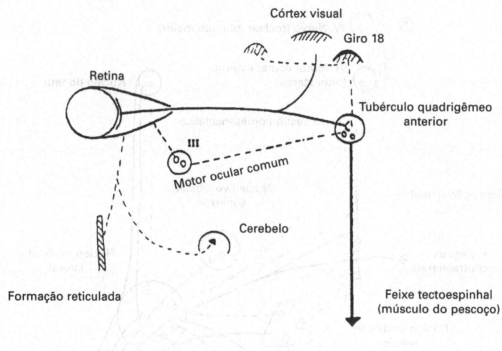

FIGURA 249

Em toda essa função oculocefalomotora, o órgão receptor sensitivo é a *retina* (Fig. 249), que possui dois tipos de fotorreceptores sensitivos: os receptores ditos "em bastão", que ocupam toda a superfície retiniana. Em seguida os fotorreceptores ditos "em cones" ocupam uma pequena invaginação central da retina: *a fóvea*. A eles devemos a visão precisa e consciente. Essa visão foveal não é muito ampla. Recobre um cone de 15°, o que obriga a cabeça a seguir o alvo visual.

As duas visões – foveal de campo visual reduzido, mas consciente e preciso, e panorâmica extensa mas vaga – sensibilizam dois diferentes sistemas da locomoção. As imprecisões recebidas pelos fotorreceptores retinianos chegam ao nervo óptico. Devemos aqui relembrar que o nervo óptico não é um simples fio condutor, mas um verdadeiro centro nervoso capaz de analisar as impressões recebidas e dirigi-las para o centro nervoso que lhes diz respeito.

– A visão panorâmica (receptores em bastão) ativa o núcleo reflexo do tubérculo quadrigêmeo anterior. Este, pelo trato tectospinal descendente, envia suas eferências a toda a musculatura tônica do pescoço e sistema vestibular. *A visão panorâmica é o ponto de partida do controle da horizontalidade do olhar* (Fig. 249).

– A visão foveal (receptores em cones) ativa as áreas visuais do córtex (área em XVII de Brodman) e as duas áreas óculo-cefalomotoras: área XVIII de ativação, área VIII de inibição e de controle. *Essas duas áreas óculo-cefalomotoras comandam a atividade dinâmica da musculatura do pescoço e, provavelmente, uma boa porção dos andares inferiores* (Fig. 250).

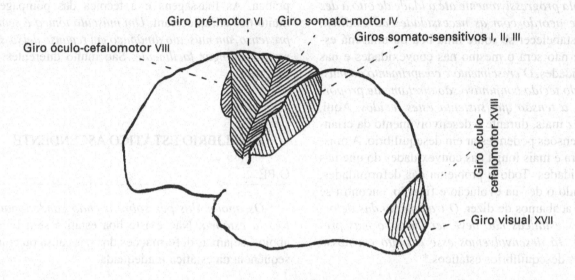

FIGURA 250

Dissemos que o equilíbrio estático ascendente é feito de reflexos curtos, elementares, de arcos reflexos particulares do sistema muscular: os reflexos miotáticos. Por outro lado, a adaptação estática descendente é constituída por reflexos longos, muito elaborados, capazes de modificar os reflexos precedentes e modular a sua ação.

Independentemente das influências que recebe dos centros superiores, do cerebelo, da propriceptividade etc., e às quais não fizemos alusão para não tornar ainda mais complicado nosso propósito, o sistema vestibular encontra-se em íntimas conexões aferentes e eferentes com a formação reticular. *O centro vestibular e a formação reticular têm sob seu controle o sistema gama* do qual falamos no capítulo sobre a fáscia, que é constituído de motoneurônios especiais do corno anterior que inervam as fibras musculares intrafusais. Eles não reagem a reflexo algum e podem projetar influências ativadoras; mas, como as unidades motoras tônicas encontram-se em atividade constante, podem também projetar influências inibidoras.

Por meio das fibras intrafusais, o sistema gama tem a possibilidade de modificar a tensão da porção sensitiva dos fusos neuromusculares, seja aumentando-a por uma ativação, seja diminuindo-a por uma inibição. Dessa forma libera o músculo tônico de seu papel tensão-contração. Este encontra-se assim ativado pela tensão do desequilíbrio, mas sua reação é modulada de acordo com as necessidades estáticas pelo sistema gama que, por sua vez, é ativado pelas alterações da posição da cabeça.

Por tudo o que acabamos de ver, concluímos que nossa função estática é assegurada por dois grandes sistemas fisiológicos globais: um ascendente, o equilíbrio estático garantido pelos membros inferiores e tronco, e um descendente, a adaptação estática garantida pela região cervicocefálica e tronco. *Cada porção desses dois sistemas é separada da outra por um segmento intermediário que pertence aos dois blocos: uma cintura.* A cintura pélvica adapta o tronco aos membros inferiores, e a cintura escapular adapta o tronco à região cervicocefálica. *O tronco é assim a região de todas as compensações estáticas.* Um desequilíbrio dos membros inferiores acarretará má posição pélvica, que se compensará na região do tronco por uma deformidade ascendente; um desequilíbrio da região cervicocefálica acarretará má posição escapular, que se compensará na região do tronco por uma deformidade descendente.

Na fisiologia estática e nos tratamentos de suas perturbações, *as duas cinturas têm um papel de primeiro plano.*

Um último lembrete nos parece capital para o entendimento da estática e, sobretudo, para o entendimento de suas perturbações, finalidade deste trabalho. Já o vimos com a fáscia, mas é bom nos referirmos a ele novamente aqui.

O tônus postural não existe no nascimento. Ele se instala progressivamente até a idade de oito a dez anos de acordo com as necessidades da estática. Pode estabelecer-se sobre uma boa ou uma má estática e não será o mesmo nas convexidades e nas concavidades. *O crescimento e comprimento do músculo e do tecido conjuntivo são diretamente proporcionais à tensão que sustenta estes tecidos.* Aqui, uma vez mais, durante o desenvolvimento da criança, as tensões podem estar em desequilíbrio. A musculatura é mais longa nas convexidades do que nas concavidades. Todo o problema das deformidades, sobretudo o de sua evolução e fixação, encontra-se no que acabamos de dizer. *O tratamento das deformidades estáticas não deve ser curativo mas preventivo. Já desenvolvemos esse assunto em nosso livro* Os desequilíbrios estáticos.*

Nos dois capítulos a seguir examinaremos a fisiologia estática em detalhes e situaremos a musculatura tônica. Repetimos que se trata, aqui, de nossa hipótese pessoal e, portanto, de nossa responsabilidade. Infelizmente, nunca foi feita uma classificação muscular de forma científica. Seria necessário que alguém começasse a suscitar o interesse e a reflexão dos outros. Em nossa introdução descrevemos os nossos critérios. Junto a eles nossa longa experiência prática. As massagens e a técnica das pompages muito nos enriqueceram. *Um músculo tônico é sempre tenso, um músculo dinâmico em repouso deixa-se sempre alongar facilmente.* São muito diferentes à palpação.

EQUILÍBRIO ESTÁTICO ASCENDENTE

O PÉ

Os apoios dos pés sobre o chão condicionam toda a estática. Não existe boa estática sem bons apoios, sejam as deformações dos pés causa ou conseqüência da estática inadequada.

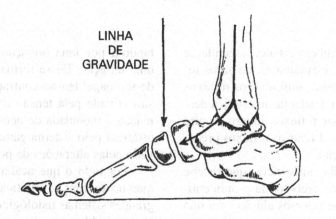

FIGURA 251

A – O astrágalo recebe a força de gravidade e os esforços que lhes são transmitidos pela perna. Em geral admite-se que haja uma repartição em proporções iguais entre antepé e retropé. Ela não nos parece exata. A linha de gravidade baixada do centro de gravidade para a base de sustentação cai sobre uma linha que reúne os dois cuneiformes intermediários (Fig. 251). Nessa região se aplica a força da gravidade, aí ela se divide em duas forças iguais. Se considerarmos a tibiotársica, a repartição é de dois terços anteriores e um terço posterior. Na região do antepé, ela se divide uma vez mais em dois terços para a cabeça do primeiro metatarsiano, um terço para a do quinto. De forma evidente essas avaliações são teóricas. *A importância dos apoios depende da forma do pé, do equilíbrio estático do corpo e da forma da superfície de apoio.*

---

* Publicado pela Summus, em 1995.

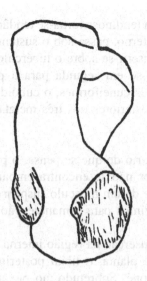

FIGURA 252

O pé não repousa sobre o chão por três pontos de apoio como é classicamente descrito, mas por quatro: as cabeças do primeiro e quinto metatarsianos na frente, e os dois tubérculos posteriores do calcâneo atrás (Fig. 252). Em varo, o pé repousa sobre a tuberosidade externa, e em valgo sobre a interna. A adaptação dos apoios no chão é feita em torno de dois eixos que permitem a independência do antepé em relação ao retropé (Fig. 253). Um eixo que dizemos ser êxtero-interno entre a tuberosidade externa do calcâneo e a cabeça do primeiro metatarsiano é o eixo de eversão. Um eixo íntero-externo entre a tuberosidade interna e a cabeça do quinto eixo de inversão. Os dois eixos cruzam-se na região do ligamento em Y de Chopart que constitui a chave desta adaptação. Já examinamos toda essa fisiologia, e ela se encontra intimamente ligada à manutenção da abóbada plantar.

Ao contrário de uma idéia bastante difundida, não vemos na musculatura do pé o elemento essencial para a manutenção dos arcos plantares. Sempre fazemos referência a essa extraordinária experiência que foi para nós a poliomielite. Encontramos milhares de portadores de suas seqüelas. Conseguimos fazer muitos andar sem a musculatura do pé, o antepé suspenso à tíbia apenas por um ligamento artificial (tenodese) para evitar a marcha ceifante. Todas as radiografias de perfil do pé em carga mostravam um arco conservado.

Para nós, a peça principal da manutenção permanente da abóbada plantar é a sola aponeurótica e o sistema ligamentar considerável dessa região (Fig. 254), particularmente o grande ligamento calcâneo-cuboideano plantar.

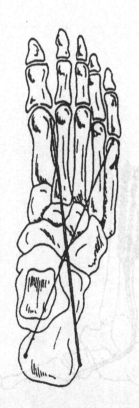

FIGURA 253

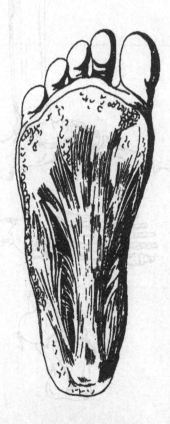

FIGURA 254

Se temos certeza de que os ligamentos e as aponeuroses asseguram a manutenção permanente da abóbada, o sistema muscular é "o amortecedor ativo" das alterações de pressão e desigualdades do chão.

Para entender a fisiologia muscular da abóbada plantar e sua patologia, devemos considerar duas coisas. O que normalmente se denomina "pé plano" cobre dois tipos de deformidades diferentes: o pé valgo e o desabamento plantar. Devemos examinar as duas fisiologias: a do equilíbrio em varo-valgo do pé e a da manutenção dos arcos.

I – Tendo em vista a altura do arco externo, tendo em vista sobretudo a orientação diferente do calcâneo e do astrágalo, a tendência do pé é para o valgo. Um músculo tônico a isso se opõe: o *tibial posterior* (Fig. 255).

– Ele se insere superiormente sobre os dois terços da face posterior e sobre a porção externa da crista oblíqua da tíbia, sobre o ligamento interósseo e sobre os septos fibrosos. Suas curtas fibras implantam-se sobre uma lâmina tendinosa que começa na porção superior do músculo. Na região de seu cruzamento com o flexor comum, esta lâmina tendinosa torna-se tendão, contorna o maléolo interno, passa sob o sustentáculo do tálus e vai inserir-se sobre o tubérculo do escafóide. Irradia-se em seguida para a planta do pé sobre os três cuneiformes, o cubóide e as extremidades posteriores dos três metatarsianos centrais.

Ao contrário do que se pensa, o ponto fixo do tibial posterior não se encontra embaixo, mas em cima. Trata-se de um músculo suspensor, comparável aos que vimos para a manutenção do membro superior.

Por sua inserção na região interna do pé e irradiações sob a planta, o tibial posterior controla o valgo do retropé. Sobretudo, ao puxar para trás e para baixo a tuberosidade do escafóide, ele o leva para uma rotação interna. Em conseqüência, leva o cubóide para uma rotação externa e aumenta a abóbada plantar. Trata-se de uma fisiologia que já examinamos. O tibial posterior é um músculo tônico de inversão.

Os desequilíbrios do pé em varo são raros e acidentais. Este movimento é controlado pela tonicidade do fibular curto, músculo infinitamente menos potente do que o precedente (Fig. 256).

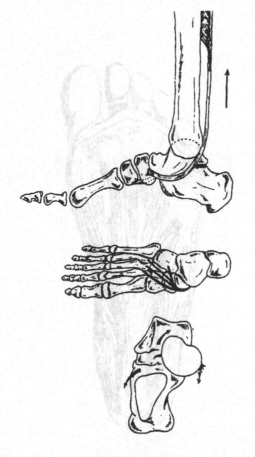

FIGURA 255

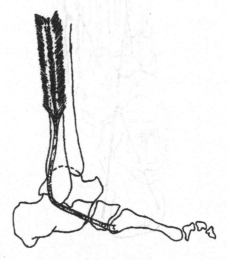

FIGURA 256

- Ele se origina superiormente dos dois terços inferiores da face externa da fíbula, e dos dois septos intermusculares externo e interno. Suas fibras curtas implantam-se como as plumas de uma pena sobre um tendão central. O tendão terminal flete-se embaixo e segue para a frente em torno do maléolo externo e tubérculo dos fibulares terminando sobre o tubérculo do quinto metatarsiano.

II – Já dissemos que os arcos plantares são antes de mais nada mantidos por um sistema ligamentar potente cuja peça fundamental é o *grande ligamento calcâneo-cuboideano plantar* (Fig. 257). Para tanto, formações tônicas lhe conferem elasticidade e lhe permitem adaptar-se às circunstâncias dos apoios. *Praticamente todos os músculos tônicos do pé inserem-se sobre o ligamento calcâneo-cuboideano plantar.*

O músculo mais profundo é o acessório do longo flexor dos artelhos ou *quadrado plantar* (Fig. 258).

- Ele vai da goteira da face posterior da tuberosidade maior do calcâneo e ligamento plantar para sua cabeça interna, da tuberosidade externa do calcâneo e do ligamento plantar para sua cabeça externa, fixar-se na frente sobre o bordo externo do tendão do músculo flexor longo dos dedos

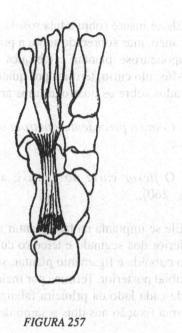

FIGURA 257

antes que este se divida em quatro tendões terminais.
Ele utiliza esses quatro tendões para a proteção do arco anteroposterior.

O *flexor curto dos dedos* recobre o precedente (Fig. 259).

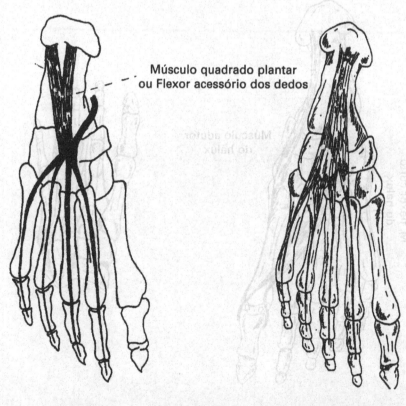

Músculo quadrado plantar ou Flexor acessório dos dedos

FIGURA 258   *FIGURA 259*

– Ele se insere sobre a tuberosidade interna do calcâneo, mas sobretudo sobre a porção posterior da aponeurose plantar e tabiques intermusculares. Músculo curto, termina por quatro tendões perfurados sobre os quatro últimos artelhos.

Como o precedente, controla o arco anteroposterior.

O *flexor curto do hálux* é ainda mais curto (Fig. 260).

– Ele se implanta na face plantar sobre o bordo inferior dos segundo e terceiro cuneiformes, sobre o cubóide e ligamento plantar, sobre o tendão do tibial posterior. Termina por meio de dois tendões de cada lado da primeira falange do hálux, após uma fixação nos dois sesamóides.

Sua verdadeira fisiologia é a de conservar o apoio no chão do primeiro artelho durante o desenrolamento do passo. É, na realidade, esse artelho que deixa o chão por último no passo posterior, em um momento no qual o flexor longo se encontra completamente relaxado pela extensão do pé (flexão plantar). Tendo em vista sua inserção sobre o ligamento calcâneo-cuboideano ele é também um sustentador do arco longitudinal.

O *adutor do hálux* tem uma fisiologia bastante comparável, mas é mais sutentador do arco interno do que flexor (Fig. 260). Juntamente com o abdutor do quinto, ele participa do adequado alinhamento dos bordos laterais do pé durante os apoios.

– Ele se origina da tuberosidade interna do calcâneo, da face profunda da aponeurose plantar e dos tabiques intermusculares por meio de uma lâmina tendinosa larga e fina que ocupa a face profunda do músculo. Tensiona o arco interno como a corda de um arco e seu tendão terminal confunde-se na região do primeiro artelho com o do flexor curto.

A estes músculos juntaremos os *interósseos* que controlam o afastamento dos metatarsianos durante o aumento e diminuição da abóbada (Fig. 261).

O arco anterior é protegido por um único músculo bastante fraco: o *abdutor do hálux*. Ele é composto por dois músculos diferentes (Fig. 262).

– O abdutor oblíquo origina-se da crista do cubóide, no ligamento plantar, no terceiro cuneiforme

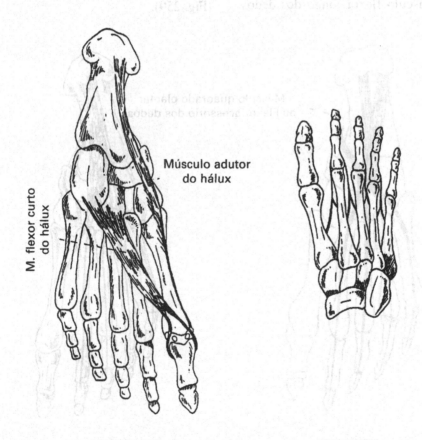

FIGURA 260 FIGURA 261

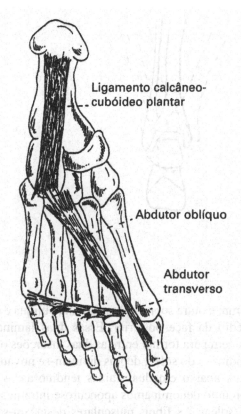

FIGURA 262

e nas bases dos terceiro e quarto metatarsianos. Seu tendão terminal fixa-se na porção externa do extensor curto.

Sua obliqüidade faz com que seja ao mesmo tempo sustentador dos dois arcos.

– O abdutor transverso origina-se dos ligamentos glenoideanos das terceira, quarta e quinta metatarso-falangianas e sobre os ligamentos interósseos correspondentes. O tendão terminal divide-se em dois tendões, um sobre a face dorsal da metatarso-falangiana do primeiro onde se reúne ao tendão extensor, a outra na face plantar onde se reúne ao tendão comum do flexor curto e abdutor oblíquo.

B – As oscilações do centro de gravidade acima da base fazem com que a repartição das cargas sobre os quatro pontos de apoio seja absolutamente teórica. É fácil entender que a carga aumenta sobre os antepés nas oscilações anteriores, sobre os retropés nas oscilações posteriores etc. Da mesma forma, as desigualdades do chão, as declividades, os obstáculos obrigam o pé a modificar a forma de seu apoio. A adaptação da abóbada aos acidentes do solo é possibilitada, sobretudo, pelas articulações subastragalianas e mediotársicas.

O desequilíbrio frontal leva o peso do corpo para o membro mais curto. Uma anteversão pélvica leva-o para os antepés, uma retroversão, para os calcanhares. Uma rotação horizontal pélvica força o membro inferior em rotação externa deste lado; o pé correspondente coloca-se em varo. Ela força o membro inferior oposto para uma rotação interna; o pé correspondente coloca-se em valgo.

O equilíbrio da perna sobre o pé é um dos pontos fracos do homem no que diz respeito à sua estática. Ele é responsável por toda uma patologia, aí incluindo-se a escoliose. Esse equilíbrio é perfeito nos planos sagital e frontal, não existindo no plano horizontal. A posição ereta, sempre ela, fez aparecer uma solicitação de rotação que não existia no quadrúpede. *Falta para o homem uma articulação no tornozelo.*

Na região do tarso, as articulações subastragalianas permitem o equilíbrio lateral. Acabamos de vê-lo quando abordamos o varo e o valgo do pé, e é o mesmo mecanismo utilizado para a abdução (tibial posterior) e adução (fibular curto) da perna. Da mesma forma, veremos que a tibiotársica permite um equilíbrio sagital (Fig. 263). *Nada equilibra as rotações da perna e membro inferior. Essa falta de articulação horizontal é a razão de praticamente todos os apoios inadequados do pé no chão.*

– Quando a perna é forçada em rotação externa, ela leva o astrágalo para uma báscula externa em varo. Esse varo do retropé provoca na região da articulação astrágalo-escafoidiana, uma rotação externa da cabeça do astrágalo em sua glena escafoidiana, isto é, uma rotação interna do escafóide sobre o astrágalo. O antepé posiciona-se assim em inversão. Ao mesmo tempo, o calcâneo vai para um leve varo. *O pé aumenta o arco e o peso do corpo é levado para seu bordo externo.*
– Inversamente, uma solicitação em rotação interna leva o astrágalo para uma báscula interna. O escafóide gira em rotação externa e o antepé coloca-se em eversão. O calcâneo é levado para um leve valgo, *o pé achata-se e o peso do corpo é levado para seu bordo interno.*

Um apoio lateral do pé é sempre sinal de uma rotação do membro inferior. Em um processo ascendente, o apoio do pé é responsável por sua rotação, em um processo descendente é a vítima. *Um apoio sobre o bordo externo do pé corresponde a uma solicitação no sentido da rotação externa da perna, e um apoio sobre o bordo interno, a uma solicitação em rotação interna.* Veremos que na região do quadril esses apoios e essas rotações do membro inferior correspondem sempre a desequilíbrios pélvicos.

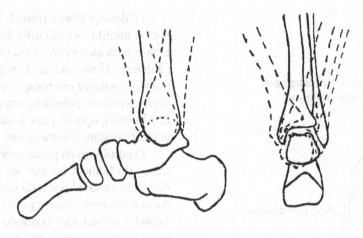

FIGURA 263

A tonicidade tibiotársica controla o equilíbrio sagital.

1. O equilíbrio anteroposterior é antes de mais nada um desequilíbrio anterior. A linha de gravidade cai à frente da tibiotársica, na região dos cuneiformes intermediários. Ele é naturalmente controlado por um músculo tônico potente: o *solear*.

Aqui, uma vez mais, a posição em pé transformou consideravelmente a fisiologia.

No animal, o quadril e o joelho encontram-se em flexão, mas a tibiotársica, situada na metade do membro, em extensão. O apoio no chão ocorre pelos artelhos, garras ou cascos que continuam por um longo metatarsiano. O impulso propulsor é causado pelos glúteos, pelos adutores e pelo quadríceps. Para o homem, esse impulso é praticamente reduzido, pelo menos no que diz respeito à marcha que é seu modo habitual de locomoção, apenas à ação do tríceps sural.

No animal o tríceps sural é um grupo inteiramente tônico. Sua formação, que no homem permaneceu praticamente a mesma, é bastante típica dessa função (Fig. 264). Tanto o solear quanto os gastrocnêmios são feitos de fibras curtas implantadas entre lâminas fibrosas. No homem, as necessidades de impulso transformaram os gastrocnêmios, que apresentam fibras mais longas. Eles se tornaram músculos da dinâmica, mas a extensão tibiotársica não ultrapassa 35° a 40°.

– A inserção superior do solear ocorre por meio de duas lâminas tendinosas que se fixam uma sobre a fíbula na face posterior da cabeça, no quarto superior da face posterior, no quarto superior do bordo externo e tabique intermuscular externo da perna; e outra sobre a tíbia na linha oblíqua e terço médio da face posterior. Essas duas lâminas se reúnem para formar entre as duas inserções o arco tendinoso do sóleo, depois dividem-se novamente mais abaixo em duas faixas tendinosas. A esse conjunto denominamos aponeurose intramuscular do solear. As fibras musculares destacam-se das duas faces dessa aponeurose, particularmente da face posterior (Fig. 264). Elas são fibras curtas que se implantam rapidamente sobre duas lâminas terminais que se unem à dos gastrocnêmios para constituir o *tendão de Aquiles*.

A linha de orientação geral do músculo corre de cima para baixo e de fora para dentro. Acabamos de ver que essa orientação tem uma grande importância para a estabilidade horizontal da perna.

2. O desequilíbrio posterior é evidentemente muito raro. No entanto, ocorre quando o indivíduo olha para cima ou desce um plano inclinado. Seu controle tônico é realizado por um pequeno músculo: o *fibular terceiro* que é um músculo muito *especial* (Fig. 265).

– Superiormente insere-se no terço inferior da face interna da fíbula, sobre a porção inferior do ligamento interósseo e o tabique intermuscular anterior. Suas fibras curtas fixam-se sobre um tendão unido ao do extensor comum e terminam sobre a base do quinto metatarsiano.

Dessa forma pode, em sua ação, empregar os dois sistemas tendinosos: controlar a queda para trás pelos tendões do extensor, controlar o desequilíbrio interno da perna por sua ação sobre o bordo externo do pé. No entanto, não se trata de uma ação muito potente.

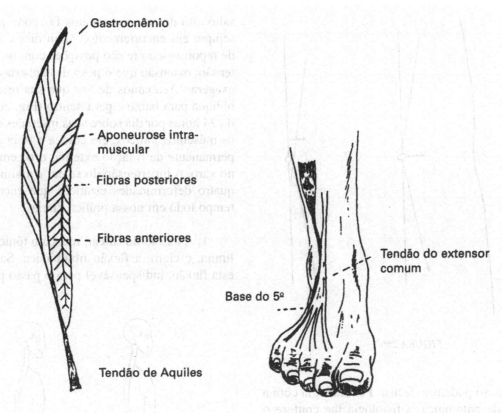

FIGURA 264 FIGURA 265

O JOELHO

O equilíbrio estático do joelho se impõe em um plano sagital, mas também em um plano horizontal.

A – Nos macromovimentos, visto a única possibilidade de o movimento do joelho ser a flexão, poderíamos pensar que na posição em pé esta deveria ser controlada pelo grupo extensor. Não é assim. Se examinarmos um homem em pé ereto, é fácil mobilizar suas rótulas. Seus quadríceps encontram-se relaxados. Esse músculo só entra em ação nas posições de flexão: pelo vasto intermédio nas flexões importantes, por meio do retoanterior nas flexões menores.

O equilíbrio do joelho na posição ereta de apoio é totalmente mecânico. Nada deve à musculatura, pelo menos não à musculatura periférica. Essa fisiologia foi perfeitamente demonstrada por Charles Ducroquet. Precário mas real, o equilíbrio é possível em um indivíduo portador de paralisia de todos os músculos anteriores.

Certos autores atribuíram o bloqueio do joelho em extensão à tensão dos músculos poplíteos. Estes grupos musculares têm uma tração oblíqua divergente, seus vetores de força vertical anulam-se um ao outro, e seus vetores horizontais conjugados tenderiam para a abertura do ângulo posterior, isto é, no sentido da extensão do joelho. Esse raciocínio de física elementar seria correto se os isquiotibiais se inserissem sobre o fêmur e o tríceps sobre a tíbia. Não é o caso. Os vetores de força verticais cruzam-se na região da articulação do joelho. Os vetores horizontais são apenas vetores de flexão. *Em fisiologia, um grupo muscular não pode ser ao mesmo tempo flexor e extensor de uma mesma articulação* (Fig. 266).

O equilíbrio estático do joelho deve-se ao fato de ser a linha abaixada a partir do centro de gravidade do tronco anterior ao eixo articular (Fig. 267).

Na representação gráfica das linhas de força da gravidade agindo sobre o joelho, estas não devem ser confundidas com os eixos longitudinais das diáfises. A superior une o centro de gravidade do tronco ao eixo do joelho. É descendente e inclinada de frente para trás. A inferior vai do eixo do joelho ao antepé até a região do cuneiforme intermediário, normalmente alinhada ao centro de gravidade. É oblíqua para baixo e para a frente.

Se tratarmos essas duas linhas de força sobre um mesmo esquema (Fig. 267), vemos que, divergentes para a frente, formam um ângulo de 160° que, tendo em vista as possibilidades fisiológicas da

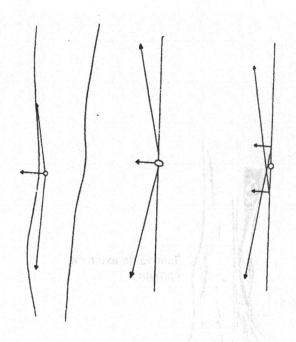

FIGURA 266

articulação, só podem se fechar. Por analogia com a deformidade patológica, a fisiologia lhe confere o nome de "recurvatum teórico do joelho". Vemos também que se este recurvatum teórico só pode fechar-se para a frente, ele repousa sobre dois imperativos: a fixação do quadril, isto é, a impossibilidade de o fêmur fletir-se, e a fixação da tibiotársica, isto é, a impossibilidade para a tíbia fletir-se sobre o pé. O equilíbrio depende assim da rigidez do segmento fêmur-tronco e da articulação tibiotársica durante os apoios. *A estabilidade dos joelhos em apoio é decorrência dos músculos retroversores da cintura pélvica e do solear.*

B – Em nosso estudo sobre o joelho, vimos que ao lado de seu movimento mais importante de flexão e extensão, ele apresentava possibilidades de rotação de cerca de 20°. Essa rotação é passiva e não existe um músculo rotador do joelho propriamente dito. O equilíbrio dessa rotação deveria normalmente ser realizado por dois músculos tônicos: o solear rotador externo e o poplíteo rotador interno. Infelizmente, o poplíteo, mal disposto mecanicamente, é incapaz de equilibrar a enorme tensão do solear. Esse desequilíbrio horizontal do joelho tem uma incidência patológica que deveremos examinar. Sua grande freqüência faz com que seja praticamente fisiológica.

A retração do solear é comum no homem civilizado. Trata-se de um músculo hipersolicitado pelo desequilíbrio anterior permanente. Por outro lado, o salto alto dos nossos sapatos faz com que trabalhe sempre em encurtamento. Além disso, as posições de repouso sempre são posições com os pés em extensão, extensão que o peso das cobertas só tende a exagerar. Acabamos de ver que sua orientação era oblíqua para baixo e para dentro (Fig. 268). Puxando 24 horas por dia sobre suas inserções como todos os músculos tônicos, ele coloca a tíbia em posição permanente de rotação externa, o pé em leve equino varo. A hipertensão do solear é assim a causa de quatro deformidades estáticas que encontramos o tempo todo em nossa prática diária.

1. A tensão do solear, músculo tônico extensor, limita, é claro, a flexão tibiotársica. Sabemos que esta flexão, indispensável para o passo posterior da

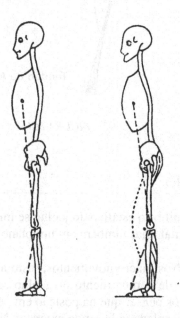

FIGURA 267

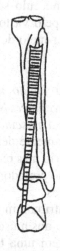

FIGURA 268

marcha, impede ou limita a translação da tíbia para a frente durante o desenrolar do passo quando esta se torna impossível ou limitada. O fêmur levado pela região superior do corpo, seguindo seu movimento para a frente, faz com que o joelho seja forçado em hiperextensão a cada passo posterior. Isso leva rapidamente à clássica deformidade do joelho em recurvatum (Fig. 269).

2. A impossibilidade de flexão tibiotársica pode também se compensar de outra forma. Como o passo posterior não é possível, o indivíduo o realiza por meio de um movimento de báscula interna do pé

"sagitalizado" por uma rotação externa. Essa compensação leva rapidamente a uma deformação em valgo por uma inversão da tensão do solear sobre o calcâneo (Fig. 270). Trata-se do mecanismo da clássica deformidade do pé em valgo.

3. A derrotação externa da tíbia atinge mais de 50% dos indivíduos. Independentemente das gonartroses, das quais com freqüência é a causa, ela é responsável sobretudo pela maioria das artroses posteriores da rótula tão bem descritas pelo dr. Trillat de Lyon. A tendência da rótula é para o escorregamento lateral externo, visto que o tendão

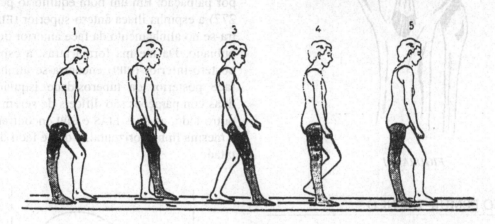

FIGURA 269
Ducroquet e colaboradores

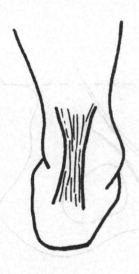

FIGURA 270

rotuliano e o tendão quadricipital fazem fisiologicamente um ângulo fechado para fora (Fig. 271). É fácil entender que a rotação externa da tíbia sob o fêmur leva a tuberosidade anterior para

fora acentuando o fechamento do ângulo. Em todos os tensionamentos do quadríceps, em todos os movimentos de flexão do joelho, a faceta articular externa da rótula entra em atrito intenso com a zona externa da tróclea femoral. Esta é uma artrose de função que encontramos com freqüência nos esportistas.

4. A derrotação tibial externa tem uma outra incidência particular. É responsável pela maioria dos pés valgos e pés planos estáticos. Já vimos que o valgo, o amortecimento do peso do corpo e a adaptação do pé às desigualdades do chão são controlados pela tonicidade do tibial posterior. *Infelizmente, o tibial posterior tem a mesma orientação que o solear*. É também rotador externo da tíbia. Quando a tíbia se encontra mantida em rotação externa por retração do solear, esta rotação relaxa o tibial posterior. Este recupera embaixo o que perdeu em cima. Deixa o pé partir em valgo, o escafóide, em rotação externa e o cubóide, em rotação interna, isto é, permite o achatamento da abóbada plantar.

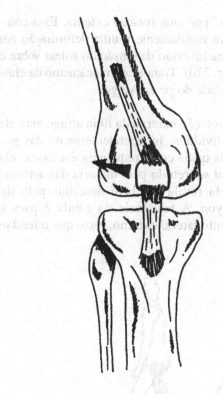

FIGURA 271

SEGMENTO FÊMUR-TRONCO

O segmento fêmur-tronco é a chave do equilíbrio estático ascendente. A base de sustentação projeta-se nessa região, e dessa região partem praticamente todas as oscilações equilibradoras do tronco. Em um processo ascendente, a posição da cintura pélvica condiciona a da coluna lombar. Sabemos que a estática desses dois segmentos é inseparável. Uma única musculatura a controla.

O "assentamento pélvico" encontra-se sob a dependência dos membros inferiores nos três planos do espaço. Estudar a fisiologia da região equivale a estudar a patologia das deformidades vertebrais ascendentes. *Toda a anomalia dos membros inferiores será um ponto de partida de uma falsa posição pélvica e de uma compensação lombar.*

Equilíbrio sagital

Muitos erros são cometidos pelos terapeutas no que diz respeito à apreciação do equilíbrio sagital no segmento fêmur-tronco. Em geral eles confiam em um julgamento visual com freqüência incorreto. As curvaturas vertebrais não são decorrentes de um equilíbrio estático, mas, sim, dependem da forma dos elementos que as compõem: as curvaturas dorsal e sacra são decorrência da forma cuneiforme dos corpos vertebrais para a frente, e as cervical e lombar dos discos cuneiformes para trás.

O raio das curvas vertebrais varia em cada indivíduo, de acordo com a altura, sexo, evolução do crescimento, raça etc. O olho nunca é um bom critério de julgamento. Em pé, apenas a posição da bacia permite determinar a estática lombar.

Duas possibilidades são oferecidas para que o terapeuta avalie com certeza a boa ou má estática do segmento fêmur-tronco: a comparação das saliências ósseas e a medida do ângulo sacro.

1. A comparação das saliências ósseas se faz por palpação. Em um bom equilíbrio pélvico (Fig. 272) a espinha ilíaca ântero-superior (EIAS) encontra-se no alinhamento da face anterior do tubérculo pubiano. Da mesma forma atrás, a espinha ilíaca póstero-inferior (EIPI) encontra-se alinhada com a face posterior da tuberosidade isquiática. Essas duas comparações são difíceis de serem feitas. Por outro lado, as duas EIAS e EIPI encontram-se sobre a mesma linha horizontal, o que é fácil de ser constatado.

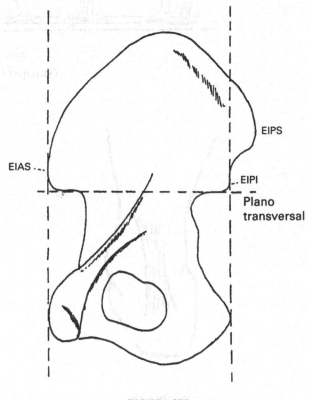

FIGURA 272

– Se a EIAS *é mais baixa na frente, a cintura pélvica encontra-se em anteversão e a coluna lombar, em posição lordótica* (Fig. 273).

- Se a EIAS encontra-se mais alta na frente, a cintura pélvica encontra-se em retroversão, e a coluna lombar, em posição cifótica (Fig. 274).
- Existe uma tolerância para essa avaliação palpatória: um centímetro para a anteversão na mulher cuja bacia é larga, um centímetro para a retroversão no homem cuja bacia é alta.

2. A posição do sacro no espaço é julgada sobre um raio X de perfil em posição em pé. Nessa posição, a superfície superior da primeira vértebra sacra faz um ângulo de 30 a 35° com a horizontal (Fig. 275). Um ângulo maior indica uma horizontalização do sacro e uma anteversão pélvica (Fig. 273); um ângulo menor, uma verticalização e uma retroversão (Fig. 274).

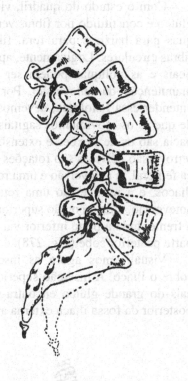

FIGURA 273

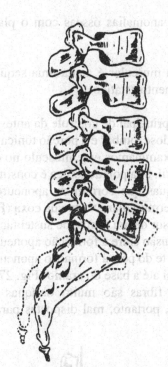

FIGURA 274

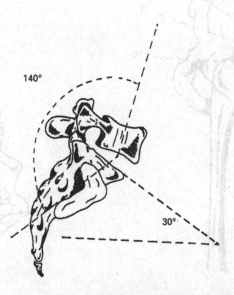

FIGURA 275

Com exceção de um processo descendente que vamos estudar mais adiante, os desequilíbrios pélvicos no plano sagital são antes de mais nada anteriores. A tendência do homem em pé é a anteversão. Essa anteversão pode ter duas origens: anomalias ósseas nas articulações coxofemorais ou uma insuficiência muscular.

A – Vemos as anomalias ósseas com o plano horizontal.

A insuficiência muscular é ainda uma seqüela de nosso endireitamento estático.

1. O elemento principal de controle da anteversão pélvica e da lordose lombar é a porção tônica do grande glúteo. Já examinamos esse músculo no capítulo sobre o quadril. Sua porção tônica é constituída por fibras oblíquas que correm da aponeurose lombar ao septo intermuscular externo da coxa (Fig. 276). Como um tensor de um tirante de sustentação, ela assegura uma tensão entre a formação aponeurótica inferior que parte do pé e a formação aponeurótica superior que vai até a base do crânio (Fig. 277). Infelizmente, suas fibras são muito oblíquas no plano frontal (45°), portanto, mal dispostas para a manutenção sagital. Essa porção tônica é um dos pontos fracos do homem em pé.

Como acabamos de dizer, a insuficiência de controle da anteversão pélvica não é uma insuficiência muscular, mas uma fraqueza mecânica decorrente, uma vez mais, da nossa verticalidade.

Com o estudo do quadril, vimos que o grande glúteo é constituído por fibras verticais, fibras oblíquas para baixo e para fora, fibras horizontais e fibras circulares. Logicamente, apenas as fibras verticais e as oblíquas podem ser responsáveis pela manutenção da anteversão. Por outro lado, para entender essa fisiologia, devemos estar conscientes de que se os movimentos sagitais do fêmur sobre a bacia são os de flexões e extensões, a anteversão e retroversão pélvicas são rotações em torno da cabeça femoral. A anteversão é uma rotação anterior dos ilíacos, e a retroversão uma rotação posterior. Na anteversão, toda a porção superior do ilíaco vai para a frente, toda a parte inferior vai para trás, e toda a parte posterior sobe (Fig. 278).

Visualizemos agora as inserções musculares sobre o ilíaco. A inserção superior das fibras verticais do grande glúteo encontra-se sobre a porção posterior da fossa ilíaca externa atrás da linha semi-

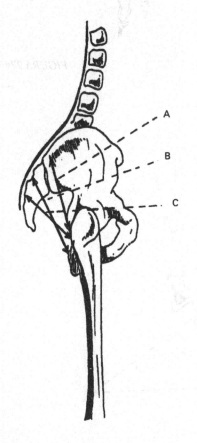

FIGURA 276

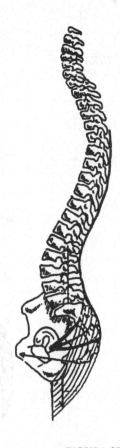

FIGURA 277

circular posterior. Fixando-se inferiormente sobre a face posterior do fêmur (trifurcação externa da linha áspera), na posição normal de equilíbrio pélvico (EIAS e EIPI sobre a mesma horizontal), elas são sagitalmente oblíquas para baixo e para a frente. Essa obliqüidade lhes confere uma alavanca posterior para o controle da anteversão (Fig. 279). Essa alavanca é ainda mais importante para as fibras oblíquas que reúnem a aponeurose lombar sacra ao tabique intermuscular externo da coxa. Por outro lado, os dois músculos que se fixam sobre a tuberosidade isquiática – semimembranoso e feixe inferior do adutor magno – não têm praticamente nenhuma alavanca nessa posição.

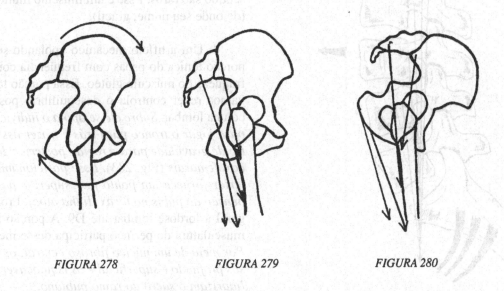

FIGURA 278   FIGURA 279   FIGURA 280

Vamos agora considerar o que ocorre durante uma anteversão pélvica controlada (rotação anterior). As inserções superiores do grande glúteo avançam, o que diminui proporcionalmente a ação de suas fibras no controle da anteversão. Em uma anteversão de 30° este é praticamente nulo (Fig. 280). Por outro lado, como a tuberosidade isquiática sobe e vai mais para trás, os dois músculos que aí se inserem passam a ter um braço de alavanca maior à medida que a rotação para a frente aumenta. O controle da anteversão pélvica é realizado assim, pela sucessão das tensões tônicas do grande glúteo, e em seguida das tensões do semimembranoso e feixe inferior do adutor magno.

2. Os músculos piriformes desempenham um papel muito importante no controle sagital do segmento fêmur-tronco. Tendo em vista a insuficiência do músculo glúteo que acabamos de denunciar, eles são hipersolicitados por essa função que não é deles, o que explica suas retrações dolorosas tão freqüentes.

– Eles se inserem de um lado e outro sobre a face anterior do sacro por meio de três feixes distintos que partem dos corpos sacros da segunda, terceira e quarta vértebras, isto é, abaixo do eixo de báscula do sacro. Os três feixes implantam-se sobre um tendão terminal que se insere no bordo superior do trocanter maior.

A tonicidade bilateral dos dois músculos verticaliza o sacro ou, mais exatamente, controla sua horizontalização, isto é, a anteversão pélvica (Fig. 281). Nessa função, é antagonista tônico do psoas.

3. O leque superior dos músculos adutores não deve ser esquecido no equilíbrio sagital da cintura pélvica. A inserção superior de toda essa massa muscular ocupa todo o ramo isquiopubiano. Aqui encontra-se sua porção tônica, que é constituída por dois músculos (Fig. 282).

– O *feixe inferior do adutor magno* é um músculo completamente independente. Tensionado entre a tuberosidade isquiática em cima e o tubérculo adutor sobre o côndilo interno embaixo, ele cruza o adutor longo e termina mediante um longo tendão (Fig. 282).

Trata-se de um tirante tônico posterior. Participa do controle da anteversão.

– O *grácil* não é um flexor do joelho, mas um adutor do quadril.

– Assim como o músculo precedente termina por um longo tendão inferior, ele vai do púbis à tuberosidade interna da tíbia fletindo-se sobre a face posterior do côndilo interno.

Trata-se de um tirante tônico anterior. Participa do controle da retroversão. Os desequilíbrios nesse sentido são raros. Esse é um músculo muito delgado (de onde seu nome, grácil).

4. Um artifício mecânico apoiando-se sobre a porção tônica do psoas com freqüência compensa a fraqueza do músculo glúteo. Essa porção tônica que vamos rever controla o desequilíbrio posterior da coluna lombar. *Sobre ele se apóia o indivíduo em pé para jogar o tronco para trás e trazer assim o centro de gravidade para a região posterior dos apoios coxofemorais* (Fig. 283). *Esse posicionamento posterior fornece um ponto fixo superior para a suspensão do púbis no tórax (linha alba).* Prolonga em geral a lordose lombar até D9. A porção tônica da musculatura do períneo participa desse mecanismo. *Por meio de um núcleo fibroso central, os transversos profundo e superficial e os isquiocavernosos solidarizam o sacro ao ramo pubiano.*

B – O controle sagital posterior do segmento fêmur-tronco é, na região pélvica, secundário. É realizado por dois músculos que já citamos. O *grácil*

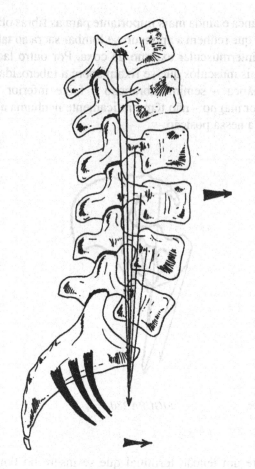

FIGURA 281

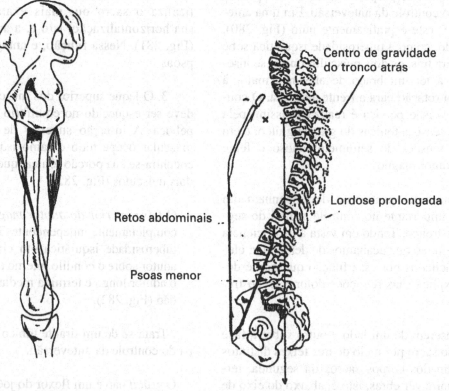

Retos abdominais

Psoas menor

FIGURA 282

Centro de gravidade do tronco atrás

Lordose prolongada

FIGURA 283

190

fixa o púbis ao joelho. É um pequeno músculo que age por meio de uma pequena alavanca. O verdadeiro músculo desse controle da retroversão é o ilíaco menor tensionado entre a espinha ilíaca ântero-superior e o trocanter menor. Na retroversão pélvica, que acompanha uma cifose lombar, com freqüência ele se encontra dolorido.

O controle do desequilíbrio posterior lombar é menos simples. Acabamos de invocá-lo com respeito à estabilidade anterior pélvica. Ele é função das duas porções tônicas do psoas (Fig. 284).

- A função do *psoas menor* é fácil de ser entendida. Fixando-se superiormente sobre a porção superior da coluna lombar (D12-L1) e inferiormente sobre o ramo isquiopubiano, ele controla com perfeição a queda do tronco para trás. Sobre ele se apóiam os portadores de paralisias dos glúteos durante a marcha (miopatas).
- A função *da porção transversa* ou profunda *do psoas* é um pouco desconcertante. Ela pertence ao psoas que é flexor, mas não controla a extensão do quadril. O psoas é flexor somente a partir de 20°. Por outro lado, na extensão, sua porção inferior dobra-se sobre o ramo pubiano, o que bloqueia toda a ação em um sentido ou outro. *A extensão coxofemoral não estira o psoas*. Ela não controla também a póstero-flexão lombar. Ao contrário, como suas fibras musculares fixam-se sobre as apófises costiformes situadas de um lado e de outro das articulações interapofisárias, elas puxam estas últimas para baixo em uma imbrica-

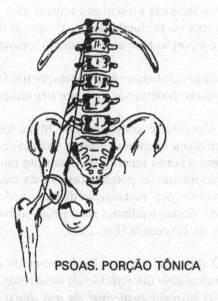

PSOAS. PORÇÃO TÔNICA

FIGURA 284

ção, isto é, no sentido de uma flexão. A porção transversa do psoas é sua porção lordosante. É ela que, a partir de uma flexão do quadril de 20°, acarreta uma lordose na coluna lombar durante o movimento de extensão. *Sua função é a proteção da lordose lombar e de sua estabilidade lateral*. Não esqueçamos que toda a lateroflexão do tronco é lombar.

Equilíbrio frontal

A – O equilíbrio frontal pélvico é antes de mais nada condicionado pela simetria de comprimento dos dois membros inferiores, a qual está longe de ser perfeita. O encurtamento de cerca de 5 mm é clássico. Podemos quase dizer que é fisiológico. O crescimento e o comprimento dos membros não são simultâneos, mas alternados. Um membro cresce enquanto o outro permanece no mesmo comprimento e vice-versa.

O desequilíbrio frontal pélvico leva a uma concavidade superior do lado mais alto (Fig. 285). Quanto maior o encurtamento, mais fechada a concavidade. As escolioses por encurtamento são as únicas em C, isto é, de uma única curva. Quanto a isso, pensamos que devemos ser muito prudentes. Por escoliose entendemos uma deformidade permanente. A maioria das assim chamadas escolioses por encurtamento são apenas compensações lombares ou dorsolombares. Elas compensam o encurtamento mas permanecem flexíveis. São visíveis em pé, desaparecem na posição sentada em decúbito. Não podemos, então, realmente falar em escolioses; são movimentos fisiológicos de compensação. Chegaríamos até a dizer que isso é o mais clássico. Praticamente todas essas concavidades desaparecem quando se realizam radiografias em pé com o encurtamento compensado, mesmo em adultos de idade avançada.

O equilíbrio frontal pélvico em apoio bipodal encontra-se sob o controle de uma sinergia tônica: a dos adutores de um lado, e a dos abdutores do outro (Fig. 286). Já vimos o grupo adutor: feixe inferior do adutor magno e grácil. O grupo abdutor é constituído pelo glúteo mínimo.

- O glúteo mínimo (Fig. 287) é o mais profundo dos músculos glúteos. É também o mais anterior.

Em cima insere-se na fossa ilíaca externa à frente da linha semicircular anterior. Suas fibras musculares relativamente curtas implantam-se embaixo

191

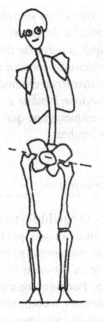

FIGURA 285

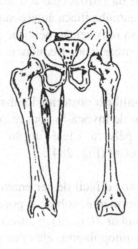

FIGURA 286

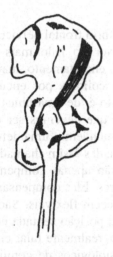

FIGURA 287

sobre a face profunda de uma lâmina tendinosa em forma de leque que se fixa no bordo anterior do trocanter maior.

Ele é abdutor e rotador interno tônico. Vamos encontrá-lo nestas duas funções.

Essa sinergia tônica permite o equilíbrio e as oscilações laterais do tronco na marcha em terrenos inclinados, por exemplo (Fig. 288). Não deve ser confundida com a sinergia dinâmica, mecanicamente a mesma, que leva o peso do corpo de um pé para o outro como já vimos na marcha. Essa é uma sinergia de equilíbrio estático inconsciente. Ela controla a translação lateral da bacia nos desequilíbrios permanentes do tronco (Fig. 289).

Vimos que o equilíbrio pélvico unipodal é sempre uma função totalmente dinâmica e consciente.

B – O equilíbrio frontal da região lombar não é tributária do equilíbrio pélvico, como era o equilíbrio sagital. Ele tem sua própria musculatura. Como para todo o equilíbrio estático da coluna, a tensão tônica desta leva as vértebras para uma lateroflexão de seu próprio lado, mas em rotação do outro. Ele é função de duas formações tônicas que se fixam sobre as apófises transversas lombares, e seu tensionamento provoca, assim, uma rotação oposta. Vimos no capítulo sobre o eixo raquidiano que nessa região a rotação é global entre D11-D12 e L5-S1. Estes dois sistemas musculares tônicos são: a porção transversa ou profunda do psoas, que já descrevemos, e a porção tônica do quadrado lombar.

– O *quadrado lombar* é composto por três formações distintas; poderíamos dizer por três músculos.

– O *iliocostal* é constituído de fibras longas que caminham longitudinalmente fixando-se embaixo sobre o bordo superior do ligamento iliolombar e lábio interno da porção posterior da crista ilíaca; em cima, por implantação direta e mediante uma curta lâmina tendinosa superficial, ao bordo inferior da 12ª costela (Fig. 290).

O iliocostal é a porção dinâmica do músculo. *Ele realiza uma lateroflexão do tórax, mas, sobretudo, é o músculo suspensor da asa ilíaca no tórax durante os apoios unipodais.*

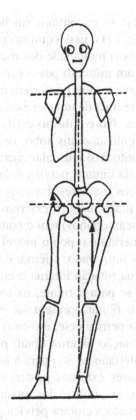

FIGURA 288

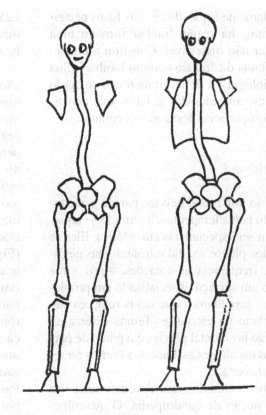

FIGURA 289

– O *iliotransversário*, cujas inserções inferiores confundem-se com as do iliocostal, termina superiormente por quatro lingüetas tendinosas sobre as apófises transversas das quatro primeiras vértebras lombares.

Este é o músculo tônico que controla as lateroflexões do segmento lombar (Fig. 290).

– O *costotransversário* origina-se superiormente do bordo inferior da 12ª costela. Insere-se embaixo sobre as apófises transversas das quatro primeiras lombares mediante quatro lingüetas tendinosas.

Trata-se também de um músculo tônico. Ele caminha entre os dois precedentes e *controla a lateroflexão da caixa torácica* (Fig. 290).

Fisiológica ou anatomicamente os *transversos espinhais lombares* não são comparáveis aos transversos espinhais dorsais. Participam muito pouco do equilíbrio lateral lombar e não participam de forma alguma do equilíbrio sagital. Sua tonicidade é lordosante. Se na região dorsal os transversos espi-

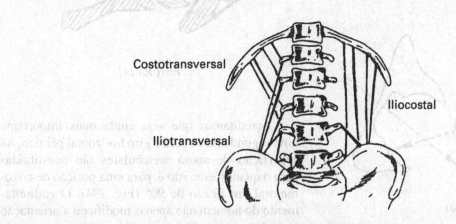

FIGURA 290

nhais são nitidamente separados e seus fusos perfeitamente distintos, na região lombar formam uma massa muscular não dissecável. Constitui a porção muscular profunda da "massa comum lombar". Sua verdadeira fisiologia é a de servir de ponto de apoio aos tendões dos músculos das goteiras que constituem a porção superficial dessa massa comum.

Equilíbrio horizontal

O equilíbrio horizontal pélvico parece perfeitamente ignorado pelos terapeutas, incluindo-se aqueles que pensam ser especialistas em estática. Eles se interessam pelos planos sagital e frontal, mas negligenciam com freqüência as rotações. Após vinte anos dirigindo um serviço especializado em problemas vertebrais, acreditamos que essas rotações são de primeiro plano na escoliose. Temos certeza de que uma rotação horizontal pélvica é o ponto de partida de todas as escolioses ascendentes (ver os *Desequilíbrios estáticos**).

Para melhor entendimento, devemos uma vez mais voltar à noção de quadrupedia. O quadrúpede, que já fomos, tinha uma bacia horizontal. Nessa posição o acetábulo olha para fora, para baixo e levemente para trás. Essa orientação correspondia perfeitamente à do colo femoral que, em relação à diáfise, tem um ângulo de 125° para cima e 15° para a frente. O endireitamento do homem no qual nos transformamos, é realizado sobretudo por uma verticalização da cintura pélvica. Essa verticalização que levou as coxofemorais para uma extensão, orientou o acetábulo para fora, mas também para a frente cerca de 50°. Essa nova posição fez com que as duas peças articulares olhassem ambas para a frente e que seus dois eixos de movimento se cruzem na frente formando um ângulo de cerca de 125°. Não mais se encontram em boas condições mecânicas (Fig. 291). Esse equilíbrio precário é realizado apenas pela tonicidade dos rotadores.

Para que um músculo possa exercer a sua função motora, deve ter um ponto fixo e um móvel. Já dissemos que se trata de uma lei elementar da mecânica das forças. No equilíbrio estático, estando os segmentos empilhados uns sobre os outros, é evidente que o ponto fixo muscular encontra-se embaixo. No apoio da cintura pélvica sobre o fêmur, os músculos tônicos rotadores: internos na frente (glúteo mínimo e ilíaco menor), externos atrás (piriforme, pelve-troncanterianos) têm o ponto fixo sobre o maciço trocanteriano, o ponto móvel sobre o ilíaco (Fig. 292). Por outro lado, o fêmur é mecanicamente uma forca, na rotação interna o maciço trocanteriano desloca-se para a frente, na rotação externa, para trás. Se o fêmur apresenta-se em posição de rotação interna permanente, é o caso na compensação de uma rotação externa tibial; por exemplo, o maciço trocanteriano levado para a frente terá colocado os rotadores externos posteriores em tensão. Para conservar o equilíbrio dos rotadores, eles terão por sua vez levado a cintura pélvica para uma rotação horizontal oposta. Por outro lado, uma rotação externa femoral permanente levará a uma rotação pélvica para este lado (Fig. 293).

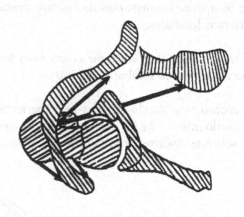

FIGURA 292

Acreditamos que seja ainda mais importante uma segunda razão para o giro horizontal pélvico. As superfícies de apoio acetabulares são constituídas para o quadrúpede, isto é, para uma posição de coxofemoral em flexão de 90° (Fig. 294). O endireitamento do homem não apenas modificou a orientação articular, mas reduziu consideravelmente a superfície de apoio (Fig. 295). Nas rotações externas do

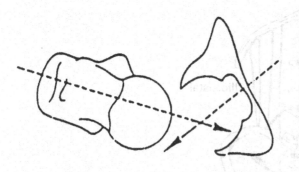

FIGURA 291

* Do mesmo autor, publicado pela Summus.

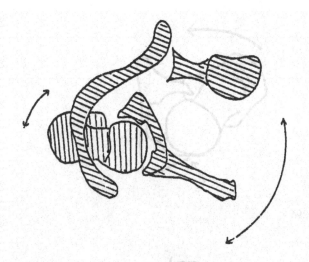

FIGURA 293

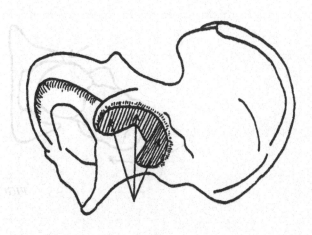

FIGURA 294

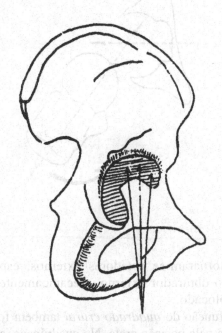

FIGURA 295

fêmur, a cabeça femoral sai para a frente a apóia-se sobre o bordo anterior do acetábulo. Nas rotações internas sai para trás e apóia-se sobre o bordo posterior (Fig. 296). Se essa situação não é inconveniente nos movimentos de quadril sem apoio, ela é insuportável durante os apoios. *Para reencontrar um apoio normal nas rotações, a cintura pélvica efetua um giro horizontal: para o lado da rotação externa, para o lado oposto à rotação interna* (Fig. 297).

Nas posições de rotação bilateral dos dois quadris, a cintura pélvica volta à quadrupedia mediante uma anteversão, seja qual for a rotação.

Toda essa fisiologia do equilíbrio horizontal pélvico repousa sobre a musculatura tônica coxofemoral.

O mal alinhamento articular só é suportável graças ao equilíbrio das duas tensões opostas: a dos rotadores internos e a dos rotadores externos. Esse equilíbrio é, infelizmente, com freqüência perturbado. Podemos afirmar por experiência que 60% dentre nós têm uma espinha ilíaca ântero-superior mais anterior que a outra, sinal de uma rotação horizontal pélvica.

Como já examinamos o ilíaco menor, o glúteo mínimo e o piriforme, vejamos rapidamente os pelve-trocanterianos.

Como para toda a musculatura do quadril, o endireitamento do homem modificou a função dos pelve-trocanterianos. Excluímos do grupo o piriforme que consideramos um sacro-trocanteriano cuja fisiologia já examinamos. A fisiologia dos *pelve-trocanterianos*, músculos curtos tônicos, é a coaptação articular da articulação coxofemoral. Tendo em vista que o endireitamento os enrolou em torno do colo, essa coaptação é freqüentemente exagerada. Esse exagero é uma das razões de coxoartroses.

– O *obturador interno* insere-se sobre a face interna da membrana obturatória e contorno interno do forame obturatório. Flete-se sobre o bordo isquiático na incisura isquiática menor, depois sobe dirigindo-se para fora, recobrindo a articulação e fixando-se na face interna do trocanter maior (Fig. 298).
– O *obturador externo* insere-se sobre a face externa do contorno do forame obturatório e enrola-se em torno do colo femoral para se fixar em seguida sobre a face interna do trocanter maior na fossa trocantérica (Fig. 298).

Quando recolocamos esses dois músculos na situação de quadrupedia com a bacia devidamen-

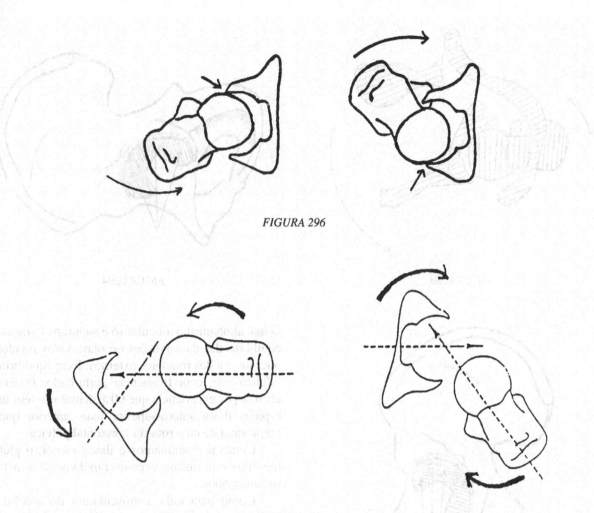

FIGURA 296

FIGURA 297

te posta sobre a horizontal, eles não mais se enrolam em torno do colo, mas encontram-se perfeitamente transversais acima desse colo (Fig. 299). Nessa posição, são abdutores, o que os glúteos deixam de ser. No homem em pé, os dois músculos tornaram-se rotadores externos, especialmente o obturador externo, mecanicamente mais bem colocado.

A função do *quadrado crural* também foi modificada pela posição ereta. No quadrúpede, a tube-

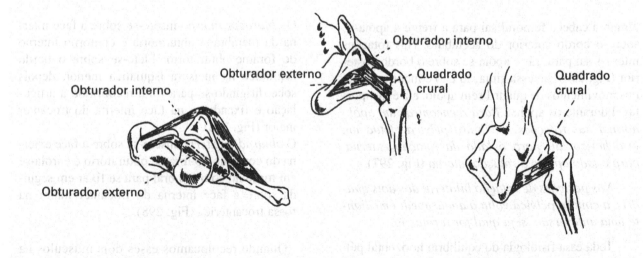

FIGURA 298   *FIGURA 299*   *FIGURA 300*

rosidade isquiática é alta e posterior. O músculo é rotador externo e extensor (Fig. 299). No homem em pé, a tuberosidade isquiática é baixa e mais anterior; o quadrado crural conservou uma função de rotador externo mínima, mas tornou-se adutor (Fig. 300).

REGIÃO DORSAL

A manutenção estática da região dorsal é de simples entendimento. A tendência gravitária nessa região é o achatamento da cifose fisiológica. Essa curvatura é controlada por um músculo posterior, ou, mais exatamente, por uma sucessão de pequenos músculos posteriores dispostos em V invertido ao longo de toda a coluna: os *transversos espinhais dorsais*.

Anatomicamente duas teorias se confrontam: a de Trolard que considera as fibras musculares partindo de uma apófise transversa e subindo até as quatro vértebras superiores, e a de Winckler que as considera partindo da lâmina e da espinhosa e descendo até as transversas das quatro vértebras inferiores. Nunca entendemos essa controvérsia. Se traçarmos sobre o papel os transversos espinhais de toda a coluna, chegaremos praticamente aos mesmos desenhos nas duas teorias. Se entendermos bem as duas descrições, a diferença reside no ponto fixo, embaixo para Trolard, em cima para Winckler. Para nós isso está fora de questão. Os transversos espinhais são músculos tônicos que controlam a estática. De forma evidente, seu ponto fixo só pode ser a inserção inferior.

Cada *transverso espinhal* é constituído por quatro feixes originados na vértebra mais baixa. O primeiro, o rotador curto, sobe e fixa-se na porção externa da lâmina da vértebra de cima. O segundo, o rotador longo, dirige-se para a região interna da lâmina da segunda vértebra superior; o terceiro, multífido, para a base da espinhosa da terceira vértebra superior; e o quarto, o semi-espinhal, para a ponta da espinhosa da quarta vértebra superior (Fig. 301).

Cada vértebra recebe assim quatro tensões tônicas originadas de quatro diferentes músculos.

Agindo em sinergia bilateral, os quatro feixes controlam o fechamento da cifose fisiológica.

Fisiologicamente, em função unilateral, controlam a lateroflexão para o lado oposto e a rotação para seu próprio lado. Olhando o desenho de perfil (Fig. 302), percebemos que cada feixe tem uma orientação diferente. *Os dois rotadores mais laterais, inseridos superiormente na região das articulares, controlam sobretudo a lateroflexão oposta. Os espinhais, inclinados para trás, fixam-se sobre a espinhosa, controlam antes de mais nada a rotação para seu próprio lado*. O controle estático de cada vértebra é, assim, realizado por dois músculos curtos: os rotadores para a lateroflexão e por dois músculos longos: o multífido e o semi-espinhal para a rotação. Isso leva a várias observações práticas. Os

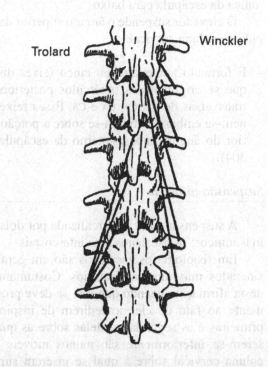

FIGURA 301

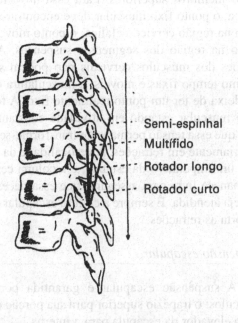

FIGURA 302

dois parâmetros das deformidades escolióticas são totalmente independentes, e sua evolução não é paralela. Na evolução retrátil, os dois rotadores, mais curtos, retraem-se mais rapidamente e mais cedo que os outros dois mais longos. *A inclinação lateral de uma escoliose precede em geral a rotação.* Isso leva a um corolário prático. *Quando em um raio X a rotação parece preceder a inclinação lateral, a escoliose é seguramente evolutiva.*

ADAPTAÇÃO ESTÁTICA DESCENDENTE

Já evocamos este problema no que diz respeito à região cervical e sua função dinâmica. Nessa adaptação estática ele é crucial. O bom posicionamento da cabeça é imperativo em relação a essa adaptação descendente, que faz com que não sejamos manequins rígidos. Esse controle da posição da cabeça dispõe de dois sistemas neurológicos que adaptam toda a tonicidade cervical.

A posição em pé desequilibrou completamente a musculatura tônica cervical.

No quadrúpede, que o homem já foi, a cintura escapular encontra-se apoiada no chão por membros anteriores. Dessa forma ela é o ponto fixo sólido para toda a musculatura cervical. O homem endireitou-se e sua cintura escapular não se encontra mais apoiada. Ela se encontra suspensa na coluna cervical e na base do crânio. O endireitamento, dessa forma, fez aparecer uma nova necessidade tônica: a suspensão da cintura escapular, da caixa torácica e dos membros superiores. Para essa nova função tônica, o ponto fixo muscular deve encontrar-se em cima na região cérvico-cefálica, o ponto móvel embaixo na região dos segmentos suspensos. As inserções dos músculos cervicais não podem ser ao mesmo tempo fixas e móveis, a musculatura cervical deixa de ter um ponto realmente fixo. A tonicidade muscular estando em atividade constante faz com que essa tensão permanente transforme-se obrigatoriamente em retrações. A verticalidade da cabeça é um imperativo da estática, e a coluna cervical permanece livre para assegurar que essa necessidade seja atendida. É sempre a cintura escapular quem suporta as retrações.

Suspensão escapular

A suspensão escapular é garantida por dois músculos: o trapézio superior para sua porção externa, o elevador da escápula para a interna.

O trapézio é composto por três músculos de funções diversas (Fig. 303).

– As fibras superiores oblíquas para baixo, para fora e para a frente, originam-se do terço interno da linha curva occipital superior e posterior do ligamento cervical posterior. Embaixo, inserem-se sobre o bordo posterior e face superior da clavícula.

Sua função é a suspensão da porção externa e anterior da cintura escapular.

– As fibras médias são horizontais. Inserem-se sobre o losango aponeurótico na região das espinhosas de C7, D1, D2 e D3. As fibras superiores dirigem-se para o acrômio, as inferiores para a face posterior da espinha da escápula. As fibras do deltóide profundo prolongam o trapézio médio até o braço, visto que possuem as mesmas inserções na região do acrômio.

Esse conjunto realiza a suspensão da cintura escapular e do membro superior na coluna cervical e dorsal alta.

– As fibras inferiores são no homem apenas uma fina formação muscular. Originam-se das espinhosas dorsais até D10, terminam em cima ligeiramente para fora na região interna da espinha da escápula escorregando-se sob o trapézio médio.

Elas constituem praticamente a única fixação tônica da escápula para baixo.

O elevador suspende o ângulo superior da escápula na coluna cervical.

– É formado por quatro ou cinco feixes distintos que se originam dos tubérculos posteriores das transversas de C2, C3, C4 e C5. Esses feixes reúnem-se embaixo e fixam-se sobre a porção superior do ângulo súpero-interno da escápula (Fig. 304).

Suspensão torácica

A suspensão torácica é realizada por dois sistemas tônicos: os escalenos e os intercostais.

Em fisiologia os escalenos são em geral considerados músculos inspiratórios. Costumamos rir desta afirmação dizendo que isso se deve provavelmente ao fato de eles impedirem de inspirar. As primeiras e as segundas costelas sobre as quais inserem-se inferiormente são menos móveis que a coluna cervical sobre a qual se inserem superiormente. Mesmo se fossem dinâmicos, dificilmente

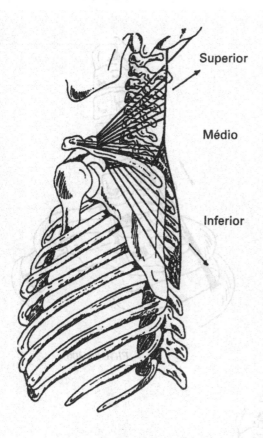

FIGURA 303

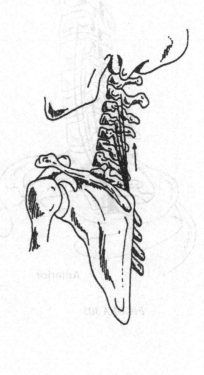

FIGURA 304

poderiam ser inspiratórios. Por outro lado, sendo músculos tônicos com freqüência retraídos, puxam o gradeado costal para uma posição alta permanente, o que limita consideravelmente as possibilidades inspiratórias.

- O escaleno anterior origina-se em cima por meio de quatro tendões seguidos de quatro fusos musculares independentes, dos tubérculos anteriores das transversas de C3, C4, C5 e C6. Estes se reúnem embaixo formando um corpo muscular que termina sobre o tubérculo do músculo escaleno an-terior no lábio anterior do sulco da artéria subclavia na face superior da primeira costela (Fig. 306).
- O escaleno médio origina-se de cinco tendões das transversas de C2, C3, C4, C5 e C6. Insere-se embaixo sobre o bordo posterior do sulco subclávio da face superior da primeira costela. Afasta-se assim do escaleno anterior permitindo uma passagem para a artéria subclávia e plexo braquial (Fig. 307).
- O escaleno posterior origina-se de três tendões seguidos de três fusos musculares dos tubérculos anteriores e bordos externos das goteiras das apófises transversas de C4, C5 e C6. Estes se reúnem formando um corpo muscular que se insere inferiormente sobre o bordo superior da face externa da segunda costela (Fig. 307).

Por intermédio das duas primeiras costelas e dos músculos intercostais, os escalenos suspendem a caixa torácica na coluna cervical.

Os intercostais são a ligação tônica entre as costelas. Os intercostais externos de fibras oblíquas para a frente controlam os espaços intercostais durante a subida do gradeado costal, os intercostais internos oblíquos para trás controlam os mesmos espaços durante a descida.

Equilíbrio cervical

A função tônica puramente cervical é assegurada pelos músculos longos do pescoço. Examinamos esse músculo quando discutimos a dinâmica cervical. A manutenção tônica da lordose solicita suas duas porções tônicas oblíquas externas inferior e superior.

Na manutenção tônica dessa região, os transversos espinhais muito diminuídos são aí apenas ligamentos ativos.

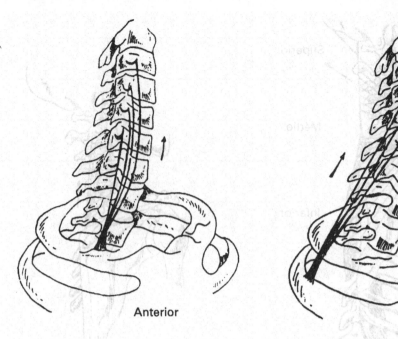

Anterior
FIGURA 305

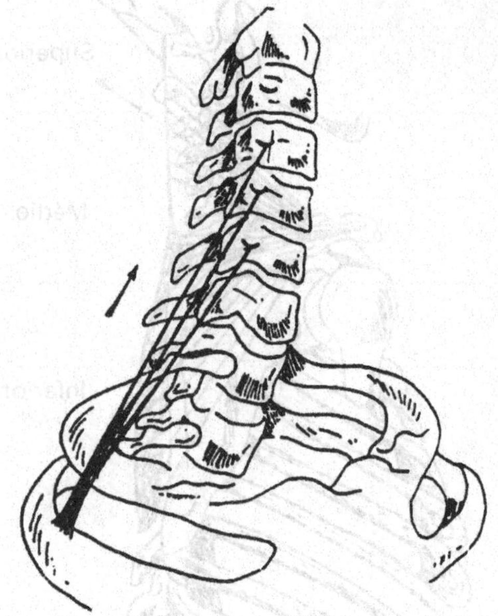

FIGURA 306

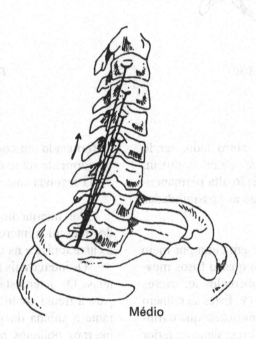

Médio
FIGURA 307

Equilíbrio da cabeça

O equilíbrio da cabeça é capital na estática. É garantido por dois sistemas tônicos de fisiologias um pouco diferentes. A coluna cervical superior tem amplitudes de movimento relativamente modestas. Sua musculatura mantém a verticalidade da cabeça durante as oscilações do tronco e deslocamentos do corpo. A musculatura que diríamos "dorso-cérvico-cefálica" controla os desequilíbrios importantes que os gestos e as posições da vida diária necessitam.

A – Toda a musculatura da coluna cervical superior é tônica. Os pequenos movimentos desta região não necessitariam uma musculatura dinâmica, visto ser a cabeça movimentada por uma potente musculatura fásica. Esse controle da posição da cabeça é a função principal das duas articulações C0-C1 e C1-C2. Nesse mecanismo, o atlas é um menisco ósseo entre o occipital e a coluna cervical inferior. Uma das funções da musculatura suboccipital é também a de manter a posição do atlas durante os movimentos simultâneos das duas articulações.

1. Na frente (Fig. 308).

– O reto anterior da cabeça vai dos tubérculos anteriores da sexta, quinta, quarta e terceira transversas cervicais até a apófise basilar do occipital (Fig. 308).

Juntamente com seu homólogo contralateral, formam uma faixa muscular anterior destinada a controlar a póstero-flexão da cabeça e a flexão occipital.

– O reto anterior da cabeça vai da massa lateral do atlas até a apófise basilar.

Ele controla os movimentos de lateralidade do occipital, mas sobretudo, juntamente com o retolateral, constitui o elemento ativo de solidarização entre atlas e occipital (Fig. 308).

– O retolateral da cabeça é o último elo dos músculos intertransversos. Ele controla também a lateralidade e a posição do atlas.

– Vai da massa lateral do atlas até a apófise jugular (fig. 308).

2. Atrás.

Atrás situam-se os músculos ditos suboccipitais. O desequilíbrio da cabeça é anterior, o que faz com que esses músculos posteriores sejam os verdadeiros reguladores do equilíbrio cefálico. Eles são em número de quatro:

– O retoposterior maior da cabeça (Fig. 309) vai da espinhosa de C2 para cima e para fora até a linha curva occipital inferior, o retoposterior menor da cabeça (Fig. 309) vai do arco posterior do atlas para cima e para trás até o terço interno da linha curva occipital inferior, o oblíquo inferior da cabeça (Fig. 310) vai da espinhosa de C2 para cima, para a frente e para fora até a massa lateral do atlas, o oblíquo superior da cabeça (Fig. 310) vai da massa lateral do atlas para cima e para trás até o terço externo da linha curva occipital inferior.

Esses quatro músculos controlam a anteflexão da cabeça, isto é, o desequilíbrio permanente para a frente. Tendo em vista esta hipersolicitação, trata-se de uma região com freqüência contraturada. O oblí-

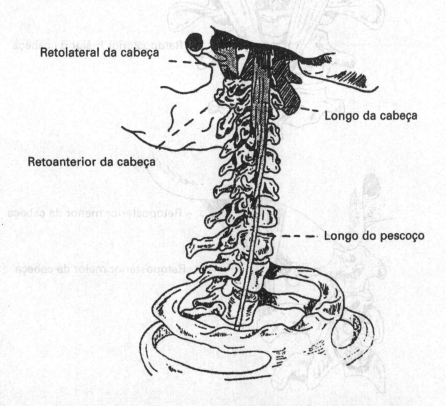

Inspirado em Kapandji
FIGURA 308

quo inferior da cabeça é especialmente destinado para a estabilidade anterior do atlas que ele impede de escorregar para a frente, protegendo dessa forma o ligamento transverso e a articulação atlas-odontoideana.

A lateroflexão é também controlada pelos quatro músculos, o retoposterior menor da cabeça e o oblíquo superior da cabeça para a articulação occipital-atlas; o reto posterior menor da cabeça e o oblíquo inferior da cabeça para a articulação atlas-áxis. Todos esses músculos se equilibram uns aos outros.

Os quatro músculos têm, enfim, o controle das rotações, mas aqui suas ações são diversificadas. O oblíquo superior da cabeça e sobretudo o retoposterior menor da cabeça, situados lateralmente e orientados de trás para a frente, controlam a rotação para seu próprio lado. O retoposterior menor da cabeça orientado de dentro para fora controla a rotação para o lado oposto. Nessa função, o oblíquo inferior da cabeça pode ser sinérgico controlando ao mesmo tempo a rotação do atlas sobre o áxis, mas ser antagonista fixando o lado oposto (Fig. 311).

B – A defesa tônica da cabeça é sobretudo orientada contra a anteflexão e a lateroflexão. A tonicidade do longo do pescoço é suficiente para lutar contra a póstero-flexão. Por outro lado, a rotação cérvico-cefálica é muito mal defendida. Os golpes mortais de jiu-jitsu são de rotações brutais da cabeça. Nosso endireitamento bípede é uma vez mais responsável por essa deficiência.

Todas as apófises espinhosas cervicais terminam por meio de uma bifurcação óssea orientada para baixo. Em póstero-flexão, todas essas apófises posteriores se encaixam umas dentro das outras, o que torna impossível qualquer movimento de rotação da coluna cervical inferior. Em um porte normal

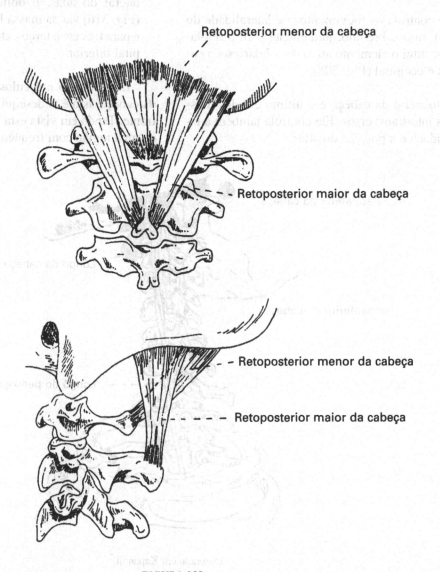

FIGURA 309

de cabeça, o quadrúpede cuja lordose cervical é importante não apresenta rotação inferior. Apenas as rotações de sua coluna cervical superior lhe permitem a orientação do olhar. Pelo endireitamento da nossa coluna cervical, perdemos essa defesa.

O controle da anteflexão é a função maior dos músculos semi-espinhal da cabeça e longuíssimo da cabeça (Fig. 312). A íntima relação deles com o ligamento cervical posterior assinala essa função de manutenção. Por outro lado, a anatomia particular que apresentam, com uma faixa fibrosa que os separa transversalmente, dão a imagem de uma dupla mola de tensão, de um tensor solidamente ancorado sobre a coluna dorsal superior destinado para a manutenção do occipital. O desequilíbrio da cabeça sendo permanente faz com que esses potentes músculos, com freqüência retraídos e dolorosos sejam em grande parte responsáveis pela lordose cervical. São resquícios dos enormes músculos responsáveis pela manutenção cérvico-cefálica do quadrúpede.

– O semi-espinhal da cabeça parte inferiormente dos ápices das transversas das cinco ou seis primeiras vértebras dorsais, da base das transversas das quatro últimas vértebras cervicais, das espinhosas de C7 e D1. Suas duas porções interna e externa são separadas cada uma por um tendão intermediário transversal que faz com que sejam músculos digástricos. Eles sobem para terminar sobre as linhas curvas occipitais. Os dois músculos são reunidos no centro pelo ligamento cervical posterior (Fig. 312).

Os músculos semi-espinhais da cabeça controlam a anteflexão e as lateroflexões da cabeça. No entanto, essa constituição digástrica lhes permite um tensionamento no sentido da extensão da coluna dorsal superior. A freqüente retração desses grupos musculares é a responsável pela lordose cervical que se prolonga em geral até D4 ou D6.

– O longuíssimo da cabeça é uma formação muito mais fraca. Insere-se embaixo, na base das trans-

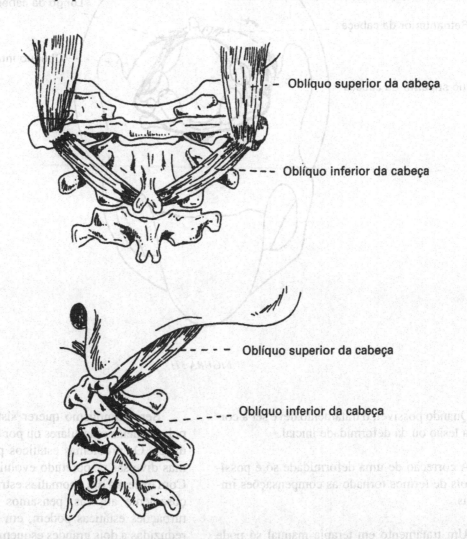

FIGURA 310

versas das quatro ou cinco últimas vértebras cervicais e primeira dorsal. Suas fibras fixam-se superiormente ao longo do bordo posterior da apófise mastóide, as fibras inseridas mais abaixo sobre as transversas fixam-se mais acima sobre a mastóide e vice-versa. O músculo, dessa forma, se torce sobre si mesmo, o que lhe permite controlar ao mesmo tempo rotações e lateroflexões da cabeça (Fig. 312).

FISIOPATOLOGIA DA ESTÁTICA

A fisiologia da estática que acabamos de examinar permite entender a noção de globalidade que temos em terapia manual. Cada segmento equilibra-se sobre o segmento inferior num sentido ascendente, ou embaixo do segmento superior num sentido descendente. Isso quer dizer que um segmento em desequilíbrio permanente por uma deformidade obrigará os segmentos superiores ou inferiores a compensar essa deformação. Toda a patologia estática encontra-se nessa necessidade de compensações. Uma deformidade, seja qual for sua natureza, acarretará sempre uma ou mais compensações que poderão por sua vez se tornar deformidades e acarretar compensações ascendentes ou descendentes.

Nas perturbações estáticas, a sucessão das deformidades e compensações leva a várias conseqüências terapêuticas que são base da terapia manual.

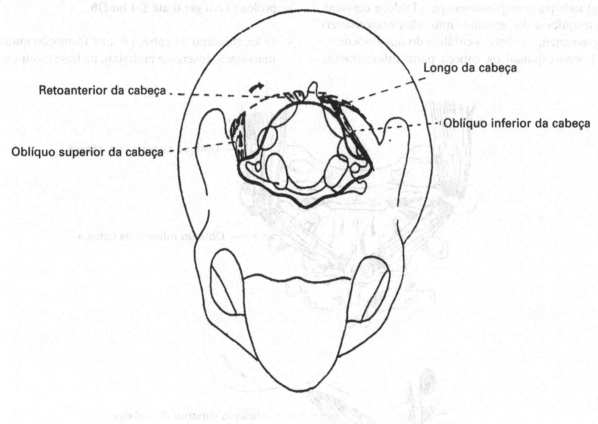

FIGURA 311

1. Quando possível, o tratamento deve ser a correção da lesão ou da deformidade inicial.

2. A correção de uma deformidade só é possível depois de termos tornado as compensações impossíveis.

3. Um tratamento em terapia manual só pode ser global.

Seria simplismo querer sistematizar as coisas pelas cadeias musculares ou por cadeias de deformidades. Os problemas estáticos podem assumir formas diversas e sobretudo evoluir de forma diversa. Com exceção das anomalias estruturais, sempre forçosamente atípicas, pensamos que todas as perturbações estáticas podem, em graus diversos, ser reduzidas a dois grandes esquemas: o das lordoses e o das escolioses.

AS LORDOSES

"Tudo é lordose" é uma expressão atribuída a Françoise Mézières, com a qual convivemos diariamente. Foi demonstrada por T.E. Hall em um trabalho sobre os tipos estáticos discutindo as linhas de gravidade de Little John. Para este autor, a sínfise mentoniana deve encontrar-se no alinhamento da sínfise púbica quando estamos em presença de uma boa estática. Isso corresponde ao alinhamento occipital-escápula-sacro de Mézières.

Com a fisiologia vertebral, vimos que as duas lordoses fisiológicas são curvas secundárias, as lordoses de compensação. O endireitamento do homem, sua passagem da quadrupedia para a posição bípede, modificou o equilíbrio muscular dessas duas regiões e criou uma instabilidade que nos persegue.

O quadrúpede tem uma bacia horizontal, suas duas coxofemorais encontram-se em uma posição que para nós seria uma flexão de 90°. Nosso endireitamento foi feito antes de mais nada por uma verticalização da cintura pélvica que colocou os dois quadris em posição de extensão. Isso teve como conseqüência o relaxamento dos extensores e o tensionamento dos flexores. A lordose fisiológica formou-se pela tensão dos flexores, isto é, dos músculos ílio-psoas. Na estática, a fraqueza do homem ereto é a tonicidade de seus glúteos e a tensão de seus psoas. Sua tendência é para a anteversão pélvica e para a lordose lombar.

No quadrúpede, a lordose cervical é maior, a cabeça encontra-se em um importante desequilíbrio anterior. Ao contrário da coluna lombar, o endireitamento do homem a reduziu. Isso teve como efeito o desequilíbrio da musculatura cervical. Os semi-

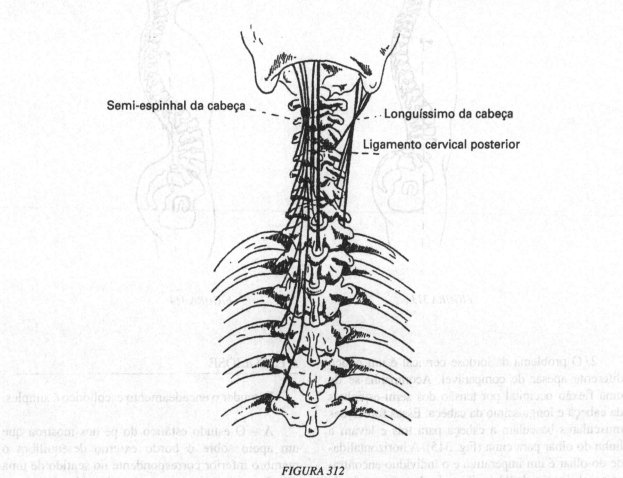

FIGURA 312

espinhais da cabeça, músculos tônicos póstero-flexores foram tensionados, os anteflexores foram relaxados. A tendência do homem em pé é sempre no sentido da lordose cervical. Oitenta por cento dos humanos possuem esses músculos semi-espinhais da cabeça e longuíssimo da cabeça curtos demais.

Como essas duas lordoses se equilibrarão?

Antes de mais nada devemos abandonar essa idéia equivocada que se encontra em muitos livros: a lordose se compensa por uma cifose e vice-versa. Nada é mais falso. Vemos que, ao contrário, uma lordose se compensa por uma outra lordose.

1. Não há lordose lombar sem anteversão pélvica. Não há anteversão pélvica sem atitude lordótica. Essas duas deformidades fazem com que o tronco se encontre em desequilíbrio para a frente, o centro de gravidade de equilíbrio é assim anteriorizado (Fig. 313). Para reencontrar uma posição de equilíbrio no alinhamento de sua base de sustentação, o indivíduo deve jogar para trás o centro de gravidade, tanto mais quanto maior for sua anteversão pélvica e sua lordose (Fig. 314). Esse deslocamento do tronco para trás só pode ser feito na região superior, isto é, acima das inserções do psoas, por uma extensão da coluna dorsal inferior. A lordose lombar prolonga-se assim, às vezes, até D9. D12 que, já vimos, é uma vértebra de transição, nem sempre pode entrar totalmente nessa lordose dorsal. Ela permanece, assim, saliente, o que dá a impressão de duas lordoses que se sucedem. Esse é o mecanismo da clássica "lordose dorsal inferior".

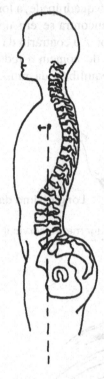

FIGURA 313

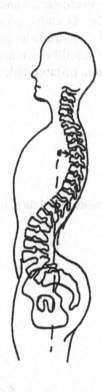

FIGURA 314

2. O problema da lordose cervical é um pouco diferente apesar de comparável. Acompanha-se de uma flexão occipital por tensão dos semi-espinhais da cabeça e longuíssimo da cabeça. Essas formações musculares basculam a cabeça para trás e levam a linha do olhar para cima (Fig. 315). A horizontalidade do olhar é um imperativo e o indivíduo encontra-se na obrigação de "deitar" sua lordose por meio de um avanço da cabeça. Esse movimento que, logicamente, não pode ser realizado na região cervical, é feito na porção dorsal alta por uma extensão (Fig. 316). Uma vez mais, aqui, a vértebra de transição D1 não pode entrar na lordose dorsal. Permanece saliente, o que dá a impressão de duas lordoses que se sucedem. Esse é o mecanismo da "lordose dorsal alta".

A ESCOLIOSE

Entender o encadeamento escoliótico é simples.

A – O estudo estático do pé nos mostrou que um apoio sobre o bordo externo desequilibra o membro inferior correspondente no sentido de uma rotação externa, que um apoio sobre o bordo interno o desequilibra no sentido de uma rotação interna. O estudo da estática da cintura pélvica nos mostrou que uma rotação externa do membro inferior em apoio leva a bacia para uma rotação horizontal para este lado e que uma rotação interna a leva para o lado oposto. As duas coisas são facilmente perceptíveis sobre nós mesmos. É suficiente que, em posição em pé, forcemos um membro inferior em rotação externa, depois em rotação interna, para sentirmos a deformação do pé e o deslocamento da cintura pélvica. Um apoio inadequado do pé em varo ou valgo se compensa sempre por uma rotação pélvica horizontal.

Tendo em vista que a rotação lombar é ínfima, a lombar acompanha rapidamente a cintura pélvica em sua rotação. Ela se compensa, logicamente, por uma rotação dorsal inversa. Relembrando que a rotação vertebral de equilíbrio estático acompanha-se sempre por uma lateroflexão oposta (movimento em SR), eis aqui nosso mecanismo escoliótico estabelecido. Na literatura profissional, encontramos com freqüência a citação da "escoliose do pé plano unilateral". Pensamos que a freqüência dessa associação seja a responsável por essa denominação. A deformidade escoliótica é nesse caso em geral atribuída ao encurtamento do membro inferior correspondente, o que nunca nos convenceu plenamente. Por outro lado, o pé plano valgo, levando o apoio do pé para o bordo interno, faz pensar que esse apoio e a rotação interna do membro inferior que ele acarreta é que são os responsáveis pelo processo escoliótico.

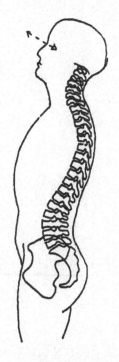

FIGURA 315

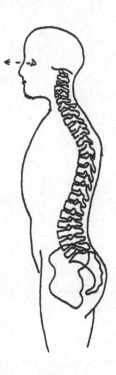

FIGURA 316

B – O processo descendente é comparável.

Os desequilíbrios da cabeça são de dois tipos: articulares na região da coluna cervical superior, muscular na região da musculatura suboccipital nos desequilíbrios da vista e da audição. A coluna cervical inferior que tem lateralmente apenas possibilidades de rotações-lateroflexões para o mesmo lado não pode compensar estes desequilíbrios. Além disso, aí está o mais importante, ela deve permanecer íntegra para permitir os movimentos sucessivos dos deslocamentos visuais indispensáveis para todos os nossos gestos. Todas as compensações estáticas dos desequilíbrios cefálicos ocorrem na região dorsal, particularmente na região dorsal alta (D1, D2 e D3). Com exceção das escolioses estruturais, não se encontram escolioses estáticas cervicais. Já vimos que todos os desequilíbrios musculares da região cervical se repercutem sobre a cintura escapular e a caixa torácica.

Nesse processo escoliótico descendente, reencontramos o mesmo esquema que no ascendente. O conjunto pode levar a um apoio inadequado do pé, que nada deve a esse segmento.

posição em pé, forçamos um membro inferior em rotação externa, depois em rotação interna, para sentirmos a deformação do pé e o deslocamento da cintura pélvica. Um apoio inadequado do pé em varo ou valgo se compensa sempre por uma rotação pélvica horizontal.

Tendo em vista que a rotação lombar é mínima, a lombar acompanha rapidamente a cintura pélvica em sua rotação. Ela se compensa, logicamente, por uma rotação dorsal inversa. Relembrando que a rotação vertebral de equilíbrio estático acompanha-se sempre por uma lateroflexão oposta (movimento em SR), eis aqui nosso mecanismo escoliótico está-

bebecido. Na literatura profissional, encontramos com frequência a citação da "escoliose do pé plano unilateral." Pensamos que a frequência dessa associação seja a responsável por essa denominação. A deformidade escoliótica é nesse caso em geral atribuída ao encurtamento do membro inferior correspondente, o que nunca nos convenceu plenamente. Por outro lado, o pé plano valgo, levando o apoio do pé para o bordo interno, faz pensar que esse apoio e a rotação interna do membro inferior que ele acarreta é que são os responsáveis pelo processo escoliótico.

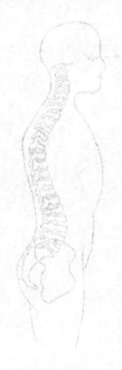

FIGURA 316

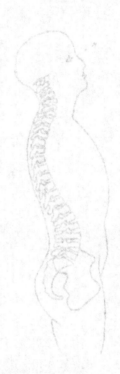

FIGURA 315

B — O processo descendente é comparável.

Os desequilíbrios da cabeça são de dois tipos, articulares na região da coluna cervical superior, musculares na região da musculatura suboccipital. Os desequilíbrios da vista e da audição. A coluna cervical inferior, que tem lateralmente a menor possibilidade de rotações e lateroflexões para o mesmo lado, não pode compensar estes desequilíbrios. Além disso, e esta é mais importante, ela deve permanecer íntegra para permitir os movimentos sucessivos dos deslocamentos visuais indispensáveis para todos os

nossos gestos. Todas as compensações craniais dos desequilíbrios cefálicos ocorrem na região dorsal, particularmente na região dorsal alta (D1, D2 e D3). Com exceção das escolioses estruturais, não se encontram escolioses estáticas cervicais. Já vimos que todos os desequilíbrios musculares da região cervical se reportam sobre a cintura escapular e a cervicotorácica.

Neste processo escoliótico descendente, reencontramos o mesmo esquema que no ascendente. O conjunto pode levar a um apoio inadequado do pé, que nada deve a esse segmento.

posição em pé, forcemos um membro inferior em rotação externa, depois em rotação interna, para sentirmos a deformação do pé e o deslocamento da cintura pélvica. Um apoio inadequado do pé em varo ou valgo se compensa sempre por uma rotação pélvica horizontal.

Tendo em vista que a rotação lombar é ínfima, a lombar acompanha rapidamente a cintura pélvica em sua rotação. Ela se compensa, logicamente, por uma rotação dorsal inversa. Relembrando que a rotação vertebral de equilíbrio estático acompanha-se sempre por uma lateroflexão oposta (movimento em SR), eis aqui nosso mecanismo escoliótico estabelecido. Na literatura profissional, encontramos com freqüência a citação da "escoliose do pé plano unilateral". Pensamos que a freqüência dessa associação seja a responsável por essa denominação. A deformidade escoliótica é nesse caso em geral atribuída ao encurtamento do membro inferior correspondente, o que nunca nos convenceu plenamente. Por outro lado, o pé plano valgo, levando o apoio do pé para o bordo interno, faz pensar que esse apoio e a rotação interna do membro inferior que ele acarreta é que são os responsáveis pelo processo escoliótico.

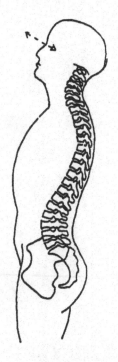

FIGURA 315

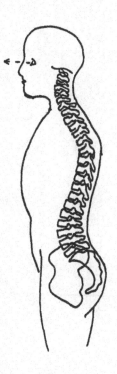

FIGURA 316

B – O processo descendente é comparável.

Os desequilíbrios da cabeça são de dois tipos: articulares na região da coluna cervical superior, muscular na região da musculatura suboccipital nos desequilíbrios da vista e da audição. A coluna cervical inferior que tem lateralmente apenas possibilidades de rotações-lateroflexões para o mesmo lado não pode compensar estes desequilíbrios. Além disso, aí está o mais importante, ela deve permanecer íntegra para permitir os movimentos sucessivos dos deslocamentos visuais indispensáveis para todos os nossos gestos. Todas as compensações estáticas dos desequilíbrios cefálicos ocorrem na região dorsal, particularmente na região dorsal alta (D1, D2 e D3). Com exceção das escolioses estruturais, não se encontram escolioses estáticas cervicais. Já vimos que todos os desequilíbrios musculares da região cervical se repercutem sobre a cintura escapular e a caixa torácica.

Nesse processo escoliótico descendente, reencontramos o mesmo esquema que no ascendente. O conjunto pode levar a um apoio inadequado do pé, que nada deve a esse segmento.

MARCEL BIENFAIT

Nasceu em Paris, em abril de 1920, formando-se em educação física e fisioterapia em 1943. Teve sua carreira interrompida pela Segunda Guerra Mundial e, posteriormente, pela Guerra da Indochina, ocasião em que foi convocado.

Em 1947 retomou sua vida profissional, começando a trabalhar com a família Ducroquet, que desde o início do século pesquisava e aperfeiçoava técnicas e materiais cirúrgicos ortopédicos. Juntos, realizaram estudos sobre marcha e deformidades posturais.

Bienfait foi responsável pela criação do Serviço de Reabilitação Geral do Hospital Rotschild, em Paris, onde trabalhou até 1963.

Entre 1963 e 1972, Bienfait e Jean Ducroquet, trabalhando para a Organização Mundial de Saúde, criaram e supervisionaram centros de atendimento a crianças portadoras de poliomielite em diversos países africanos. Para um profissional atento e observador como Bienfait, o contato com a poliomielite foi um verdadeiro laboratório de cinesiologia.

Também criaram juntos o serviço de cirurgia e reabilitação da Casa da Criança Saint Jean de Dieu, do qual se tornou diretor técnico até 1972, ano em que se desligou dos Ducroquet.

Foi professor de fisioterapia da Rue d'Assas de 1951 a 1961. Em 1960 organizou a École de Cadres para a formação de professores de fisioterapia, reconhecida em 1968 e existente até hoje, gerida pela Cruz Vermelha. Desenvolveu a partir daí seu prazer de compartilhar seus conhecimentos, o que o levou a escrever livros didáticos desde então.

Foi diretor do Instituto Nacional de Fisioterapia de 1968 a 1972, quando se mudou de Paris para a Provence. Ali passou a dedicar-se ao seu consultório particular e ao estudo da osteopatia, o que o levou a rever muitos de seus textos anteriormente publicados.

Na década de 1980 foi convidado para trabalhar com Philippe Souchard, que já ministrava cursos de RPG. Junto com outros profissionais, criaram um círculo de estudos no qual Bienfait permaneceu até 1987.

Nos últimos anos, seu caminho profissional o manteve simultaneamente em contato com a osteopatia e com a reeducação postural. Crítico, honesto e consciencioso, reviu muitos de seus conceitos anteriormente formulados, aprimorando conceitos novos, os quais tem transmitido consistentemente em seminários de formação contínua em Terapia Manual na França, na Itália e no Brasil.

Observador, estudioso e questionador, Bienfait teve papel fundamental na formulação e desenvolvimento do campo da fisioterapia na França.

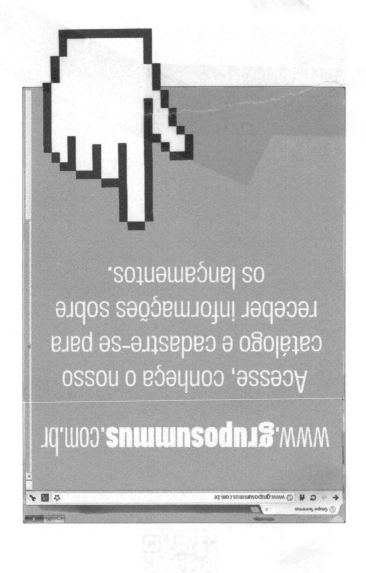